알아두면
전혀 무서울 것 없는

병리학 이야기

알아두면 전혀 무서울 것 없는

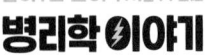

병리학 이야기

こわいもの知らずの病理学講義
KOWAIMONOSHIRAZU NO BYOURIGAKUKOUGI
Written by NAKANO TORU
Copyright© 2017 NAKANO TORU
Original Japanese edition published by SHOBUNSHA Co., Ltd. Tokyo, Japan
Korean edition is published by arrangement with SHOBUNSHA Co., Ltd. through AMO Agency.

ISBN : 918-89-314-6111-4

독자님의 의견을 받습니다.

이 책을 구입한 독자님은 영진닷컴의 가장 중요한 비평가이자 조언가입니다. 저희 책의 장점과 문제점이 무엇인지, 어떤 책이 출판되기를 바라는지, 책을 더욱 알차게 꾸밀 수 있는 아이디어가 있으면 이메일, 또는 우편으로 연락주시기 바랍니다. 의견을 주실 때에는 책 제목 및 독자님의 성함과 연락처(전화번호나 이메일)를 꼭 남겨 주시기 바랍니다. 독자님의 의견에 대해 바로 답변을 드리고, 또 독자님의 의견을 다음 책에 충분히 반영하도록 늘 노력하겠습니다.

파본이나 잘못된 도서는 구입처에서 교환 및 환불해 드립니다.

이메일 : support@youngjin.com
주 소 : (우)08505 서울시 금천구 가산디지털2로 123 월드메르디앙벤처센터2차 10층 1016호

STAFF

저자 나카노 토오루 | **번역** 김혜선 | **감수** 박성혜 | **책임** 김태경 | **진행** 성민
본문 디자인 및 편집 프롬디자인 | **표지 디자인** 지화경 | **영업** 박준용, 임용수
마케팅 이승희, 김근주, 조민영, 이은정, 김예진 | **제작** 황장협 | **인쇄** 예림인쇄

알아두면 전혀 무서울 것 없는

병리학 이야기

YoungJin.com **Y.**
영진닷컴

병리학이란 무엇인가?

일생동안, 병에 걸리지 않는 사람은 없을 것이다. 병을 돈벌이 수단으로 생각하여 환자를 본인의 수입과 연결 지어 생각하는 악덕 의사 이외에는 병을 좋아하거나 반기는 사람은 거의 없을 것이다. 또한, 병이 무섭다고 해서 병에 관하여 전혀 알고 싶지 않다고 생각하는 사람도 거의 없을 것이다. 병이 아무리 싫더라도 어느 정도 알아두지 않으면 아주 곤란한 지경에 처할 수도 있다.

의과대학 교수라는 직업 때문에 주위 사람들로부터 질문을 받는 경우가 종종 있는데 그런 사람들과 이야기를 해보면 '이 정도까지 병에

대해서 모를까?!'라는 생각이 드는 경우가 많다. 그럴 뿐만 아니라 신문이나 잡지 등에 실린 병에 관련한 기사까지도 확실하게 이해하지 못하고 쓴 것 같은 내용을 종종 볼 수 있다.

의료계와 관련 없는 보통 사람도 어느 정도는 병에 관한 올바른 지식을 가지고 있으면 좋을 거라 생각하며, 누군가가 일반인을 대상으로 병에 관한 책을 써주면 좋겠다는 생각을 오랫동안 해 오던 중, 잘 아는 편집자로부터 권유받아서 '나 자신이 일반인을 대상으로 하는 병에 관한 책을 써 보자!'는 생각으로 이 책을 집필하게 되었다.

여러 가지 병이 어떻게 발병하는가에 관하여 될 수 있는 한, 쉽고 재미있게 써나갈 생각이다. 읽다 보면 군데군데 어렵게 느껴지는 내용이 있을지도 모르겠지만, 금방 알기 쉬운 내용으로 돌아오므로 어려운 부분은 일단 너무 신경 쓰지 말고 건너뛰어도 지장 없을 거라고 생각한다. 그러므로 반드시 끝까지 읽어 나가기를 바란다.

이 책은 아주 방대하고 내용이 긴 책은 아니므로 모든 병에 대하여 다 언급할 수는 없다. 그러므로 이 책을 읽은 후 모든 병에 대하여 전부 알게 된다고는 말할 수 없지만, 다 읽은 후에는 병의 생리에 대하여 어느 정도는 이해가 될 것이라고 생각한다. 또한 병을 이해한다는 것도 그렇게 어려운 일이 아니란 것을 느낄 것이다.

병리학의 의미와 역사

|

병리학이란?

병리학이라는 말은 영어로는 「pathology」, 독일어로는 「pathologie」 이다. 두 단어 모두 그리스어로는 '고난'을 의미하는 「pathos」와 학문을 의미하는 「logos」를 합친 말이 그 어원이다. 직역하면 '고난학'이라고 할 수 있는데 실제로는 고난 그 자체를 의미하는 것이 아니고, 병을 취급하는 학문이라서 「병학(病學)」 또는, 「병기학(病氣學)」이라고 할 수 있겠다.

병학이나 병기학에 비해 「병학」의 가운데에 「리(理)」라는 한자를 끼워 넣은 「병리학」은 매우 깊이 있는 중후한 느낌의 좋은 명칭이라고

생각한다. 전해지는 말로는 오사카대학교 의과대학의 전신 기관인 데키주쿠(適塾 : 오사카대학교 및 게이오기주쿠대학교의 전신이 되는 사적인 의사 교육 기관)에서 이 기관의 창시자인 오가타 고안 선생이 독일 서적을 번역하여 「병리학 통론」이라고 하는 단어를 처음으로 사용한 것으로 전해진다. 「심장병학(心臟病學)」과 「간병학(肝病學)」처럼 단어 앞에 장기의 명칭이 붙은 「OO병학」이라고 하는 용어는 있지만 단독으로 「병학」이라고 하는 용어는 없다.

그러면 병리학이란 대체 어떤 학문일까? 이것은 「약학」과 「약리학」의 차이를 생각해 보면 이해하기 쉬울 것이다. 「약학」은 약의 화학적 합성, 약의 재료가 되는 생약 및 약의 생물학적 작용까지 모든 것을 다루는 학문이고, 「약리학」이라는 학문은 약의 작용 양식을 연구하는 학문으로서 약학의 일부분에 해당한다. 이렇게 생각하면 「병학」은 모든 병에 관한 학문, 즉 의학과 같은 의미가 되고 「병리학」은 병의 이치, 다시 말하면 병이란 왜?!, 어떤 이유로 발병하는가를 연구하는 학문이다.

우선 「광사원」

저자는 의과대학에서 학생에게 강의할 때 모르는 말이 나오면 교수에게 질문하기 앞서서 우선 광사원(広辞苑, 사전)을 찾아서 조사하도

록 지도하고 있다. 물론 최근에는 위키피디아(Wikipedia)를 참조하는 학생들도 많아졌지만 광사원(이하, 사전)에서 '병리학' 단어를 찾아보면「질병의 분류·기재 및 그 특성과 병인 및 진행 과정 등을 연구하는 학문」이라고 기술되어 있다. 정말 맞는 말이다. 짧은 문장으로 병리학에 대한 정의와 의미를 거의 완벽하게 압축했다고 생각한다. 그 외에 사전에 게재된 관련 단어로서는「병리해부」,「병리해부학」등이 있지만 그에 관해서는 다음에 설명하겠다.

근대의 병리학은 19세기에 활약한 프로이센 의사 루돌프 피르호(Rudolf Virchow)로부터 시작되었다. 기원전 5세기 고대 그리스 히포크라테스 시대의 병은「체액의 이상」에 의하여 발생한다고 생각했다. 완전히 틀린 이야기지만, 그 말은 2,000년 가까이 믿어져서 그 가설에 기초한 사혈 치료(혈액을 빼내는 치료법) 등이 시행되어 왔다.

제2장에서 상세하게 기술하겠지만, 거의 모든 환자는 사혈 치료로 오히려 증상이 악화되었다. 체력이 약해진 상태에서 혈액을 빼낸다면 증상이 악화되는 것은 당연한 일이다. 오랫동안 이렇게 어처구니없는 일이 행해져 왔던 것이다. 그러나 17세기에 네덜란드의 상인, 레벤후크(Leeuwenhoek)가 현미경을 발명하면서 세포의 존재를 알게 되었고, 19세기 중반에 이르러서야 위대한 병리학자인 루돌프 피르호가「모든 세포는 세포로부터(Omnis cellula e cellula)」라고 하는 말을

널리 전파하여 병이란 세포의 이상에 의하여 발생함을 의미하는 '세포병리학'의 개념을 확립하였다.

피르호와 세포병리학

병리학 분야에서 피르호가 공헌한 일 중의 하나는 병리 해부(부검이라고도 하는, 사후 사망에 이르게 된 병의 원인을 찾기 위해 행해지는 해부) 방법을 개발한 것이다. 부검을 통하여 백혈병(보다 정확히 표현하면 만성골수성 백혈병)이라는 병이 세균감염 때문에 반응성 염증이 생겨서 백혈구가 증가하는 것이 아닌, 백혈구가 종양성으로 증식한 혈액암이라는 것을 알게 되었다. 그 당시 피르호의 나이는 24세, 그야말로 천재라고 할 수 있다. 조금 여담을 하자면 피르호라는 사람은 병리학에 있어서 큰 공헌을 했을 뿐 아니라 철의 재상 비스마르크의 정적으로서 투쟁하기도 하고, 「고대에의 정열」의 저자인 독일의 고고학자 슐리만(Schliemann)과 같이 발굴 조사를 하는 등 다재다능한 사람이기도 했다.

지금은 질병의 원인이 꽤 밝혀져서 검사법도 많이 개발되었지만 피르호의 시대는 그렇지 않았다. 현미경으로 세포와 조직을 관찰한다는 것이 최첨단의 기술이라기보다는 거의 유일한 방법이었다. 그러나 거의 모든 세포는 현미경으로 관찰해도 투명 또는, 반투명으로 뭐가 뭔

지 알 수가 없었는데 그런 와중에 크게 공헌을 한 것은 19세기 후반부터 크게 발전한 독일의 화학공업이다. 많은 색소가 합성되고 세포 염색이 가능하게 되면서 여러 가지를 관찰할 수 있게 되었다.

아직까지도 일반적으로 가장 많이 사용되는 헤마톡실린-에오진 염색법(hematoxylin & eosin staining)이 그즈음에 개발되었다. 세포의 염기성 물질(핵 등)과 산성 물질(세포질의 일부 등)을 파란색과 적색-핑크색으로 각각 염색하여 구분하게 된다. 가끔 신문 등에서 인체조직의 현미경 사진을 볼 경우가 있을 것이다. 이때 보통 사용하는 것이 헤마톡실린-에오진 염색법이다.

병리의는 무슨 일을 하는 의사인가?

|

병리진단

예전에는 화학, 생화학도 발달하지 않았던 시절이고 더욱이 분자생물학 등의 학문도 존재하지 않았다. 그 시대에 병이 어떻게 해서 발생하는지를 밝히는 데에는 형태학적인 방법론, 즉 눈으로 관찰하는 방법밖에 없었다. 지금처럼 MRI나 CT 스캔은 고사하고 뢴트겐도 없던 시절었으므로 사망한 환자를 해부하여 검사하는 방법 이외에 병의 발생 과정을 조사하는 방법은 존재하지 않았다.

이때 환자의 병소에서 떼어 낸 조직을 염색하여 현미경으로 조사하는 획기적인 방법이 새로 개발된 것이다. 병리학은 지금도 그 전통을 계속해오고 있고 기본적으로는 조직, 형태에 의한 진단에 중점을

두고 있다. 진부한 방법이라고 생각될지도 모르지만 새로운 방법만이 좋은 방법이라고 할 수 없다.

간단하고 훌륭한 방법이 오래도록 사용되는 것이다. 아주 큰 변화가 없는 한 헤마톡실린-에오신 염색을 이용한 병리진단이 없어지지는 않을 것이다. 다만 표본을 보고 진단하는 주체가 사람이 아니라 인공지능으로 바뀔 수는 있겠지만 말이다.

병리의가 하는 일 중의 하나는 부검을 하여 사망한 환자의 병에 관하여 상세하게 조사하는 일이다. 그래서 「내과의는 뭐든지 알고 있지만, 아무 일도 하지 않는다. 외과의는 아무것도 모르지만, 무슨 일이라도 한다. 병리의는 뭐든지 알고 있고 뭐든지 할 수 있지만, 대부분은 때를 놓친다.」라는 농담이 전해 내려오고 있는 것이다.

그러나 더욱 중요한 것은 살아있는 환자의 진단이다. 살아있는 환자로부터 채취(생검이라고 한다.)한 조직 일부를 조사하여 어떠한 병인가를 확진한다든지, 암 환자의 수술 중에 절제한 조직을 조사하여 암세포가 검출되는지를 판단한다든지 등의 중요한 일을 하는 것이다. 환자를 직접 만나는 일은 거의 없지만 병원의 어딘가에서 병리의는 열심히 일하고 있다.

병인 조사

예전에는 병의 원인을 조사하는 일과 병리의의 일을 양립하는 것이 충분히 가능했지만, 전문분야의 세분화가 일어난 탓으로 점차 어렵게 되었다.

그래서 병원에서 병리진단을 내리는 '병리의'와 이 책의 내용에 있는 것과 같이 병의 원인을 조사하는 학문으로서의 '병리학' 양쪽 모두 '병리'라는 말이 붙었지만, 전혀 다른 이미지로 생각되고 있다.

병리학은 크게 병리학 총론과 각론으로 나누어져 있다. 병리학 각론은 심장 질환, 신장 질환, 혈액 질환과 같이 각각의 다른 장기의 질환에 대한 학문이다. 병리학 총론은 여러 장기에서 공통되는 질환의 발병 과정에 대한 학문이다. 영어로 병의 발생, 즉 병인이라는 용어는 'etiology'와 'pathogenesis'로 나누어진다. 「etio」라는 말은 원래 그리스어로 '원인'을 의미하는 것이므로 병인의 원점이라고도 말할 수 있다. 그에 반하여 「genesis」라는 말은 성서에서는 '창세기'를 말하지만 생물학에서는 '발생'을 의미한다. 그러므로 'pathogenesis'는 뭔가 원인이 있어서 그에 의하여 질병이 생기는 과정을 의미한다. 일본어로 표현하기에는 조금 까다롭지만 이 두 가지 뜻이 포함되는 의미로 「병인(病因)」이라는 용어를 사용한다.

자기소개

|

조금 늦었지만, 필자에 관해 소개를 하려고 한다. 필자는 오사카대학교 의과대학에서 병리학을 강의하고 있다. 십수 년 전에 지금의 교수 직에 부임하기로 결정되었을 때에 어느 지인으로부터 「선생님, 오사카대학교 의과대학의 병리학이라면 오오코치 교수의 후임이시군요.」라고 하는 메일을 받았다. 오오코치 교수는 야마자키 도요코의 명작, 물론 실제와는 다르지만, 오사카대학교 의과대학을 모델로 집필한 「하얀 거탑」의 중요한 등장인물이다. 기억하시리라 생각하지만 오오코치 교수는(물론 가공의 캐릭터지만) 청렴결백, 근엄실직, 강직한 거물 교수이다. 스스로는 오오코치 교수와 비슷하다고 생각하지만, 세상은 내 뜻에 상관없이 필자를 정반대의 사람으로 생각하고 있는 듯하다.

이 책은 제목에도 나와 있듯이 병리학에 관한 책이다. 필자는 병리학 강의를 하는 교수로서 학생들에게 병리학 총론을 가르치고 있으나 병리진단을 할 수 있는 병리의는 아니다. 필자가 지금 자리에 부임했던 시절 병리의가 아닌 병리학 교수가 동경대, 쿄토대 의과대학에도 1명씩 있었다.

지금은 조금씩 바뀌었지만 병리학 교수라고 하면 병리의의 역할도 하는 것이 고정관념처럼 되어 있었다. 그런 상황에 비추어서 세 명 중 한 사람인 동경대의 M 선생이 우리들 3인을 '병리학 불량 3형제'라고 이름 붙였다. 표현이 좀 묘하지만 이 동경대의 M 선생은 센스가 남다르다.

이 불량한 사람들 모두 다 생각은 앞서 나갔지만 당시 병리학 세계에서는 소수파의 이단으로서 조금은 입지가 좁다고 우리들은 생각했다. 따라서 3형제의 막내인 필자가 「병리학」에 관하여 쓰는 것은 병리학의 통념상으로는 조금 겁나는 일이기도 하다. 그런 기분을 넣어서 책(일본 원서) 제목에 '무서울 것 없는'이라는 말을 넣었다, 또한 평범한 내용만 써도 재미없기 때문에 군데군데 비판받을 각오로 과감한 내용도 써볼까 하고 생각하고 있다. 그 결의(뭐 그렇게까지 말할 정도는 아니지만)도 '무서울 것 없는'에 담을 예정이다.

의학 교과서

의학에서도 글로벌화가 많이 이루어졌고, 의학교육도 그 예외는 아니다. 의외일지도 모르겠지만 자기 나라의 언어로 된 교과서로 의학교육을 실행하고 있는 나라가 오히려 적고, 많은 나라에서 영어로 된 교과서를 사용하고 있다. 이에 대한 찬반양론은 있지만, 이웃 나라인 한국과 대만에서도 의학교육은 영어로 이루어지고 있다. 그렇게 생각하면 영어로 된 병리학 교과서는 매우 많은 종류가 있다고 생각할 수도 있겠다. 그러나 일본에서는 최근에 불과 2~3종류의 좋은 교과서가 사용되고 있는 실정이다.

일본의 의학 교과서 사정은 조금 특수하다. 각각의 의학 과목에 관한 교과서는 꽤 많은 종류가 출판되고 있고 교수 자신이 쓴 교과서를 학생에게 판매하는 선생님도 있는 듯하다. 또한 지금의 학생들 성향 때문이겠지만, 보기 좋고 간편한 '알기 쉬운 OO학' 등의 쉬운 내용의 책이 인기가 있다. 그 어느 쪽도 바람직하지 않은 일이다.

일본에서는 영어 논문, 그것도 자신의 전문분야 이외에도 항시 논문을 읽어야 하는 자연과학계 분야 종사자가 최신의 정보를 얻으면서 좋은 내용의 교과서를 쓰는 것은 어려운 일이라고 생각한다. 더 확실하게 말하자면 조금 무책임한 일이라고까지 말해도 좋을 것 같다. 이런저런 사정으로 영어 교과서를 사용하여 강의를 진행하고 있

는데 영어 교과서에는 크게 두 가지 타입이 있다. 하나는 일본 교과서 같이 항목이 딱 나누어져서 정리되어 있는, 백과사전처럼 찾는데 편리하지만 읽으면 전혀 재미없는 타입이 있고, 또 하나는 소탈한 책과 같은 느낌의 교과서이다. 필자는 후자에 속하는 병리학 교과서로 유명한 세계적 베스트셀러인 로빈스의 「Basic Pathology(기초 병리학)」이라고 하는 책을 교과서로 강의하고 있다.

매년 몇만 부가 판매되고 몇 년에 한 번 개정하여 지금 제10판이 출판되었다는 사실로만 봐도 틀림없이 평가가 좋은 교과서로 인정받은 것이라고 생각한다.

오사카대학교의 의대생이라고 하면 「입시전쟁의 혁혁한 승자들」이다. 그래도 의대에 입학하여 갑자기 영어 교과서를 읽으라고 하면 많은 학생이 싫어한다. 그런 상태라서 대학교육의 글로벌화를 목표로 하여 영어로 강의하는 것은 꿈같은 일이 아닌가 생각한다, 그러나 학생들이 싫어해도 할 것은 한다는 가치관을 가지고 있는 필자이기에 타협점을 찾아서 영어와 일본어를 대응하여 작성한 「교과서 가이드」와 같은 출력물을 만들어서 강의 전에 나누어주고 있다.

본 책의 구성

교과서에 관한 이야기가 조금 길어지지만 「Basic Pathology」라는 책은 본 책의 구성과 관련이 깊다. 본문이 900페이지가 조금 넘는 「Basic Pathology」는 총 24장으로 나누어져 있다. 그중 1장이 세포란 무엇인가에서 시작하여 8장까지가 병리학 총론에 해당된다(표). 이 책에서는 그 총론에 있는 8장 중 3장 「세포의 손상, 적응, 죽음」, 「혈행동태의 이상, 혈전증, 쇼크」, 「종양」에 대하여 기술하고 있다. 모든 내용을 다 같이 다뤄야겠지만 그렇게 하면 꽤 많은 내용을 각주로 설명해야 해서 우선 중요하고 흥미를 느낄 것 같은 세 개의 장을 선택했다.

이 책이 잘 된다면 나머지 부분도 속편으로 계속 집필할 예정이니 잘 부탁드린다.

로빈스 기초 병리학의 장 구성

1. 건강과 질환의 단위로서의 세포
2. 세포의 손상, 적응, 죽음
3. 염증과 수복
4. 혈행동태의 이상, 혈전증, 쇼크
5. 면역 이상에 따른 질환
6. 종양
7. 유전성 질환과 소아의 질환
8. 순환, 영양의 의한 질환
9. 감염증의 병리학 총론

이 책은 서장과 4개의 장 및 인터미션으로 구성되어 있다. 제1장 「지지 말아라! 세포들아! 세포의 손상, 적응, 죽음」에서는 세포가 여러 가지 자극에 노출되었을 경우, 어떻게 적응하는가? 그리고, 어떻게 세포가 죽음에 이르는가에 대하여 설명한다. 제2장 「술술 원활하게 흘러가라 혈액, 혈행동태의 이상, 빈혈, 혈전증, 쇼크」에서는 일본인 사망 원인의 약 25%를 차지하고 암과 쌍벽을 이루는 심혈관 장애를 중심으로 설명한다. 또한 최근 이로 인하여 사망에 이르는 일은 적지만 흔한 질환인 빈혈, 혈전증, 쇼크에 관하여도 알아본다.

다음에 나오는 쉬어가는 페이지에서는 분자생물학의 기초에 대한 내용이다. 내용을 이미 좀 아는 사람들에게는 너무 교과서적인 내용이지만 전혀 기초지식이 없는 사람에게는 나머지 내용의 장으로 나아가는 데 있어서 필요하리라 생각되어 넣었다. 제3장과 제4장의 내용은 암에 관한 내용인데 기본적인 분자생물학의 지식이 나오는 것을 피할 수 없다. 그래도 까다로운 내용은 제외하고 최소한의 필요한 내용만 소개했다.

제3장은 총론적인 기초편으로 암이라고 하는 질환이 어떠한 원인으로 발병하는가에 관한 내용이다. 제4장은 다소 각론이라고 할까?! 응용편이다. 제3장에서 설명한 내용을 바탕으로 자궁경부암, 위암, 간암 등을 알아본다.

강의해야 할 내용은 책을 읽어 갈수록 점점 잘 알게 될 것이고 기본적으로 교과서에 기술되어 있다. 또한 최근에는 위키피디아와 같이 편리한 수단이 있다. 적어도 생명과학에 한한다면 일본어로 된 위키피디아는 지금 하나이지만, 영어 위키피디아는 최신의 문헌까지 참고문헌으로 제시하는 등 잘 기술되어 있다. 학생에게 레포트를 제출하라고 할 때에는 위키피디아는 사용하지 말라고 말하면서도 필자 본인을 포함한 많은 선생님들은 강의 전에 위키피디아의 도움을 받고 있을 것이다.

이 책의 독자들에게는 좀 성급한 이야기로 들리겠지만 자기 스스로 공부하자! 조사하려고 하면 혼자서도 간단히 할 수 있다. 필자는 공부는 자기 스스로 해야 한다는 생각을 기본적으로 가지고 있기 때문에 필자의 강의는 강의 시간의 3분의 1 정도가 잡담이다. 변명하자면 나의 경험에서도 학생 시절에 들은 강의에서 기억하고 있는 것은 잡담의 내용뿐이다. 또한, 필자 본인만 그런지 모르겠지만 일반적인 강의 내용만 말하게 되면 말하는 자신마저 졸음이 몰려올 정도로 지루하다.

강의 앙케이트를 해보면 본 강의도 잡담처럼 재미있게 해달하고 하는 무리한 요구를 하는 학생이 있다. 또한, 아주 소수의 학생은 잡담은 시간 낭비니까 하지 말아 달라는 아주 이해 안 되는 말을 하는 학생도

있다. 잡담 내용이 병리학보다 배울 것이 많다고는 말할 수 없지만, 아주 평판이 좋아서 잡담을 기대하고 출석하는 학생도 많을 정도이다.

독자들은 여기까지가 잡담의 끝이라고 생각하겠지만, 이 책에서는 본격적인 내용을 소개하면서도 각각의 주제에 관계된 잡담을 하면서 병리학 총론의 핵심을 설명하려고 한다. 병이란 어떻게 해서 생기는가를 「과연~ 과연~」 수긍해가면서 읽어나가고, 「하하~」하고 웃으면서 이 책은 이렇게 잘 쓰여 졌네!, 저 사람에게 병이란 이렇게 생겼구나! 하고 생각해 준다면 감사하겠다.

저자 / 나카노 토오루

제 **1** 장

지지 말아라! 세포들아
| 세포의 손상, 적응, 죽음 |

제 **2** 장

술술 원활하게 흘러가라 혈액
| 혈행 동태의 이상, 빈혈, 혈전증, 쇼크 |

제 **3** 장

병의 황제 암 총론
| 그 구성 |

쉬어가는 페이지
| 분자생물학의 기초 지식 +@ |

제 **4** 장

병의 황제 암 각론
| 한층 더 해가는 진화 |

제 **1** 장

지지 말아라! 세포들아

세포의 손상, 적응, 죽음

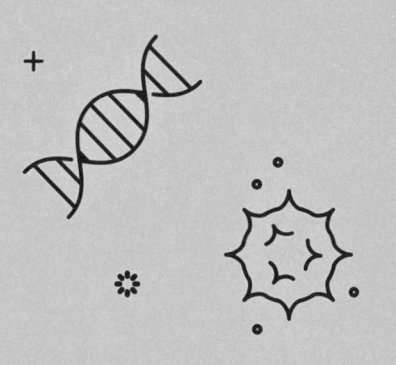

산다는 것, 죽는다는 것

실제로 세어보지는 않았지만, 어느 책을 봐도 우리의 몸은 대략 200종류의 약 60조 개의 세포로 이루어졌다고 쓰여 있다. 몇십 년 전부터 200종류로 쓰여 있지만, 학문이 진행되어 여러 가지 것들을 알게 되었기 때문에, 분류 방법에 따르면 지금은 250~300종류라고 하는 것이 맞겠다.

세포의 수에 대해 정확히 계산해보면, 조금 더 적어서 '37조 2,000만 개 정도가 아닐까?'라는 논문이 나오기도 했다. 체중에 따라 달라서 어렵지만, 대략 수십조 개라고 할 수 있겠다. 조금 의외의 느낌이 들지도 모르겠지만 그중 60% 이상이 적혈구이다.

여러 가지 상황에 따라 그렇게 많은 세포가 각각의 역할을 완수하

고, 나아가서는 협조하여 가능한 한 건강을 유지할 수 있도록 한 사람의 인간을 형성하고 있다고 생각하면 왠지 굉장히 불가사의 한 기분이 들지 않는가?

대략 말하자면, 병이 난다는 것은 세포가 손상된다는 것이다. 세포 수준을 시작으로, 조직이나 장기에 어떠한 형태적 이상이 인정되는 병은 「기질적 질환」이라고 불린다. 물론 그중에는 정신 질환처럼 현시점에서는 세포 수준의 이상이 확실히 확정되지 않아서 「기능적 질환」이라고 불리는 병도 있다. 그런 병들이 있지만, 질병의 원인은 세포에 있다고 생각하는 것이 타당하다. 루돌프 피르호(Rudolf Virchow)가 「세포 병리학」이라고 선언했듯이 대부분 병은 세포의 이상에 의한 것이다.

인간에게 있어 유일하게 확실한 것은 언젠가는 죽는다는 사실 뿐이다. 사람이 죽으면 몸의 세포도 역시 죽는다. 그렇다면 세포가 죽으면 사람도 죽는 것일까? 이 물음에 대답하는 것은 꽤 어려운 일인데 어느 장기의 세포가 어느 정도 죽는지, 또 어떤 속도로 죽는가에 따라 답이 달라지기 때문이다. 조금이라면 세포가 죽어도 괜찮다. 게다가 아폽토시스(세포자연사)라고 불리는 병이 아닌 생리적으로 세포가 죽어가는 현상마저 알려졌다.

세포는 상당한 인내력을 가지고 있다. 우리가 죽고 싶지 않다고 생각하는 것을 세포가 느낀다고 말할 수는 없지만, 날마다 여러 가지 스트레스나 비정상적인 조건에 노출되어도 어떻게든 살아남으려고

한다. 세포에도 여러 가지 스트레스가 걸린다. 부하가 걸리거나, 자극을 받거나, 에너지가 부족하게 되거나, 말하자면 괴롭힘을 당하고 있다는 것일까? 세포들은 그런 상황에 적응하면서 어떻게든 살아가려 한다. 그러므로 꽤 씩씩한 것이다.

유감스럽지만, 언제까지나 견뎌낼 수 있는 세포만 있는 것은 아니다. 여러 가지 자극이나 상황에 져서 죽어가는 세포도 나온다. 그런데 세포는 어떻게 적응하고 있는 걸까? 그리고 세포가 어떻게 되면 죽어 가는 걸까?

뇌사도 있지만 적어도 일본에서는 대부분 심장이 멈춰서 호흡도 멈추고, 동공이 열리면 사망한 것으로 판단한다. 그리고 여러 가지 스트레스를 이겨내고 살아남은 세포도 언젠가 늙어, 결국에는 개체들의 죽음과 함께 죽을 수밖에 없다.

그런데 세포가 죽는다는 것은 어떤 것일까? 어떻게 하면 죽어 버리는 것일까? 그리고 죽는 방법에는 패턴이 있는 걸까? 세포는 외적인 요인에 의해 「죽는다」 뿐 아니라, 스스로 죽어가는 일도 있는데, 그 「자살」에는 어떤 의미가 있을까?

이 장에서는 세포가 스트레스를 어떻게 참아 내는가부터 이야기를 시작해 세포의 죽음이나 노화 등으로 이야기를 진행하려 한다. 편의상 「씩씩하다」라든가 「참는다」는 말을 사용해서 설명하지만, 세포가 의지를 갖추고 씩씩하게 행동하거나 견디거나 하는 일은 없는 것이고, 필자의 느낌으로서 그렇게 보인다고 말하는 것임을 미리 말해둔다.

세포 ∧ 조직 ∧ 장기

우선 간단히 세포란 무엇인지, 조직이 무엇인지, 장기가 무엇인지 설명을 해보자. '그런 건 이미 알고 있다.'라고 생각하는 사람은 다음 섹션으로 거리낌 없이 지나가라. 하지만 알고 있다고 생각해도 '세포의 크기가 얼마나 되나?'라고 묻는다면, 답변하는 사람은 얼마 없을 것이다. 세포의 종류에 따라 많이 다르지만, 대충 직경이 10마이크로미터 정도로 알고 있으면 좋다. 덧붙여서 10마이크로미터라는 것은 1센티미터의 1,000분의 1 크기이다.

세포란 무엇일까?

세포는 지질막으로 둘러싸인 주머니이다. 사람의 몸에 수십조 개나 되는 세포 하나하나가 확실히 숨을 쉬고 살고 있다. 그리고 우리의 세포 내에는 「핵」이 있다.

핵도 막에 둘러싸인 주머니이지만, 핵은 막이 이중으로 되어 있다. 물론 세포 속은 액체로 채워져 있지만, 단지 액체로만 채워져 있는 것은 아니다.

미토콘드리아나 소포체라는 세포내소기관이 있어서 각각 여러 가지 일을 하고 있다. 이런 소기관도 막에 둘러싸여 있다. 큰 주머니인 세포라고 해도 직경 10마이크로미터 정도이지만, 안에 여러 가지 형태를 한 작은 자루가 들어 있는 것 같은 이미지를 생각하면 좋겠다.

접힌 막도 많으므로, 인간의 몸에 있는 막을 모두 합하면 대단한 면적이 된다. 무려 80만 제곱미터나 된다고 한다. 80만 제곱미터라고 하면, 대략 한 변이 900미터의 정방형이므로 정말 놀랍다.

핵을 가진 세포를 「진핵세포」라고 한다. 핵이 없는 생물도 있는데 그것은 「원핵생물」로 불린다. 저 녀석은 '핵이 없는 녀석'이라고 말하면 괴로울지도 모르지만, 원핵생물은 세균이니까 신경 쓰지는 않을 것이다. 그리고 우리 몸은 많은 세포로 이루어진 「다세포체」이다.

원핵생물은 핵이 없을뿐더러 진핵생물보다 크기가 작고, 세포내소기관이 거의 없으며 모두 단세포생물이라는 특징이 있다. 진핵생

물에도 효모 같은 단세포생물이 있다. 물론 원핵세포가 먼저 생기고, 단세포성의 진핵생물, 그리고, 다세포성의 진핵생물이라는 순서로 진화해온 것이다.

그리고 우리 몸속에는 예외적으로 핵이 없는 세포가 있는데, 바로 「적혈구」이다. 그러니까 적혈구는 산소를 운반하는 헤모글로빈을 담은 작은 주머니 같은 것이다. 다만, 이것은 적혈구가 완성되기 직전에 '탈핵'이라는 현상으로 핵이 방출되는 것에 의해 이렇게 되는 것이지, 원래 핵이 없는 세포였던 것은 아니다. 또 한 가지, 출혈을 막는 기능을 가진 혈소판도 핵이 없다. 혈소판은 아주 작은 세포이며, 거핵구라고 하는 모체세포의 조각이다.

조직

|

조직이라고 해도 불법 조직이라든가, 그러한 것에 관한 설명이 아니다. 생물학적인 조직이라는 것은 또 사전을 찾아보니 「거의 같은 모양, 같은 크기의 그 작용이나 기능도 비슷한 세포의 집단. 모여서 기관을 구성한다.」라고 나와 있다. 언제나 현명한 사전이지만 여기서는 별로 똑똑하지 않은 것 같다. 조직이 비슷한 세포만으로 구성되어 있다고는 할 수 없기 때문이다.

세포가 합쳐져 어떤 기능을 가질 수 있는 단위 혹은, 구조라고 하는

것이 이미지에 맞는 것 같다. 세포라는 것은 고작 지름이 10마이크로미터 밖에 되지 않아서 그것이 모인 단위의 조직이라는 것은 현미경으로 봐야 비로소 알 수 있는 수준의 구조이다.

참고로 병리진단에서는 통상 현미경으로 조직의 모양을 보고 정상인지 비정상인지 판단한다.

여러 조직이 있다. 근육조직, 신경조직, 지방조직 등은 귀에 익숙해서 알기 쉽다. 각각 근육세포, 신경세포, 지방세포가 모여 생긴 조직이다. 상피조직도 아는지? 전형적인 것은 피부의 표피나 소화관의 점막이다. 피부상피는 여러 층의 납작한 세포가 겹쳐 있어 중층편평상피라고 불린다. 또, 소화관 점막의 상피는 원주 모양의 세포가 한 층으로 줄지어 있고, 원주상피라고 불린다. [그림1]

결합조직 이야기가 나오면 조금 이미지화하기 어려울지도 모른다. 콜라겐 같은 물질이 대부분을 차지하고 있고, 그 안에 그런 물질에 둘러싸인 섬유아세포가 있는 것이 결합조직이다. 실제는 그 반대로 섬유아세포가 콜라겐 같은 물질을 만들어 완성한 것이 결합조직이다.

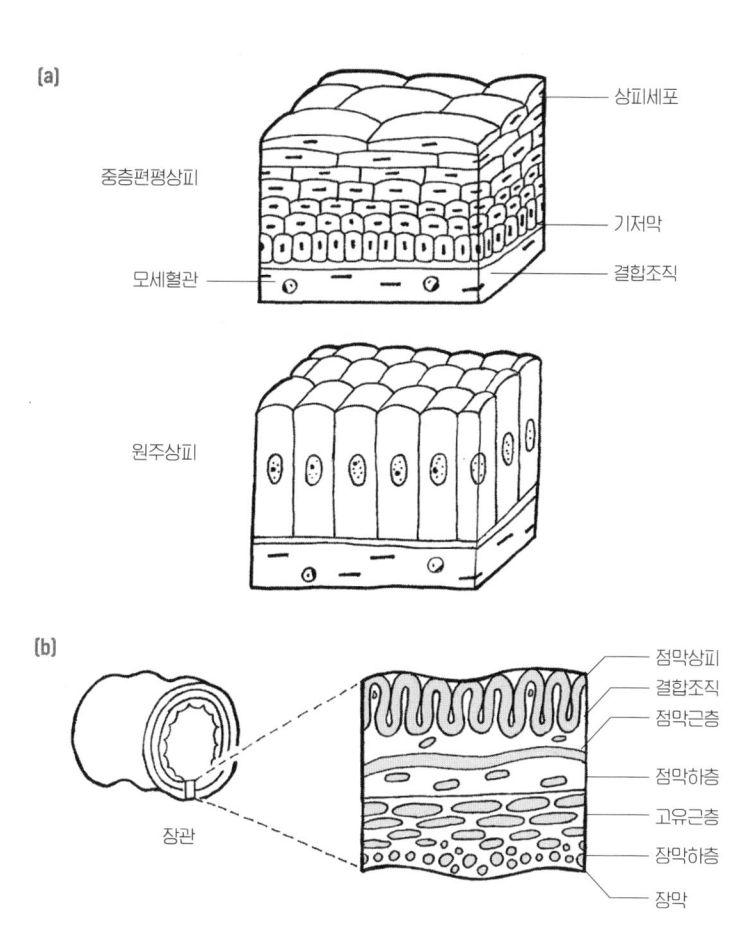

[그림 1] 상피조직 및 장관세포

(a) 상피조직의 대표적인 예로서 피부 표피 같은 중층편평상피와 소화관 점막과 같은 원주상피를 들 수 있다.
(b) 장관조직은 내강 측으로부터, 점막의 원주상피, 결합조직, 평활근의 얇은 층인 점막근판, 점막하층의 결합조직, 고유근층으로 불리는 두꺼운 평활근 그리고, 장막의 순으로 위치하여 있다. 통상 점막의 원주상피와 그 바로 아래의 결합조직까지를 점막조직이라고 부른다.

장기

|

「장기」는 설명할 필요가 없을지도 모른다. 심장, 간, 폐, 신장, 비장, 췌장 등이 장기이다. 「장」이라고 붙이지 않아도, 기관지, 식도, 장, 담낭, 방광 등도 장기이다. 내장뿐 아니라 뇌·척수라든가, 근육 등도 장기로 생각해도 문제없다.

각각의 장기는 여러 조직이 모여 있는 것이다. 예를 들어, 장관을 생각해 보면 가장 안쪽에, 점막, 즉, 상피조직이 있고, 그 바로 밑에 점막하조직이라는 결합조직이 있고, 그 밑에, 평활근의 근육조직이 있고, 그 밖에 장막이 있는 형태이다.

오장육부라는 말이 있다. 오장육부는 동양의학에서 내장의 총칭으로 쓰이는데 대략 장기에 대응하고 있지만, 반드시 해부학적인 대응이 취해지고 있는 것은 아니다. 오장은 「심·간·비·폐·신」, 육부는 「대장·소장·담·위·삼초」를 가리킨다. 「삼초」라는 것은 한의학에서 사용하는 말로 몸속에는 보이지 않는 가상적인 것이다.

각각의 장기가 살아가려면, 산소와 영양소가 혈관에 의해 운반되어야 한다. 그리고 각 장기에도 생사가 있다. 이제 병적인 상태가 되었을 때 세포, 조직, 장기가 어떻게 적응하는지, 그리고 적응이 안 되었을 때 어떻게 죽어 가는지에 관해서 이야기를 시작하겠다.

세포도 적응한다

사람들도 여러 가지 힘든 상황에 처하면 어떻게 해서든지 해결하려고 노력한다. 세포들도 자극과 상해에 반응해서 적절히 반응하려고 한다. 커지거나, 증가하거나, 작아지거나, 때로는 모양을 바꾸기도 한다. 이러한 현상, 세포의 여러 가지 적응 현상에 관해 이야기해 보자.

비대와 과형성

먼저 장기의 크기가 커지는 현상을 생각해 보자. 예를 들어, 근육 운동으로 근육이 울룩불룩하게 된 경우나, 임신해서 유방이 커지는 경

우이다. 양쪽 모두 '커진다'라는 점에서는 같지만, 세포 수준에서의 기전(메커니즘)이 다르다.

근육세포는 분열할 수 없다. 세포(여기선 골격근세포)의 수가 증가하는 것이 아니라, 사이즈가 커지는 것에 의해서 근육이 커진다. 이와 같이 세포가 커지는 현상을 「비대」라고 부른다.

반면, 유방은 젖샘의 세포가 호르몬의 영향으로 분열되어 세포수가 증가한 결과로서 점점 커지는 것이지 개개의 세포가 커진 것은 아니다. 그러니까 이쪽은 형성이 지나치다라는 의미로 「과형성」이라고 부른다.

두 개의 예는, 양쪽 모두 병이 아니므로, 「생리적」이라고 한다. 그러니까 좀 더 자세하게 '생리적 비대, 생리적 과형성'이라고 할 수 있다. 이에 반해 병이 나서 생기는 상태는 「병적」이라고 말한다.

고혈압 환자들은 심장에 압력이 가해져 심근세포가 비대해진다. 그 이유는 고혈압으로 인하여 심근이 압력을 받는 병적인 상태에 놓이게 되어서 심근의 기능을 보상하기 위하여 심근 자체가 비대해지기 때문이다. 따라서 이 현상은 「병적 비대」라고 할 수 있다. 어느 정도까지는 비대란 적응으로 버티지만, 부하가 계속해서 걸리면 심장의 기능이 불충분한 상태인 심부전이 되어 버린다. 세포도 참고 버텨주지만, 그 부하의 크기나 기간에 따라 내버려 두면 머지않아 견딜수 없게 되는 일이 있다.

과형성에도 병리적인 것이 있다. 간단한 예로 사마귀 등을 병적 과

형성의 예로 들 수 있겠다. 과형성에서는 암(악성종양)과 달리 병리적으로도 정상적인 세포 증식의 질서가 유지되고 있다. 반대로 말하면 암은, 정상적인 메커니즘이 파탄해서 세포가 계속 증식하는 상태이다. 이것에 대해서는 제3장에서 자세히 설명하겠다.

위축

위축이라는 말은 일상생활에서도 잘 쓰인다. 무엇인가가 줄어들어 버리는 상태를 이야기한다. 엄밀하게는 세포가 작아지는 것을 말하지만, 그 결과로 장기가 작아지는 일도 있으므로 그 경우에도 위축(더 정확히는 장기위축)이라고 불린다.

골격근을 예로 들어, 위축이 일어나는 원인을 생각해 보자. 경험한 적이 있는 사람도 있겠지만, 부상으로 움직일 수 없게 되어 운동이 부족하게 되면 근육은 위축된다. 이러한 위축은 폐용위축이라고 한다. 그 외에도 혈관이 막혀 혈류가 줄거나 영양이 감소해도 위축이 발생한다. 그리고 노화에 따른 위축이라고 하는 것도 있다.

이러한 상태에서는 세포의 크기를 작아지게 함으로써, 에너지의 소비를 억제하고 세포에 불리한 상태를 견디고 있다. 어떻게 해서 세포가 위축되는가 하는 것도 점차 알게 되었다. 세포의 내부에는 미토콘드리아 같은 소기관들이 많이 있는데 그런 세포내소기관들을 분해

하여 먹어버림으로써 세포의 크기를 작아지게 한다. 마치 낙지가 자신의 발을 먹는 것 같다.

단순히 작아지는 것이 아니라 자신의 일부를 먹고 에너지를 만들면서 궁핍 상태를 견디게 되는 것이기 때문에, 기특하다고 라고 밖에 말할 수 없다. 이 현상은 문자 그대로 자신을 먹는다고 하는 의미로 오토파지=자가식이(자기를 먹는다)이라고 불리고 있다.

오토파지의 분자기구에 관한 연구는, 오스미 요시노리 선생이 시작한 일본의 독창성 높은 연구로, 그 제자가 세계적인 조류를 만들어 크게 발전했다. 2016년 노벨 생리의학상을 받은 것도 당연한 일이다.

화생

비대, 과형성, 위축이 세포의 수나 크기의 변화에 관한 것에 반해,「화생」이라는 것은 세포의 질적인 변화이다. 기관지의 표면은 원주상피라는 한 층의 세포로 덮여있는데, 담배를 오랫동안 피우면 중층편평상피라는, 몇 층이나 겹친 세포로 구성된 조직으로 변신하고 만다. 이러한 화생을 편평상피화생이라고 한다. 원주상피보다 중층편평상피쪽이 강하므로, 기관상피의 방어반응으로 파악할 수 있다.

'강해지면 그걸로 좋지 않은가?'라고 생각할지도 모르지만, 그런 것은 아니다. 원주상피는 점액을 분비하거나 표면에 있는 섬모의 작

용으로 기관 내에 들어온 이물질을 배출해 주는 중요한 기능을 하고 있다. 하지만 그런 기능이 중층편평상피에는 없다. 그래서 이 편평상피화생이 생기면 그러한 기능이 상실되므로 조금 곤란한 상황이 되는 것이다.

반대로 식도의 표면은 중층편평상피인데 위산의 역류 등에 의해 원주상피로 바뀌어 버리는 원주상피화생이라는 것도 있다. 이것들은 모두 심하게 고통을 받아 모습을 바꾸게 되니, 기특하다고 하기보다는 애처롭다고 할까?

이상 세포 수준에서 4종류의 적응인 비대, 과형성, 위축, 화생에 대해 알아봤다. 늘어나거나, 커지거나, 작아지거나, 혹은 변신하거나. 상황에 따라 여러 가지 방법으로 스트레스를 감수하는 세포들. 그리고 일시적으로 이런 적응을 해도 그 원인이 되는 자극이 없어지면 원래대로 돌아갈 수 있다. 의인화하는 것은 본의가 아니지만 왠지 귀엽지 않나? 하지만 다음에는 불쌍하게도 세포들이 상해를 입고 죽어가는 것에 관해 설명해야 한다.

세포

손상되는

'세포가 상처받는다.'라는 의미는 '마음이 상처받는다.'와 같은 비유적인 표현이 아니다. 여러 가지 원인, 물리적 혹은, 화학적인 자극 때문에 세포가 손상된다는 의미이다. 실제로 여러 가지 원인으로 세포는 손상을 입게 되는데, 그 세포는 손상의 질이 나쁘거나, 충격이 크거나, 혹은 길게 계속되면 최종적으로 세포는 죽을 수밖에 없게 된다.

세포 손상

세포 손상의 원인은 정말 다양하다. 세균감염이나 바이러스감염, 자

가면역(자신의 세포를 잘못해서 이물질로 인식하고 공격해 버리는 상태)이나 유전적 이상, 노화, 그리고 방사선 등을 들 수 있다.

극단적인 이야기이지만 화학물질은 어떤 것이든 세포 손상의 원인이 될 수 있다고 한다.

예를 들면, 지방이나 콜레스테롤은 우리 몸에 필요한 영양분으로써 제대로 섭취하지 않으면 병이 나 버린다. 그러나 잘 알려진 것 같이 너무 많이 섭취하면 지방간이나 동맥경화 같은 병을 일으키게 된다. 무엇이든 과유불급이다.

그중에서 병이라는 관점으로부터 가장 중요한 것은 저산소 즉, 산소 부족으로 인한 손상이다. '임종입니다.'라고 의사가 말했을 때 아직 몸의 세포 대부분은 살아 있다. 그러나 호흡이 멈추고 심장이 멈추면 당연히 세포에 산소가 공급되지 않게 된다. 그렇게 되면 모든 세포는 저산소 상태에 빠져서 머지않아 죽게 된다.

프랑스 혁명 때 다른 처형법보다 고통이 적다는 이유로 사용되었던 것이 단두대이다. 무거운 날이 획~떨어져 목이 잘려 나갔다. 자, 그럼 의식은 몇 초나 되는 거지? 머리가 몸에서 떨어지더라도 바로 뇌세포가 죽는 것은 아니므로 그 순간에 뇌 활동이 멈추어 버리는 일은 없을 것이다.

그리스도교에서 재수 없다고 생각하는 숫자인 13초간은 의식이 남아있는 시간이라고 하는, 정말인지 농담인지 모르는 설명이 쓰여 있는 곳도 있다.

단두의 순간에 운 좋게 정신을 잃는다면 좋겠지만, 그렇지 않으면 짧아도 아마 5초나 10초는 의식이 남아 있을 것이다.

그런 것을 배려해서 머리가 뚝 떨어지면 아프니까 쿠션을 받쳐줬다는 얘기까지 남아 있다. 그런 때에 이르러서 배려해준다고 해도 소용없다는 생각이 든다.

5초라도 꽤 긴 시간이다. 게다가 사람은 사고가 나고 죽기 직전은 시간을 굉장히 천천히 느낀다고 한다. 확인할 순 없지만 어쩌면 영원처럼 느껴질 만큼 길지도 모른다. 무섭네. 눈을 뜨자마자 목이 없는 자신의 몸을 본다면 어쩌나? 그런 걸 보면서 죽어 가는 건 너무하다.

잔인한 이야기이지만, 머리가 떨어지고 나서도 의식이 있는지 알고 싶으므로, 눈을 크게 뜨고 쳐다봐 줄 것을 처형하기 전에 의뢰했다는 에피소드도 있다. 그랬더니 실제로 눈을 부릅뜨고 노려보았다고 하는데 의식이 있어서 그랬는지, 단지 괴로워서 그렇게 되었는지는 모르겠다. 어쨌든 확인하려고 해도 이미 들을 수 없으니까.

일본에서는 단두대가 사용된 적은 없지만 비슷한 상황은 있었다. 무사를 처형할 때에 옆에서 보조 역할을 해주는 일이 있었다. 유감스럽게도 이 책은 현재 절판되었지만, 에도 시대에 무사들이 가져야 할 마음가짐에 관한 내용을 모아놓은 무사 안내서(우지이에 에미토 저, 미디어팩토리 신서)라는 독특한 책이 있는데 그중에서 처형 메뉴얼 「자도록(自刃録)」에 쓰여 있는 내용이다.

그 책에는 「처형을 시킬 때에 고개를 완전히 잘라서 떨구지 않고,

조금 남겨 두고 목이 반대쪽으로 떨구어져서 내려오면 상투를 잡아 올려서 확인에 들어간다.」라고 한다.

목 자르는 것을 옆에서 거들어 줄 때는 목을 완전히 잘라버리지는 않고 피부 가죽은 붙어있게끔 남기고 잘라야 한다는 것이다. 이는 아주 숙련된 기술이 요구되는 일이다.

이렇게 목에 가죽 한 장을 남기는 이유가 대단하다. 「목이 완전히 몸통에서 떨어지도록 베면, 목이 잘린 사람의 머리가 눈을 깜박거리거나, 지면의 돌이나 모래에 달라 붙어버리거나 하기 때문」인 것 같다. 역시 금방 죽지는 않을 것 같다. 그러나 목의 가죽 한 장 남기고 잘라버린다고 하면 굉장히 고통을 느끼며 머리가 매달려있으므로. 그래서 죽기 전에 보는 마지막 장면은 자신의 앞가슴 부분이려나? 너무 외롭고 처절한 느낌이 들지만...(이런 이야기를 하고 있으면 끝이 없어.) 그래서 본제로 돌아가련다.

귀환 불능 한계점

|

귀환 불능 한계점이라는 말이 있다. 술을 마시고 더 마시면 집에 못 가게 되는 한계는 아니다. 항공기로 비행 중에 문제가 생겨도 출발지로부터 어느 정도 비행을 한 후 충분한 연료가 없으므로 이제 출발점으로 돌아가는 것이 불가능하게 되는 지점을 말한다. 왠지 무서운 느낌

이 드는데 영어로는 「point of no return」으로 몹시 담백하다. 세포에도 귀환 불능 한계점이 있다. 그 정도에 미치지 않는 정도의 손상이라면 세포는 원래의 상태로 돌아갈 수 있지만, 그것을 넘어서면 죽어 버리는 뜻이다. 귀환 불능 한계점 바로 앞까지의 레벨의 손상은, 원래 상태로 돌아갈 수 있는 것으로서 「가역적 손상」이라고 부른다. 그리고 그것을 넘은 손상이면 죽음에 이르렀기 때문에 「불가역적 손상」이라고 한다.

세포의 귀환 불능 한계점이 어디까지 인가는 매우 흥미 있는 부분이지만, 유감스럽게도 자세한 것은 알려지지 않았다. 다음에 서술하는 것처럼 미토콘드리아에 이상이 생겨서 에너지가 부족하거나 세포막의 손상 상태가 심해져 세포의 내용물이 누출되어 버리는 것이 주요 요인임이 틀림없다. 그러나 어느 정도 이상이 한계점을 넘어서 세포가 죽어 버리는지를 모르고 있다. 개인적으로는 얼마나 술을 마시면 집에 돌아갈 수 없게 되는지도 너무 알고 싶지만, 끝까지 모를 것 같다. 정말 알고 싶은 건 좀처럼 알 수 없을지도 모른다. 너무 수준이 다르지만...

가역적 세포 손상의 예로서 지방간을 들 수 있다. 이것은 어떤 원인으로 인하여 간세포에 지방 방울이 꽉 차버리는 상태이다. 칼로리와 지방분을 너무 많이 섭취, 또는 술을 너무 많이 마시는 것들이 원인이지만 꾸준히 관리하면 원래대로 돌아갈 수 있다.

'자랑할 일은 아니지만'이라고 말하는 경우에는 대개 자랑하게 되

는데, 필자도 다이어트를 통하여 지방간을 고칠 수 있었다.

종합건강진단에서 지방간의 지적을 받은 독자들도 꼭 가역적이라는 것을 증명해 보자. 다이어트하면서 간의 기름방울이 줄어들어 간세포가 정상으로 되어 가는 것을 이미지화하면 분명 동기가 생길 것이다.

에피소드 1 괴사

세포가 죽는다는 것

귀환 불능 한계점을 넘어 세포가 죽어 버리는 것을 「괴사」라고 한다. 세포에는 괴사 이외에도 또 하나의 죽는 방법이 있는데, 「아폽토시스」라 불리지만 이것에 대해서는 나중에 설명하겠다. 세포가 죽으면 현미경을 이용하여 그 변화를 형태적으로 파악할 수 있다. 다만 그 변화는 세포사가 완성된 후 잠시 지나지 않으면 알 수 없다. 즉, 귀환 불능 한계점을 넘어서서 잠시 세포는 살아있는 것처럼 보이지만 조만간 죽게 된다. 조금 오래됐지만 「북두의 주먹」을 맞은 것 같은 '너는 이미 죽었다.'는 상태이다.

허혈, 저산소, 경색

|

장기에 충분한 혈액이 공급되지 않는 상태를 「허혈」이라고 한다. 심정지가 되도 물론이지만, 어느 장기에 관한 동맥이 막혀도 산소가 공급되지 않고 저산소 상태가 되어 그 장기의 세포가 죽어간다.

장기 수준에서 일어나는 이런 현상을 「경색」이라고 한다. 「경」도 「색」도, 「막힌다」는 의미, 즉, 혈관이 막혀서 생기는 상태이다. 그러니까 경색이라는 것은 산소 부족으로 인해 어떤 장기의 세포가 눈으로 봐도 알 수 있을 정도로 대량으로 괴사에 빠진 상태를 말한다.

저산소 상태에 강한 장기와 약한 장기가 있다. 골격근 등은 비교적 강한 장기이지만, 뇌나 심근은 약한 장기이다. 그러니까 뇌나 심근은 경색에 빠지기 쉽다. 이 저산소 상태에 관한 취약성이 심혈관 장애가 사인의 상위에 들어가는 이유 중 하나이다.

완전히 혈관이 막혀버리지 않아도 혈관의 내공이 좁아져 버리는 「협경」이라는 상태가 되기만 해도 저산소에 의한 경색이 생길 수 있다. 실제로 심근경색은 심근에 혈액을 공급하는 동맥인 관동맥이 수축됨으로써 발생하는 것도 있다. 그리고 서서히 협경이 진행되어 천천히 떨어지는 경우보다도 급속히 혈류가 저하하는 편이 경색이 일어나기 쉽다고 알려졌다.

괴사에 빠져도 죽은 세포가 멋대로 사라져 어딘가로 가버리는 것은 아니다. 그러나 세포의 사체를 언제까지나 경색소(경색이 일었던

장소)에 머무르게 해 두는 것도 아니다. 괴사가 생기면 염증반응이 생기고 백혈구가 몰려온다. 그래서 몰려온 백혈구나 조직에 있는 마크로파지가 주역이 되어, 괴사한 세포를 탐식해서 소화시켜 주는 것이다.

탐식이라는 용어는 귀에 익숙하지 않은 말일지도 모르지만, 세포가 세포 이외의 이물질을 잡아먹는 것을 말한다. 그 외에도 탐식 작용을 가지는 세포는 있지만 염증 시에 활약하는 백혈구나 마크로파지는 특히 탐식 능력이 뛰어난 세포이다. 여기서는 말하지 않겠지만 세균감염 시에는 백혈구나 마크로파지가 세균을 탐식해서 처리한다. 그것과 같은 메커니즘이 괴사소에 대해서도 일어나는 것이다.

여러 가지 괴사

대부분의 장기에서는 경색이 일어나서 얼마 지나지 않아 딱딱해져 버리기 때문에 그런 괴사를 「응고괴사」라고 한다. 한편, 괴사소가 부드러워지는 경우 녹아있다는 의미에서 「융해괴사」라 불린다. 대부분의 장기는 응고괴사를 일으키지만, 유일하게, 경색이 융해괴사를 일으키는 장기가 있는데, 그것은 뇌이다. 지금은 많이 사용되는데 「뇌연화」라는 것은 그것을 지칭하는 말이다. 덧붙여서 자주 쓰이는 「뇌졸중」이라는 말은 뇌경색과 뇌출혈의 양쪽 모두를 가리키며 영어에

서 일격을 의미하는 'stroke'가 사용되고 있다. 왠지 모르게 이미지가 떠오른다.

다른 조직과 달리 뇌에서만 응고괴사가 아닌 융해괴사가 일어난다는 사실은 오래전부터 알려진 현상이지만 왜 그런지 아직도 잘 모르겠다. 뇌신경세포에는 특별한 지질이 많이 들어 있어서 아마도 그 때문이라고 생각되지만, 뜻밖에 당연하게 알려진 현상이라도 그 메커니즘을 알지 못하는 것이 있다.

또 하나, 경색 이외의 융해괴사의 예로는 「농(고름)」을 들 수 있다. 농이란, 세균이나 진균(곰팡이)이 감염해서 염증반응에 의해 백혈구가 와서 세균과 함께 그 부위의 조직이 괴사에 빠진 상태이다. 그래서 농의 내용물은 죽은 세균이나 조직이 여러 가지 효소에 의해 소화되어 걸쭉하게 용해된 상태이다. 이번에 부상을 당해서 농을 볼 수 있으면 '아, 세균이 몸에 들어와 거기에 맞선 백혈구가 있어 보호해준 덕이다.'라고 감사하자.

시미즈 아카네 씨의 만화에 「일하는 세포」(고단샤 코믹 플러스)라고 하는 만화가 있다. 백혈구나 적혈구, 혈소판 등 혈관 속을 흐르는 세포의 기능이 의인화되어 스토리가 전개된다. 감염증 등이 일어났을 때 여러 가지 세포가 어떻게 작용하는지 꽤 잘 그려져 있으므로 흥미가 있는 사람은 읽어 보시기를.

살아갈 수 없다 산소 없이는

임상적으로 세포 손상의 원인으로 가장 중요한 것은 저산소이지만, 저산소 모두가 경색에 의한 것은 아니다. 잘 알려져 있듯이 일산화탄소 중독도 저산소를 일으킨다. 혈액이 붉은색인 것은 혈액 속 적혈구에 대량의 헤모글로빈이 있기 때문이다. 아주 간단히 말하면 폐에서 헤모글로빈은 산소와 결합하여 동맥을 통해 여러 가지 조직으로 운반되어 모세혈관 부근에서 산소를 방출하여 세포에 산소를 공급하고 있다.

일산화탄소도 헤모글로빈에 결합하는데, 산소보다 50배 더 결합하기 쉽다. 그래서 일산화탄소를 들이마시면 헤모글로빈은 일산화탄소와 강하게 결합해 버린다. 그렇게 되면 헤모글로빈은 산소와 결합할

수 없고, 결과적으로 산소를 말초조직으로 옮길 수 없게 되어 버리는 것이다.

산소와 결합한 헤모글로빈은 진한 홍색이지만, 결합하지 않은 헤모글로빈은 약간 보랏빛이다. 그래서 동맥에 있는 혈액은 붉은색이고, 정맥에 있는 혈액은 보라색을 띠고 있다.

살아 숨 쉬는 사람보다 시체에 붉은색이 적은 이유 중 하나는 헤모글로빈에서 산소가 떨어져 버렸기 때문이다.

또한 일산화탄소와 결합한 헤모글로빈도 산소와 결합한 헤모글로빈과 마찬가지로 붉은색이다. 일산화탄소는 헤모글로빈과의 결합이 강해서 좀처럼 떨어지지 않는다. 그래서 일산화탄소 중독으로 죽은 직후에는 예쁘게 분홍색으로 보이게 된다. 옛날에 읽은 와타나베 준이치의 소설에, 제일 처음으로 자신의 시신을 발견할 연인에게 예쁘게 보이고 싶어서 일산화탄소에 의한 자살을 한다는 구절이 있어, 놀란 적이 있다. 왠지 섬뜩하지 않은가? 무섭다. 그만 이야기가 빗나가 버렸다. 죄송.

덧붙여서 청산가리(시안화칼륨)도 시안화물이온이 헤모글로빈과 결합하여 산소와 결합할 헤모글로빈이 매우 부족하게 된다. 따라서 산소가 조직에 미치지 못해서 저산소를 일으킨다. 일산화탄소도 청산가리도 저산소, 즉 질식으로 죽는 것이기 때문에 굉장히 고통스럽게 죽는 방법이라고 생각한다.

ATP 공장으로서의 미토콘드리아

|

살아가기 위해 에너지가 필요하다고 말하면 '무슨 당연한 말을!'이라고 생각할지도 모른다. 그러나 여기서 말하는 것은 음식물의 에너지 등이 아니고, 세포가 살아남기 위한 에너지이다.

그 에너지원이 되는 분자가 ATP(아데노신 3인산)이다. 옛날 모 대학의 생화학교실 선생으로, 연구 테마를 너무 사랑해서 아들에게 아데노신이라는 이름을 붙였다는 전설이 있는데 진위도 분명치 않은 그런 바보 같은 이야기를 하고 있으면 끝이 없으므로 앞으로 나아가겠다. 그 ATP의 효율적인 생산에는 산소가 필요하다.

ATP는 포도당이 분해되는 것에 의해서 생산된다. 1분자의 포도당으로부터 2분자의 ATP가 생산되어, 파이루빈산이라는 물질이 만들어진다. 산소가 없을 때는 그 파이루빈산으로부터 유산이 생성된다. 그런데 산소가 있어서 미토콘드리아가 제 기능을 해주면 이 파이루빈산을 재료로 다시 40분자에 가까운 ATP를 만드는 것이 가능하다. 즉, 산소가 있으면 에너지 효율, 연비라고 말해도 좋은데 20배 가까이 좋아지는 것이다.

포도당이 분해되는 현상을 「해당」이라고 한다. 세포나 효소는 별로 산소를 좋아하는 것도 싫어하는 것도 아니지만, 산소가 있는 경우는 「호기적」, 산소가 없는 경우는 「혐기적」이라고 한다. 호기적이라는 것은 영어에서는 'aerobic'으로 우리가 아는 에어로빅(aerobics)과 같

은 철자이다.

의미상으로는 에어로빅이 유산소 운동이므로 「유산소」보다 「호기적」으로 하는 게 좋을 것 같은데 역사적 경위가 있어서 그렇게 되지는 않았다. 혐기적은 'aerobic'에 부정의 관사가 붙은 'anaerobic'이다. 이것도 혐기적 조건보다 무산소 조건이 더 느낌이 좋지만, 변할 것 같지 않다. 말이라는 것이 정착되면 좀처럼 바꾸기 어려운 것이다.

내친김에 「해당」이라는 용어는 영어로 'glycolysis'라고 한다. 의학 영어 단어의 수는 방대하고, 일본 의학 영어의 대부분은 그 번역이다. '우와, 외우는 것이 큰일'이라고 생각할지도 모르지만, 합성어가 많아서 실제로는 그렇지도 않다. glycolysis는 'glyco-lysis'이다. glyco는 '글라이코'라고 발음하는데 「당」이다. lysis는 용해라는 뜻이어서, glycolysis는 당이 녹는다. 즉 해당에 의하여 글루코즈가 대사되는 과정을 말한다. 과자 이름 「글리코」는 글리코겐이 들어 있는 카라멜이라는 것에서 기인한 것이고, 회사의 영문 명칭은 Glyco여야 맞지만 Glico이다. 아주 좋은 내용이지만 또 탈선해버렸다. 다시 돌아오겠다.

격렬한 운동을 하면 미토콘드리아가 풀 가동해 파이루빈산으로부터 ATP를 만든다. 그러나 그것에도 한계가 있고, 그 한계를 넘어서면 미토콘드리아에서 파이루빈산을 다 소진할 수 없게 된다. 그렇게 되면 다 쓸 수 없었던 파이루빈산은 대사되어 최종적으로 젖산이 발생한다. 격렬한 운동을 하면 근육에 젖산이 증가한다는 것은 이러한

메커니즘때문이다. 말하자면 고연비의 재료인 파이루빈산이 있는데 그것을 미토콘드리아에서 다 소진하지 못해 젖산으로 폐기하고 있는 상황이 되는 것이다.

우리의 몸속에는 대략 100g 정도의 ATP가 존재한다고 여겨지고 있다. 뭐, 그것밖에? 라고 생각할지 모르지만, 하루에 대략 체중에 필적할 정도의 ATP가 합성된다고 생각한다. 또, ATP 제조 공장인 미토콘드리아의 수도 매우 많은 것으로 알려졌다.

미토콘드리아는 미토콘드리아 독자적인 DNA를 가지고 있으므로, 그 DNA양과 세포핵의 DNA양을 비교하는 것이 가능하다. 실제로 그러한 연구가 행해지고 있고, 세포들의 종류에 따라 큰 차이가 있지만, 세포 당 220개에서 1,700개의 미토콘드리아가 있을 것으로 추정되고 있다. 단, 적혈구에는 핵도 없고 대사할 필요가 없어서, 미토콘드리아를 가지고 있지 않다. 미토콘드리아의 길이는 대략 1마이크로미터로 한사람분의 미토콘드리아를 종으로 세우면 지구를 백바퀴 이상을 도는 계산이 나온다.

에너지의 원천인 ATP는 엄청난 수의 미토콘드리아에서 빠른 속도로 완성되어 굉장히 빠른 속도로 소비되고 있다. 그런데 산소가 적어지면, 바로 에너지의 통화라고도 할 수 있는 ATP가 공급 부족에 빠져버린다.

ATP가 없어지면

|

산소가 부족해지면 ATP가 충분히 합성되지 않게 되어 에너지가 부족 해진다는 것을 꼭 알아두기 바란다. ATP에 의한 에너지가 부족해 지면, 세포에는 어떤 문제가 생길까? 그 전에 예비지식으로서 우선, 세포가 살아 있는 것은 어떤 상태인가라는 것을 생각해 보자. 세포는 세포막으로 둘러싸여 있다. 세포가 죽으면 결국에는 세포막이 망가 져 버려, 세포 내부의 성분이 새어 나간다. 그러니까 막이 제대로 유 지되고 있는 것은, 세포가 살아가기 위한 필수요건 중의 하나이다.

세포막에는 막을 관통하는 여러 종류의 단백질들이 파묻혀 있고 그 안에 「이온 펌프」라고 불리는 것이 있다. 세포 안에는 나트륨과 칼 슘 농도가 낮게 유지되고 있는 것에 반하여 세포의 밖 즉, 세포와 세 포의 사이에 존재하는 세포외액이나 혈액 중에는 높게 유지되고 있 다. 반대로 칼륨은 세포 내의 농도가 높고 세포 밖에서는 농도가 낮 게 유지된다. 이처럼 세포 안과 밖에서는 나트륨이나 칼륨 같은 중요 한 이온의 농도가 전혀 다르다. 그것을 조절하고 있는 것이 이온 펌 프이다.

세포 내에서의 나트륨 농도를 낮추기 위해 나트륨 펌프는 나트륨 을 세포의 밖으로, 이름대로 펌프와 같이 퍼낸다.

그때 펌프 에너지로 ATP를 이용한다. ATP 에너지를 사용하여 세 포 내외의 나트륨 이온 농도를 유지하고 있는 것이다.

ATP가 부족하면 나트륨 펌프의 기능이 약해져, 세포 내에 나트륨이 고이게 된다. 그것과 같이 더불어 물도 쌓이게 되어 세포가 부풀어 오른다. 이 현상은 가역적 변화로 ATP의 양이 회복되어 펌프가 나트륨을 밖으로 퍼내 주면 원래대로 돌아온다.

한편, 세포 내의 칼슘은 극도로 낮게 유지되고 있어 세포 밖과 비교해서 1만 분의 1 정도 농도밖에 안 된다. 나트륨 펌프의 경우와 동일하게 ATP가 감소하면 칼슘 펌프의 기능도 약하게 되어, 세포 외로부터 칼슘이 세포 안에 들어온다. 세포 중에는 칼슘에 의해 활성화되는 효소가 많이 있다. 그러한 효소는 정상적인 상태에서는 활성화 되지 않은 상태로 있고 필요시에만 칼슘에 의해서 활성화되어 정상적인 세포 기능에 도움이 되고 있다. 그러나 ATP 부족이 발생하여 칼슘이 세포질 내로 유입되어 버리면 그 효소가 불필요하게 활성화되고 그 결과 세포가 손상을 입게 된다.

세포가 살아가기 위해서는 단백질을 합성해야 하고 그 합성을 위해서도 ATP가 필요하다. 그래서 ATP가 장기적으로 고갈되면 단백질 합성이 충분히 행해지지 않게 되어, 필요한 단백질이 부족하게 된다.

그렇게 되면 드디어 악순환에 빠져든다. 단백질이 결핍되면 그렇지 않아도 손상되기 시작한 세포막이나 미토콘드리아가 충분히 기능하지 못하게 되어 세포는 귀환 불능 한계점을 넘어 불가역적 죽음이 오는 것이다.

악역으로서의 산소

원시 지구상에 산소는 거의 존재하지 않았다. 우리의 지금 상식으로는 상상도 안 되는 이야기지만 대략 32억 년 전에 광합성을 하는 원핵생물인 시아노박테리아가 나타나서 드디어 산소가 만들어졌다. 하지만 한동안은 만들어진 산소는 지구상에 대량으로 존재하는 철을 산화시키는 것에 계속 사용되어, 대기 중의 산소 농도는 좀처럼 상승하지 않았다. 점차 지구상의 대기로 산소가 증가하기 시작하는 것은, 20수억 년 전으로 알려졌다. 그리고 그 직후라고 해도 2~3억 년 후이지만, 미토콘드리아나 핵을 가진 세포인 진핵세포가 출현한다.

유전 정보를 가지는 DNA는 대부분 세포핵에 존재하지만 미토콘드리아는 핵과는 별도로 독자의 DNA를 가지고 있다. 이러한 점에서 미토콘드리아는 태고의 옛날, 독립된 세균이었던 것이 세포에 잡아먹혀 공생하는 세포내소기관으로 진화한 것으로 생각되고 있다.

이러한 「세포내 공생」이 진화의 원동력이라는, 약간 이단으로 여겨졌던 설을 강하게 주장했던 사람은 린 마굴리스라는 여성 연구자이다. 발표때는 터무니없는 주장이라고 생각되었던 설이지만 현재는 거의 받아들여지고 있다. 린 마굴리스는 지구 외 생명체를 강하게 주장하며 한때 일세를 풍미했던 우주 과학자 칼 세이건의 첫 번째 부인이었다. 젊었던 두 사람이 생명에 대해 침대에서 어떤 이야기를 하고 있었던 것인지 무척 흥미가 가는 사람은 필자뿐인가? 물론, 침대 위

가 아니어도 좋지만.

산소가 없으면 살아갈 수 없다. 하지만 화학 반응성이 높은 「활성산소」(과산화수소나 하이드록시 라디칼 등)는 세포를 손상시킬 가능성이 있으므로 세포에 있어서 유익한 역할을 하는 것은 아니다. 하지만 산소를 이용해서 미토콘드리아에서 ATP가 산생될 때 부산물로서 활성산소가 아무래도 생겨버린다.

일설에 의하면 체내에서 소비되는 산소의 3%가 활성산소가 된다고 하니, 상당한 양이 만들어지는 것이다. 활성산소가 쌓이면 세포의 단백질이나 지질을 화학적으로 공격해 최종적으로 세포를 손상시킨다. 그러니까 세포 안에는 활성산소를 대사해서 해가 없게 하기 위한 효소가 존재하고 있다. 또 비타민 E나 비타민 C, 카로틴 등 항산화제도 활성산소를 중화하는 작용이 있다. 노화방지에 비타민 E라고 하는 것은 이 작용을 기대한 것이다. 어느 정도로 노화에 효과가 있는지는 잘 모르겠지만.

너무 흔해서 산소는 안정된 분자라고 생각할지도 모르지만, 오히려 반응성이 높은 분자이다. 그러므로 ATP의 합성에 관계하거나 활성산소가 되어 몸에 나쁜 작용을 할 수 있다. 반응성이 높은 산소가 대기 중에 흘러넘침으로써 진핵생물이 진화할 수 있었다고 생각된다. 또한, 대기 중의 산소는 시간의 흐름에 따라 대폭 변동한 것으로 알려졌으며 그 변화는 진핵세포 탄생 이외의 다른 진화에도 크게 관여했다고 한다.

없으면 곤란하지만 때로는 위험하고, 역동적으로 변화해 왔지만, 너무나 넘치니까 그런 것을 생각하는 일도 없다. 산소란 것은 불가사의하다. 그래도 주변을 둘러보면 의외로 산소 같은 사물이 있거나, 그런 사람도 존재하는 것 같은 기분이 든다.

허혈 재관류 장애

좀 어려운 말이지만 '에? 그런 것도 있나?' 하는 이야기를 하려고 한다. 뇌나 심장의 동맥이 막힌다고 해서 즉시 경색이 되는 것은 아니다. 그러니까 빠른 타이밍에 혈류를 재개시켜 주면 경색을 막을 수 있다. 그 때문에 혈전을 산소로 녹여준다(혈전용해요법). 혹은, 카테터로 혈관을 넓혀주는 치료법이 시행된다. 혈류를 재개시킬 수 있다면 다행으로 생각될지도 모른다.

그러나 그렇게 엿장수 마음대로는 안된다. 재개통함으로써 더욱 세포에 상처가 생길 수 있다. 그것이 허혈 재관류 장애이다.

어떻게 그런 일이 생길까? 재개통시키면 그것이 목적이니까 당연히 산소가 공급되게 된다. 산소가 공급되면 활성산소의 생산도 증가해서, 그 활성산소가 세포 상해를 일으켜 버린다. 저산소로 인해 손상된 미토콘드리아에서는 활성산소가 더 생기기 쉽게 된다. 또 하나, 혈류를 타고 백혈구 같은 염증세포가 몰려온다. 먼저 쓴 것처럼,

염증반응은 괴사한 세포를 소화하거나 탐식하는 데 필요한 반응이지만 본의 아니게 정상적인 세포에도 상해를 주기도 한다.

예전에는 혈관을 재개통시킬 수 있는 치료법이 없었지만, 새로운 치료법이 개발되어서 새로운 병적인 상태가 생겨버린 예이다. 좋은 의도로 시작한 일이라도 예상외의 부작용이 생겨버리는 경우는 의학뿐이 아니고 일상생활에서도 꽤 발생하는 일일지도 모르겠다.

아폽토시스 에피소드 2 세포가 죽는다는 것

괴사(네크로시스)와는 다른 형태의 세포의 죽음으로 「아폽토시스」라는 세포사가 있다. 어원적으로 보면 시든 잎이 뚝 떨어지는 것으로 어떤 의미에서는 세포의 자살이다. 괴사한 조직에서는 백혈구가 동원되어 괴사한 세포를 먹는 것 같은 염증반응이 생기지만 아폽토시스는 염증반응을 일으키지 않는다. 몰래 죽어서 조용히 마크로파지에 의해 잡아먹혀 가는 것이 아폽토시스의 이미지이다. 형태적으로도 분자적으로도 아폽토시스와 괴사와는 죽는 방식이 아주 다르다. 또 하나의 큰 차이는 괴사는 병적인 상태로밖에 생기지 않지만, '아폽토시스에는 병리적인 것뿐만이 아니라 생리적인 것도 있다.'라고 하는 것이다.

생리적인 아폽토시스

아폽토시스가 어떤 것인지 몇 가지 예를 들어 설명하겠다. 알기 쉬운 예는 손이나 발의 발생이다. 손은 처음부터 손가락을 가진 손의 형태로 발생하는 것은 아니다. 먼저, 납작한 막대기와 같은 형태로 자라 장래에 손가락으로 남는 장소 이외의 세포가 죽어서 결국에는 손 모양으로 되어 간다. 그때의 손가락과 손가락 사이의 세포가 죽어가는 세포사는 아폽토시스에 의한 것이다. 이러한 경우는 원래 손의 발생 프로그램이 그렇게 되어 있으므로 「프로그램에 의한 세포사」라고도 불린다.

몇몇의 세포 생존은 성장 인자에 의존하고 있다. 그런 세포는 적절한 성장 인자가 없어지면 아폽토시스로 죽어 버린다. 알기 쉬운 예로서 자궁내막이나 유선을 들 수 있다. 자궁내막은 스테로이드 호르몬에 의존하여 증식·생존이 제어되고 있다. 여성은 대략 4주간의 사이클로 스테로이드 호르몬의 하나인 에스트로겐의 농도가 오르내린다. 월경이라고 하는 것은, 자궁내막세포의 성장 인자인 에스트로겐의 농도가 저하했을 때에 자궁내막세포가 아폽토시스로 죽음에 이르러 자궁벽에서 떨어져 나가는 현상이다. 또한 수유 속의 유선세포도 호르몬의 기능으로 증식하고 있다. 그러나 수유가 끝나 호르몬이 감소하면, 유선세포가 아폽토시스로 죽고 원래 크기의 유방으로 돌아온다.

병리적인 아폽토시스

|

세포 상해에 의한 세포사는 일반적으로 괴사에 의한 것이다. 그러나 상해 종류에 따라서는, 괴사가 아닌 아폽토시스로 죽어가는 경우도 있다. 그 전형적인 예는 DNA 손상으로 DNA가 다치는 것이다. 대량의 DNA 손상은 괴사를 일으키지만, 중등도의 DNA 손상은 아폽토시스를 일으킨다. 그 전형적인 원인은 방사선이다. DNA라니~ 응?, 하고 생각하는 사람은 쉬어가는 페이지에서 설명하고 있으므로 그것을 먼저 살짝 읽어보자.

제3장의 암 부분에서 자세히 기술하겠지만, 암은 DNA 손상의 축적으로 인하여 발생한다. 바꾸어 말하면 DNA의 변이를 가진 채로 세포를 살려두는 것은 발암의 위험이 된다는 것이다. 그런 위험을 안는 것보다 'DNA 손상이 많이 들어간 세포는 죽도록 하자.'라는 것이 병리적인 아폽토시스 의미이다. 또, 몇몇의 항암제도 DNA 손상을 일으키는 작용을 하고 있어 종양세포를 아폽토시스로 죽이는 것도 있다.

세포 안에서 단백질이 만들어질 때 그 단백질 특유의 모양으로 접힌다.

하지만 그중에는 잘 접히지 않는 단백질도 만들어진다. 세포에는 단백질 관리 시스템이 있다. 불량의 단백질에는 「유비퀴틴」이라는 작은 단백질이 표시와 같이 결합해서 「프로테아좀」이라고 하는 세포 내의 처리장 같은 곳에서 분해된다. 왠지 놀라울 정도로 잘 짜여 있다.

때로는 비정상적으로 접힌 단백질이 대량으로 생산되어, 이 품질관리에 의한 단백질 처리가 늦어지는 경우가 있다. 그러한 경우 아폽토시스가 발생하여 세포는 죽게 된다.

다발성골수종이라는 병에 대하여 이 세포 내 시스템을 이용한 새로운 항암제가 개발되었다. 이 약은 프로테아좀 저해제, 즉, 품질관리 시스템의 성능을 낮춰주는 기능을 가지고 있다. 이 병에서는 나중에 설명할 항체, 즉 면역글로불린이라는 단백질이 초대량으로 만들어진다. 비정상적으로 접힌 면역글로불린 단백질도 대량으로 만들어지지만 품질관리 시스템으로 처리해 어떻게든 참고 견디고 있다. 이런 상태에 있는 다발성골수종의 세포에서 프로테아좀의 기능이 저해되면 어떻게 될까?

그렇다. 불량품 단백질이 너무 많이 늘어나서 아폽토시스가 유도되어 죽어 가는 것이다. 이것은 최근에 개발된 약제로 기초 연구의 진보가 단번에 약으로 연결된 재미있는 예의 하나이다. 다발성골수종에는 좋은 약이 없었던 만큼 발상도 좋고 효과도 좋은 대단한 일이다.

이 약에 관해서는 재미있는 이야기가 있다. 프로테아좀과 유비퀴틴의 연구자들 대부분은 그런 약이 무리라고 생각했다는 것이다. 프로테아좀의 발견자로 세계적 권위인 도쿄 임상의학 종합연구소의 다나카 케이지 선생도, 유비퀴틴 연구로 노벨화학상에 오른 치카노바 선생도 같은 이야기를 했으니 틀림없다.

그건 그렇다. 세포 내에서 비정상적인 단백질을 분해 처리하는 품

질관리 시스템을 억제하는 것이니까, 부작용이 너무 강해서 사용되지 못 한다고 생각하는 것이 보통이다. 그러나 잘 조절하면 실제로 정상적인 세포에는 부작용을 일으키지 않고 충분히 치료 효과를 낼 수 있는 질환들이 있다. 그동안 유효한 치료법이 별로 없었던 질환에 대해 특이한 생각에서 특효약을 길러낸 벤처기업 밀레니엄사는 현재 인수되어 다케다 약품의 자회사가 되었다.

아폽토시스의 메커니즘

아폽토시스의 분자 기구는 과거 사반세기(25년) 동안에 가장 진전이 두드러졌던 분야 중의 하나였다고 말해도 좋다. 노벨상 수상자도 나왔으니 말이다. 세부적인 내용을 소개하면 끝이 없지만, 극히 간단히 아폽토시스의 경로에는 두 가지가 있는 것만 설명해 둔다. 그 하나는 「내인성 경로」라고 불리는 것이다.

내인성 경로에는 미토콘드리아에 존재해서 ATP의 산생에 관계되는 단백인 사이토크롬 C가 계기가 된다. 그 외에도 Bcl 패밀리라는 몇 가지 단백질이 미토콘드리아에 존재하고, 아폽토시스를 촉진하거나, 억제하고 있다. 미토콘드리아, ATP의 대량생산성뿐만이 아니라 아폽토시스도 제어한다니 생과 사의 양쪽을 지배하는 것 같아서 대단하다는 느낌이 든다. 옛날에 세균이었던 미토콘드리아가 세포 속

으로 들어가 함께 진화하면서 어떻게 아폽토시스에 관여하는 기능까지 획득했을까? 진화력, 정말 기가 막히다.

또 하나는 「외인성 경로」이다. TNF나 FasL이라는 단백질은 Death Receptor(죽음의 수용체!)라고 불리는 세포 표면의 단백질에 결합해 그 세포의 아폽토시스를 유도한다. 이 수용체는 염증세포나 면역세포의 표면에 존재하고 있다. 장기간에 걸쳐 강한 염증반응이나 면역반응은 정상적인 세포도 손상시킨다. 그러니까 너무 계속해서 살아 있지 않게 어디선가 브레이크를 걸어 줄 필요가 있다. 그 때문에 이러한 수용체들이 준비되어 있고, 필요하지 않은 면역세포는 죽어 가는 것이다. 세포에 자살을 촉구하는 단백질이 있다고 하면 좀 놀랍지 않은가?

알아, 카르타게너 증후군

세포는 각각의 종류에 따라 다양한 모양을 하고 있다. 또 세포에 따라서는 가만히 정지된 것뿐 아니라 돌아다니는 것도 있다. 형태를 유지하거나, 운동하거나, 이물질을 탐식하기 위해서는 세포골격이라고 하는 일군의 단백질이 필요하다. 이 세포골격은 그 외에도 세포 내에서 물질의 수송이나, 세포분열에도 중요한 기능을 한다. 좀 전문적인 용어로 이야기하자면 이야기가 되지만 세포골격은 크게 「액틴(actin : 가는 근육 잔섬유), 인터미디에이트 필라멘트(intermediate filament : 중간 섬유), 마이크로튜블(microtubule : 미소관)」으로 나눌 수 있다. 세포골격 중 미소관의 기능 이상으로 일어나는 유전성 질환의 하나로 「카르타게너 증후군」이라는 것이 있다. 일본인에게는 별로 볼 수 없는

병이지만, 「병인」과 「증상」의 논리라는 것을 알리기에 좋은 예이므로 조금 설명해 보자.

편모와 섬모

편모와 섬모, 이처럼 명칭이 비슷한 용어들이 있다. 둘 다 세포에서 나온 털과 같은 것으로 기본적인 구조는 비슷하지만, 길이와 수가 다르고 편모는 길고 세포당 한 개부터 몇 개인 데 비해 섬모는 짧고 많이 나 있다. 그리고 편모도 섬모도 그 '모' 안에는 미소관 다발이 존재하고 있고 그 줄 모양은 9+2 구조라고 불리고 있다. 거기에 「모터단백질」이라고 불리는 단백질이 붙어있어 섬모와 편모를 움직이는 것이다.

「스피로헤타」라는 이름을 들어본 적이 있는지? 세균의 일종으로 예를 들어, 매독은 「트레포네마팔리둠」이라고 하는 스피로헤타에 의해서 발생한다. 스피로헤타라는 것은 나선상의 모양을 하고 있고 회전하면서 와인의 코르크를 돌려 빼는 오프너처럼 진행한다.

앞서 말한 공생 진화설의 린 마굴리스는 스피로헤타가 공생하는 것에 의해서 진핵생물인 편모의 기원이 되었다는 설도 주창했다. 그러나 이 설은 진핵생물인 편모에는 미토콘드리아와 같이 독자적인 DNA가 없는 것, 스피로헤타에는 9+2 구조가 없는 것 등에서 미토콘

드리아의 공생진화와 달리 거의 부정되고 있다. '왜 편모와 섬모 이야기를 한 거냐?'는 읽다 보면 알게 될 것이다.

증후군

|

병이 새롭게 발견되어 기술되었을 경우 그것을 기술한 사람의 이름을 붙이는 것이 행해져 왔다. 알로이스 알츠하이머 박사가 처음 발견한 알츠하이머병처럼 말이다. 일본말로는 가와사키병이라는 가와사키 도미사쿠 선생의 이름을 딴 소아 심질환 등이 있다. 옛날 하버드대 졸업들은 병을 발견하고 자신의 이름 붙이는 것이 꿈이었다고 한다.

물론 새로 발견한 병에는 이름을 붙이지 않으면 어떤 병을 말하는지 구분이 어려워서 새로운 이름을 붙이게 되지만, 이런 경우는 당연히 병의 특성과는 전혀 관계없이 붙여지는 것이다. 많은 것을 외어야 하는 의학도에게는 참 힘든 일이다.

가까운 주변에 의학도가 있다면 방대한 병명, 그것도 맥락 없이 붙여진 명칭까지도 다 외워야 하므로 꼭 위로해주기를……

증후군에도 '발견자'의 이름이 많이 붙어 있다. 증후군이라는 것은 몇 가지 증상을 맞춘 병태를 말하지만 조금 그 개념을 설명해 보자. 원인을 특정할 수 있다면 비록 증상이 다양하더라도 그 원인을 이름으로 해서 OO병이라고 해도 상관없을 것이다. 그렇지만 옛날에는

병의 원인을 모르는 것이 많았기 때문에 여러 가지 증상을 나타내는 병은 OO 증후군이라고 이름 붙여졌다.

그리고 그냥 OO 증후군이라고 계속 불리는 것이 많이 있다. 다음으로 설명하는 카르타게너 증후군과 성염색체 이상인 터너 증후군, 클라인펠터 증후군 등이 그에 해당한다.

당뇨병은 증상이 다양하고 원인도 여러 가지로 분류할 수 있지만, 소변에 당(포도당)이 나온다는 증상만으로 당뇨병이라고 불린다. 당뇨 증후군이라고 해도 상관없고, 그게 오히려 정확한 것 같은데 당뇨병이라고 한다. 이런 것은 역사적 경위가 얽혀 있으므로 꽤 복잡하다.

메타볼릭 증후군처럼 비교적 최근에 고안된 증후군도 있다. 내장지방형 비만이 있고, 고혈당, 고혈압, 지질 이상증 중 2개 이상을 가진 경우라는 정의는, 예방을 환기하기 쉽다고 하는 장점이 있다. 그렇지만 병이라는 관점에서는 너무 애매한 것 같은 느낌이 드는 바이다.

범인과 피해자가 오랜 시간 동안 함께 있음에 따라 피해자가 범인에게 관대해지는 스톡홀름 증후군처럼, 의학뿐만이 아니라 사회적인 문제에 대해 「증후군」이라고 명명되는 경우도 가끔 있다.

카르타게너 증후군

|

그런데 카르타게너 증후군이라는 것은 꽤 희귀한 유전성 질환이다.

증상으로는 우선 기관지 확장증과 만성 부비강염(축농증)이 있다. 두 증상은 조금 비슷해서 두 증상이 모두 있어도 이상한 느낌은 들지 않는다. 그러나 이 병의 대표적인 증상 중 하나로 내장역위증이 있다. 보통 내장은 심장이 왼쪽이고, 간이 오른쪽에 위치하지만, 그것이 거꾸로 위치해 있는 것이다. 모든 환자가 거꾸로 된 것은 아니고 약 절반의 환자들이 거꾸로 되어 있다. 그 외에도 남성 환자는 불임이 된다. 뭐랄까 굉장히 다양한 증상을 보인다.

그러나 이런 증상은 단 한 가지 원인에 의해 일어나는 것을 알게 되었다. 그 열쇠가 되는 것이 섬모와 편모 운동이다. 기도와 부비강을 따라 들어온 작은 먼지나 세균은, 상피세포의 표면에 있는 섬모의 움직임에 의해 밖으로 배출된다. 그러나 섬모의 움직임이 잘 안되면 세균 등이 효율적으로 배출되지 않게 된다. 그 결과 세균감염이 반복되어 기관지 확장증이나 만성 부비강염이 생기기 쉬워진다. 또 편모도 잘 움직이지 않기 때문에 정자 운동도 나빠져 남성 불임이 된다.

편모나 섬모의 움직임이 나쁜 것이 원인이므로 카르타게너 증후군은 일명 「섬모 부동 증후군」이라고도 불린다.

단지 섬모가 움직이지 않는 것은 아니고 많이 있는 섬모가 동일하게 움직이지 않고 제멋대로 움직여서 일어나므로 이 명칭은 반드시 올바른 것은 아니다. 의학이라든가 과학 등은 엄밀성을 존중하는 선생이 너무 많아서 좀 시시비비가 많다.

좌와 우

|

내장역위증이 왜 섬모의 움직임과 관계가 있는지 이상하게 생각할지도 모르겠지만 물론 있다. 우리 몸에는 3개의 축이 있다. 전후축(두미축), 배복축, 그리고 좌우축이다. 좌우축이 어떻게 만들어지는지는 오랫동안 알지 못했지만, 일본에서 두 개의 연구가 큰 공헌을 했다. 하나는 이화학 연구소 하마다와 히로시 선생의 연구이다. 하마다 선생은 발생 초기 과정에서 몸의 왼쪽에서만 발현되는 유전자를 발견하고 lefty(왼손잡이)라고 이름을 붙였다.

또 하나는 도쿄대학교 의과대학 히로카와 노부타카 선생의 연구로 키네신이라는 모터단백질의 기능을 인위적으로 결핍시킨 실험용 생쥐에서는 좌우의 축이 발생하지 않는 것을 발견하였다. 즉, 키네신이 정상적으로 기능해서 섬모 운동이 잘 되어야 좌우가 발생한다. 처음에는 좌우를 결정하는 물질이 섬모 운동을 통해 한쪽으로 치우치기 위해 좌우축이 생긴다고 생각했는데 아무래도 그렇게 단순하지는 않은 것 같다.

카르타게너 증후군은 미소관에 달라붙어 기능하는 모터단백질 유전자의 이상으로 발병하는 것을 알게 되었다. 그 이상으로 인해 섬모나 편모가 잘 움직이지 않게 되고 앞서 쓴 것 같은 여러 내장역위증 혹은, 카르타게너 증후군이 일어나는 것이다.

이렇게 보면 카르타게너 증후군처럼 처음 들어본 병이라도 조금의

지식이 있으면 그 몇 가지 증상을 논리적으로 이해할 수 있다. 일본어의 「병인(病因)」에는 근본적인 원인인 'etiology'와 어떻게 하면 병이 발생하겠는가의 'pathogenesis(발병학)'가 있음을 서장에서 쓴 것을 기억하고 있는지? 카르타게너 증후군의 경우는 근본적인 원인은 모터단백질의 이상이며, pathogenesis는 섬모의 운동 이상과 그로 인해서 일어나는 여러 가지 증상으로 짧게 정리할 수 있다.

그중에는 병인을 이해하기 어려운 병도 있지만 대부분 병은 이 정도의 이치로 대략 이해가 가능하다. 전문 용어가 많이 나오므로 어려울 거라고 생각할지도 모르지만, 그것은 결코 논리적인 어려움은 아니다. 그냥 조금 지식이 없어서일 뿐이다. 의학이나 생물학에서 사용되는 논리 대부분은 초등학교 고학년의 똑똑한 학생이면 이해할 수 있는 정도의 것이 대부분이다. 뭐 알고 보면 별것 아니다.

자신이나 주위 사람들이 병에 걸려서 의사와 상담을 할 때 의학지식이 부족하므로 전혀 알아듣지 못할 것으로 미리 생각하지 말고, 이 책에서 깨달은 바대로 의학에서 사용되는 논리는 단순하고 별것 없으니까 괜찮을 거라고 생각하면서 의사와 상담하기를 추천한다.

가장 좋은 것은 우선 자기가 이해하고, 그 이해한 내용을 의사 선생님께 전하고 그것이 올바른지를 확인하는 것이다. 그러면 의사 선생님도, '오! 상당히 지식이 많구나!'하고 당신을 보는 눈이 변할 것이다. 단지 너무 집요하게 물으면 싫어할지도 모르기 때문에 주의를!

세포에 쌓이는 여러 가지 물질

전혀 유해하지 않은 물질부터 해로운 물질까지 전부 세포에 축적될 수 있다. 그것들에는 세포 안에서 만들어져 방출할 수 없게 된 것도 있고, 세포 밖에서 세포 안으로 들어온 것도 있다. 또한, 세포 밖으로부터 들어온 물질에는 천연물도 있고 인공적인 물질도 있다. 여기서는 그 몇 가지 물질에 관해 설명하겠다.

먼저 가역적 변화의 예로 든 지방간은 간세포에 지방이 축적된 상태이다. 고급 식재료인 푸아그라는 거위나 오리에게 먹이를 많이 먹여 지방을 축적시킨 간이다. 그러면 기름지고 누런 간이 된다. 억지로 먹이를 주는 행위를 학대라고 해서 여러 나라에서 푸아그라 만들기는 금지되어 있지만, 최대의 푸아그라 생산국인 프랑스에서는 문

화라는 이유로 인정되고 있다. 역시 프랑스는 음식문화의 나라라는 생각이 든다.

생리적인 물질의 축적

|

세포 내 축적으로 가장 흔히 발생하는 것은 콜레스테롤이 혈관 벽에 축적되는 동맥경화이다. 동맥경화는 전문적으로는 「죽상경화」라고 불린다. 이건 '죽'이란 글자가 나타내듯이 혈관 내강에 죽처럼 무른 플라크라고 불리는 덩어리가 생긴 상태를 말한다. 그 결과 혈관에 협착 등이 일어나게 된다. 그 플라크의 정체는 콜레스테롤과 콜레스테롤에서 유래한 콜레스테롤 에스테르를 탐식하여 세포 내에 축적해 놓고 있는 마크로파지나 혈관 평활근 세포의 덩어리이다.

철도 세포 안에 쌓일 수 있다. 우리 몸의 세포에는 철을 흡수하는 메커니즘이 갖춰져 있지만, 적극적으로 배출하는 메커니즘은 없다. 그래서 여분의 철은 세포 안에 축적된다. 다행히 세포 안에 철이 좀 쌓여도 그다지 나쁜 영향은 없다.

멜라닌이라는 색소는 피부에 있는 색소세포(멜라노사이트)에서 만들어진다. 그리고 멜라노좀이라는 작은 주머니(소포)에 저장된다. 그 멜라노좀이 털이나 피부 상피세포에 얼마나 많이 들어 있나에 따라 털의 색이나 피부의 색이 정해진다. 멜라닌은 자외선을 차단하고 피부

세포를 자외선으로부터 보호하는 역할을 한다.

그러니까 백인에게 피부암의 빈도가 높은 것은 자외선으로부터 피부를 보호하는 멜라닌의 양이 적기 때문이다.

이물질의 축적

몇 번인가 나왔던 마크로파지(탐식구)라는 세포는 수명이 매우 긴 세포이다. 작은 이물질은 우선 그 마크로파지에게 잡아 먹힌다. 마크로파지 안에서 분해되는 때도 있지만 안 될 때는 그대로 남아 있게 된다. 따라서 그런 물질은 상당이 긴 기간 마크로파지 안에 머문 채로 있게 된다.

문신은 그런 성질을 이용한 것이다. 알다시피 문신은 여러 가지 색소를 바늘로 찔러 투입한다. 그 색소는 피부의 결합조직에 존재하는 마크로파지에 탐식 되어 평생 그 자리에 머문다. 젊었을 때 했었던 문신을 지우려는 사람들도 많다. 그런 경우 색소의 종류에 따라서는 레이저로 분해할 수도 있지만, 완전히 지우는 것은 어려울 것 같다. 그 밖에 담배를 피우는 사람, 특히 골초들의 폐가 검어지는 것도 탄분이 마크로파지에 탐식 되어 축적되기 때문이다.

노화와 죽음에서는 도망칠 수 없다

누구나 언젠가 죽듯이 노화도 결코 피할 수 없다. 말하자면 생리적인 프로세스이다. 초파리나 선충 등은 동일한 유전자를 가진 개체로 같은 사육조건으로 키우면, 비슷한 수명을 나타내기 때문에 수명이 제대로 프로그램화되어 있다고 생각하는 것이 좋을지도 모르겠다.

그러나 인간을 포함한 포유류는 개체차가 크기 때문에 엄밀한 의미에서 프로그램이라고 말하기는 약간 어렵다. 같은 나이의 사람이어도 매우 늙어 보이는 사람이있고 굉장히 젊어 보이는 사람이 있다. 예전부터 불로불사는 인간의 꿈으로 계속 남아있지만, 노화도 죽음도 결코 피할 수 없다. 그럼 노화되는 메커니즘에는 어떤 것이 있을까?

조로증으로부터 얻는 교훈

엄청난 속도로 노화가 진행되는 유전 질환인 조로증이 있다. 때때로 조로증 환자에 대한 TV 프로그램이 방송되므로 TV에서 본 조로증 환자의 얼굴이 떠오를 수도 있겠다. 몇 종류의 조로증이 알려졌고 각각의 원인이 되는 유전자도 밝혀져 있다. 지금까지는 DNA 복제에 관여하는 유전자와 DNA 손상의 수복에 관여하는 유전자 등이 조로증의 원인 유전자로 보고되고 있다.

어떤 유전자에 이상이 있을 경우 조로증이 된다는 것은 역설적으로 그 유전자가 노화를 막는 기능을 하고 있다는 것이 된다. 그러니까 DNA 복제, 즉 세포의 복제나 DNA 손상이 노화에 영향을 미친다는 말이 된다. 이처럼 조로증은 매우 희귀한 질환이지만 그 원인 유전자의 연구는 노화의 메커니즘 해명에 중요한 단서를 제공하고 있다.

조로증에 한정되지 않고 여러 가지 유전 질환으로부터 중요한 생물학적 테마가 규명될 수 있다. 예를 들면, 일본인에게는 거의 없지만 사라세미아(지중해 빈혈)라고 하는 병이 있다. 이 병은 헤모글로빈의 단백질 성분인 글로빈을 만들 수 없으므로 빈혈이 되는 유전 질환이다. 그 환자의 유전자를 조사함으로써 정상적인 유전자의 기능에 대해서 실제로 많은 것을 알게 되었다.

중증의 유전 질환을 생각해 보면 신이 가혹한 일을 하고 있는 것 같다는 생각을 하게 된다. 정말 안쓰러운 병도 있다. 그러나 그러한

환자가 공여해 준 샘플로 새로운 사실들을 알게 되고, 또한 이것이 의료의 발전으로 이어져 수많은 사람의 치료에 도움이 되는 일도 있다. 이런 일은 의학을 공부하면서 결코 잊어서는 안 되는 고마운 일이다.

텔로미어와 텔로머라제

1960년대 헤이플릭이라는 이색적인 연구자가 재미있는 현상을 발견했다. 배양 접시에 붙어서 증식하는 세포는 그 배양 접시에 꽉 차게 증식하면 나누어서 다른 배양 접시로 옮겨 세포를 다시 깔아서 배양할 필요가 있다. 헤이플릭은 정상 인간의 세포를 배양하면 50~60회밖에 계대배양을 할 수 없다는 것을 발견했다. 이것이 세포 수준에서 시행된 노화 연구의 시작이다. 당시에는 이 한계가 왜 일어나는지 몰랐지만, 지금은 텔로미어가 관련되어 있다고 생각하고 있다.

세포가 분열해서 세포 숫자가 증가할 때에는 DNA의 복제가 필요하다. 인간의 DNA는 46개의 염색체에 존재하고 있지만, 각각의 염색체가 세포분열 전에 복제될 필요가 있다.

텔로미어라고 불리는 염색체의 끝부분만은 나머지 염색체와는 다른 방식으로 복제된다. 그 복제에 필요한 효소가 텔로머라제이다.

또 용어의 이야기가 나오는데, ~ase라는 것은 효소를 나타내는 접

미사로, 텔로미어(telomere)를 복제하는 효소라는 뜻으로 telomerase 이다. ~ase의 발음은, 독일어에서는 '아제', 영어로는 '에이즈'이다. 대부분의 용어는 영어에서 유래되었지만 읽는 방법만은 관용적으로 독일어로 되어있는 것이 많고, 일반적으로 「텔로머레이즈」가 아닌 「텔로머라제」라고 불린다.

2009년의 노벨 의학상은 텔로미어 연구자들이 받았다. 그중에서도 가장 선구적인 역할을 했던 엘리자베스 블랙번 박사는 '테트라히메나'라는 단세포생물 연구로 텔로미어에 관한 중요한 발견을 했다. 테트라히메나라는 생물은 조금 특이하게도 라이프 사이클과 함께 염색체가 점점 늘어가는 특성을 가지고 있다. 당연히 텔로미어도 점점 늘어간다. 이러한 생물을 사용하면 텔로미어와 텔로머라제의 연구를 하기 쉽다는 발상으로 관련 연구를 계속했다.

테트라히메나와 같은 생물의 특수한 성질을 이용한 연구가, 사람의 노화나 암의 연구에까지 진전했다는 것이 대단하다고 생각하지 않는가? 사실 테트라히메나는 또 하나의 노벨상을 받는 결과를 낳았다. 효소는 일반적으로 단백질이지만 DNA와 비슷한 핵산인 RNA에도 효소로 작용할 수 있는 것이 있다. 그 사실이 처음 발견된 것도 테트라히메나 덕분이다.

요즈음은 사실 임상적으로 적용이 되는 연구를 하자는 풍조가 강하지만, 도움이 될지 알 수 없는 테트라히메나를 사용한 연구가 대발견으로 연결되기도 한다.

줄기세포, 암세포 및 텔로머라제

우리 몸의 보통 세포는 텔로머라제 활성이 없다. 그래서 염색체의 끝 자리에 있는 텔로미어는 세포가 분열될 때마다 짧아진다. 그리고 분열이 여러 번 진행되어서 텔로미어가 어느 정도 이상 짧아지면, 더 이상 분열을 할 수 없게 된다. 이것이 헤이플릭 한계이다. 그러니까 이「텔로미어 단축」도, 세포 수준에서의 노화 요인 중 하나이다.

그러나 줄기세포라는 한 무리의 세포에는 텔로머라제 활성이 있다. 줄기세포라는 말은 20년 전까지는 전문가 아니고는 모를 것 같은 말이었지만, 재생의료의 발전과 함께 매스컴 등에서 자주 보는 용어가 되었다. 이것도 사전을 찾아보면「생체를 구성하는 세포의 생리적 증식, 분화 등의 과정에서 자기증식능력과 분화능력을 같이 가지고 있는 세포·혈구·점막상피·표피 등이 고갈되지 않는 것은 줄기세포의 존재에 의한다.」라고 나와 있다.

혈구(혈액세포)나 점막상피·표피의 세포는 수명이 짧으므로 계속 만들어질 필요가 있다.

표피세포의 수명은 3~4주이고 죽어서 떨어져 간다. 세포를 평생 계속 만들어 주는 것이 줄기세포이다. 줄기세포에는 조혈모세포나 상피, 털의 줄기세포와 같은 장기에 존재하는 줄기세포와 시험관 안에서 무한히 증식할 수 있는 다능(pluripotent)줄기세포가 있다. 다들 잘 알고 있는 iPS세포(유도만능줄기세포)와 ES세포(배아줄기세포)는

다능성줄기세포로 거의 모든 종류의 세포로 분화할 수 있다. 일본에서는 iPS세포만이 보도되는 경향이 강하지만, 세계적으로는 ES세포를 이용한 장기 줄기세포의 연구도 매우 활발하게 행해진다.

장기의 줄기세포는 분화된 세포를 죽을 때까지 계속 만들어야 한다. 또 다능성줄기세포는 무한 증식능력을 가지고 있다. 모든 줄기세포는 텔로머라제 활성을 가지고 있어서, 분열해도 텔로미어가 없어져 버리는 일은 없다. 이처럼 일반적으로 줄기세포는 텔로머라제 활성을 가지고 있다.

그러면 텔로머라제의 활성이 없는 세포에서 텔로머라제를 활성화하면 노화를 막을 수 있어서 참 멋진 이야기라고 한다면, 그렇게 단순한 이야기는 아니다. 그것은 무한히 증식하는 세포, 암세포를 생각해보면 알 수 있다. 암세포라고 해도 텔로미어 단축이 일어나면 점점 세포분열을 할 수 없게 되어서 세포 숫자가 증식할 수 없게 된다. 그리고 제3장에서 자세히 말씀드리겠지만, 암세포에서는 종종 텔로머라제가 활성화되어 있는데 그것이 무한 증식의 필수이다. 즉, 텔로머라제의 활성화는 발암의 한 요인이다. 그것을 거꾸로 생각하여 텔로머라제 활성을 억제하는 전략에 의하여 암 치료에 적용할 수 있는 것이 아닐까 하는 생각도 든다.

선충이나 효모에서의 교훈

|

테트라히메나는 연구의 재료로써 일반적인 것은 아니다. 의학연구에 가장 많이 쓰이는 생물은 쥐, 즉 생쥐이다. 하지만 더 하등인 생물도 사용되고 있다. 생물에게는 포유류이건, 곤충이건 더욱더 하등인 생물도 있겠지만, 공통된 생명현상이 있기 때문이다. 먼저 언급한 텔로미어의 분자 기구 등 기본적인 부분은 효모나 테트라히메나와 같은 단세포 생물에게도 공통적으로 적용되는 것이다.

노화연구의 또 하나의 큰 흐름은 C. elegans(통상 「시·엘레간스」라고 불린다.) 선충이나 효모의 연구로부터 시작되었다. C.elegans 는 고작 1,000개 정도의 체세포밖에 갖고 있지 않으며 몸길이가 1밀리 정도의 작은 생물이다. 그러나 이 생물은 아폽토시스와 노화, 그리고 RNA 간섭이라 불리는 아주 중요한 생명현상 연구에 큰 역할을 해왔다. C. elegans의 연구에서 그 수명을 연장하는 돌연변이가 발견되고 있다. 수명에 관계되는 유전자는 크게 3종류로 나눌 수 있다. 첫 번째는 신체 활동의 리듬을 제어하는 시계 유전자이다. 두 번째는 먼저 말한 활성산소에 관계된 유전자이다. 그리고 세 번째는 신경이나 내분비에 관계되는 유전자이다. 그리고 그것들은 우리들의 노화도 관계가 있다고 생각되고 있다.

단세포 생물인 효모에도 수명이 있다. 그 연구 때문에 효모에서 사람까지 공통된 수명을 제어하는 메커니즘이 있는 것이 아닌가 하는

것을 생각하게 되었다. 그 실마리가 된 것은 Sir2(서트 투라고 읽는다)라는 이름의 유전자이다. 효모에서는 Sir2 유전자의 양이 줄어들면 수명이 짧아지며, 활성화되면 수명이 길어진다. 그리고 그 Sir2와 비슷한 유전자는 사람에게도 존재한다. 시르투인(Sirtuin)이라고 이름 붙여져 있고, 사람에서는 SIRT1부터 SIRT7까지 7종류가 알려졌다. 그리고 사람의 수명에도 이러한 시르투인이 크게 관여하고 있는 것은 아닐까 생각한다.

수명과 칼로리

실험용 생쥐 실험으로 증명된 수명을 연장하는 방법이 하나 있다. 바로 칼로리 제한인데, 그것도 통상의 70%로 매일 배고픔을 견디지 않으면 안 될 정도로 칼로리를 제한하는 것이다. 이 연구에 기초하여 섭취 칼로리와 수명의 관계를 알아보기 위해 붉은털원숭이를 이용한 실험이 행해졌다. 2009년에 위스콘신 대학의 그룹에서 칼로리 제한을 하면 수명이 길어진다는 논문이 발표되었다. 그로부터 3년 후 미국국립노화연구소에서는 칼로리를 제한하면 건강 상태는 개선되지만 수명은 늘어나지 않는다는 반대 결론의 논문이 나왔다.

같은 연구로 다른 결과가 나왔으니까. 입장이 곤란했을 것이다. 이 경우는 특히 20년 이상 걸렸던 장대한 실험이니 더욱 그렇다. 일단

서로 상반된 결과에 대하여 논의할 수 있는 기회가 있었는지 확실히는 모르지만 두 그룹이 서로 쌍방의 데이터를 상세하게 비교하고 새로운 논문을 발표했다.

그 논문에 의하면 두 연구 결과가 다른 것은 어떤 사료를 주었는지 등 서로 다른 실험 조건을 이용한 것 때문일 것이라고 기술되어 있다. 그렇긴 하다. 그 이외에는 생각하기 힘들다. 최종적인 결론으로는 칼로리 제한은 노화의 억제와 건강 상태 개선에는 유효하다는 것을 알았지만, 수명에 미치는 영향에 대해서는 확실한 결론이 나지 않았다는 것이다. 완전히 통제된 조건으로 실험했어도 이와 같은 불확실한 결과가 얻어졌다. 이 연구를 인간에게 적용하는 것은 너무도 어려워서 안타깝지만, 칼로리 제한과 수명의 관계는 미래에도 증명이 쉽지 않을 것이다. 뭐 배를 80% 정도 채우는 것이 건강에 좋다는 이야기는 예전부터 전해져 왔다. 지키기는 어려웠지만 말이다.

장수를 목표로 칼로리 제한을 실천하고 있는 사람이 있다는 소문을 들은 적이 있지만, 70%로 줄인다는 것은 꽤 어려운 일이다. 생각한 것처럼 먹지 않고 오래 살고 싶어 하는 사람이 있다면, 반대로 마음껏 먹고 빨리 죽어도 좋다는 사람도 있을 수 있겠다.

건강하게 살아가는 것이 최선임은 말할 것도 없지만, 무엇보다도 건강을 지키는 것이 중요하고, 친구인 미스터리 작가 쿠사카베 요우가 쓴 말로 목숨도 아깝지 않은 '수전노'라는 말이 있는데, 건강을 위해서 '수건노'가 되어버린다면 본말이 전도된 것 같다. 사람의 생각이

각각이라고 밖에 말할 수 없겠다.

또 칼로리 제한에 의한 장수와 시르투인(Sirtuin) 사이에 유의미한 관계가 있다고 생각하는 것은, 시르투인은 칼로리 제한을 하면 활성화된다는 사실이 알려졌기 때문이다. 그리고 실험용 생쥐에서 시르투인을 과발현시키면 수명이 연장된다는 실험 결과도 있다. 장차 어떤 약으로 시르투인을 활성화할 수 있다면 장수의 약이 될지도 모른다고 생각된다. 또한, 적포도주 등에 포함되어 있는 폴리페놀의 일종은 시르투인을 활성화시킨다고 한다. 적포도주를 적당히 마시는 사람은 수명이 길다고 하는 역학적인 결과는 그런 것과 관계가 있는 것인지도 모른다. 나는 적포도주를 적당히 마시고 참을 수 있는 사람은 자제심이 강할 것 같기 때문에 그것이 수명과 관계있는 것은 아닌가 하고 생각하지만……

안티에이징

여기에 간단하게 소개한 노화 관련 요인만으로도 DNA 손상, 활성산소, 텔로미어, 칼로리 섭취 등이 있다. 그 외에도 세포자연사(아폽토시스), 스트레스, 단백질 이상, 노화의 요인은 실로 다양하다. 그것들이 쌓여서 나타나는 현상이 노화의 본질이다. 노화 연구가 진행되면서 여러 가지 것들을 알게 되었지만 모든 요인을 다 차단한다는 것은

절대로 불가능하다. 암 부분에서 서술하겠지만 암을 다 안 걸리게 하고 없애버린다는 것이 불가능하다는 것과 같은 의미로 노화를 없앤다는 것도 불가능하다. 물론 어느 정도 진행을 막는 것은 가능한데, 그게 바로 우리가 알고 있는 「안티에이징」이다.

TV 광고에서도 자주 나오고, 클리닉도 많이 있고 '안티에이징'은 상당한 수요가 있는 것 같다. 안티에이징에 관련된 학회에 강연을 가면 미니스커트를 입은 언니가 외제 차를 팔아서 깜짝 놀란 적이 있다. 안티에이징으로 돈을 많이 버는 의사도 있는가 보다.

물론 활성산소를 줄이는 것은 노화 대책이라는 의미에서뿐만 아니라 건강을 위한 대책이라는 의미도 있겠다. 그러나 노화는 어떤 의미에서 생리적인 과정이기도 하다. 안티에이징을 그만두라고는 말 못하지만, 거금을 쓰고 있는 사람은 그것을 잠깐 멈추고 생각해 보는 것은 어떨지.

자랑할 것도 아니지만 필자는 모발이 별로 없다. 어느 정도 없냐면 고등학교 동창회에 가면 동창생들이 은사님으로 착각할 정도로 머리숱이 많이 없다. 젊었을 때는 신경 쓰고, 일본에서 인가받지 않은 발모제를 미국 유학 중인 후배로부터 받아서 사용한 적이 있었는데 확실히 효과가 있기는 있었다.

그런데 어느 날 문득 생각했다. 언제까지 이런 일을 계속할 것인가라고. 그리고 이렇게 계속해도 괜찮은 것일까 하는 생각이 들었다. 탈모를 어느 정도는 막을 수 있어도 점점 머리숱이 줄어드는 것

은 당연한 일이다. 주관적으로는 탈모가 줄어들었다고 해도 객관적으로 대머리는 꾸준히 진행되고 있는 것이다. 아무리 생각해도 머리숱에 신경 쓰는 일이 바보같이 느껴져서 관뒀다. 쿨하게 살기로 결심했고, 적어도 내 경우에는 나의 인생관에도 큰 영향을 끼칠 수 있는 일이었다.

발모제뿐만 아니라 안티에이징 전반에 비슷한 말을 할 수 있지 않을까란 생각이 든다. 일본은 '고령화' 사회가 아니라 이미 초고령 사회가 되어 있다. 노인이 건강하게 산다는 것은 물론 중요한 일이다. 하지만 안티에이징이 인기가 있는 사회라고 하는 것이 반드시 건강한 사회라고는 말할 수는 없다고 생각한다.

내가 아카세가와 겐페이씨는 아니지만 무리해서 저항하는 일 없이 '늙어가는 것'을 긍정적으로 생각해서, '오오 여기에도 노화가 왔네' 하면서 매일 새로운 발견을 하면서 능숙하게 늙어가는 것이 바람직한 일이 아닌가 생각한다.

뼛가루로 남는다

사람은 모두 죽고

오사카대학교 의과대학 선배인 故 요리후지 카즈히로 선생의 책 중에 '사람은 모두 죽고 뼛가루로 남는다 - 허무로부터 시작하는 인생론'이라는 책이 있다. 10년 이상 된 책이고, 지금은 절판되었다. 하지만 '적극적인 니힐리즘'이라고 할까?! 어떠한 일이 일어나도 '사람은 모두 죽고 뼛가루로 남는다'라고 소리내어 읽으면 화도 안 내고, 절망하지도 않는다는 등의 내용이었다. 물론 인간 모두 진실로 다 죽고, 죽고 나서 뼛가루로 변해버리는 것은 기정사실이기 때문에 가르침은 정말 좋은 의견이다. 하지만 '사람 모두가 뼛가루가 되지만'이라는 생각도 나쁘지 않은 것 같다.

좀 거창하지만 살아간다는 것은 어떤 것인지, 병리학 총론적으로

생각해 보고 싶다. 이 장을 읽고 굉장히 건강하게 살고 있는 것처럼 보여도 우리는, 우리의 장기는, 그리고 우리의 세포는, 항상 외부로부터 어떠한 공격을 받고 있다는 것을 알아주었으면 한다. 그리고 거기에 대응해 사람 모두 뼛가루로 남지만, 무엇이라도 정상적인 상태를 유지하려고 여러 가지 메커니즘을 구사해서 꾸려나가고 있다는 것이 '살아있다'는 것이다.

병이라는 것은 세포의 기능이 여러 가지 상해를 끊임없이 받게 되어 파탄 난 상태라고 말할 수 있다. 하지만 그런 상태가 되더라도 바로 죽는 것은 아니다. 병이 난 세포들은 정상과는 조금 다른 상태에서 좀 전문적인 단어가 되겠지만 「병태생리」적으로 새로운 평형 상태에서 살게 되는 것이다. 어떤 의미로 어르고 달래서……. 왠지 모르게 세포와 삶을 함께하는 느낌이 들지 않나?

정신은 '사람 모두가 죽어 뼛가루가 된다.' 달관하면서, 육체는 '사람 모두 죽어 뼛가루가 되기는 하지만'이라고 버텨나간다. '나는 그런 어른이 되고 싶다.'…… 벌써 회갑이지만…….

제 2 장

술술 원활하게 흘러가라 혈액

혈행 동태의 이상, 빈혈, 혈전증, 쇼크

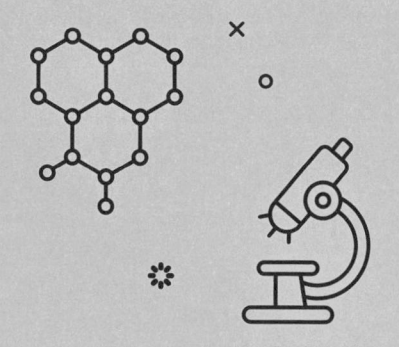

온몸 곳곳에 퍼져있는 혈관을 흐르는 혈액

부종

출혈

빈혈

지혈

혈전증과 색전증

경색

여러 가지 쇼크

온몸 곳곳에 퍼져있는 혈관을 흐르는 혈액

혈액이 무엇인지 모르는 사람은 아마 없을 것이다. 정확한 의미를 알기 위해 사전을 찾아보면 「동물 체내를 순환하는 체액의 일종. 척추동물에서는 혈구(적혈구·백혈구·혈소판) 및 혈장으로 이루어진다. 조직에 산소·영양을 공급하고, 이산화탄소 기타 대사 생성물을 운반한다.」라고 나와 있다. 과연 정확한 표현이다.

사람의 몸에서 혈액이 차지하는 양은 대략 체중의 13분의 1 정도이고, 사전의 정의에 의하면 세포 성분들과 혈장으로 구성되어 있다. 대부분의 세포 성분은 부피로 말하면 남자의 경우 40~50%, 여자의 경우 35~45%로 대부분 적혈구이다. 그리고 산소는 적혈구 속에 있는 헤모글로빈에 결합해서 운반된다.

혈액은 몸에 곳곳이 퍼져있는 혈관의 길이를 모두 연장하면 10만 킬로미터, 지구를 2바퀴 반 정도 돌 수 있는 길이가 되는 것으로 알려졌다. 그렇게 긴 혈관이 정말 있는지 의심도 되는데 대부분은 지름이 100분의 1밀리미터 정도로 적혈구가 겨우 지나다닐 정도의 굵기밖에 안 되는 모세혈관이다.

우리 몸의 3분의 1은 물로 이루어져 있다. 몸의 구석구석까지 수분을 골고루 미치게 하는 것도 혈액의 중요한 기능 중 하나이다. 그 균형이 깨지면 조직에 물이 고이고 「부종」이 생기거나, 바짝 말라버리면 「탈수」가 되기도 한다. 또 출혈 등으로 혈액이 상실되면 혈압이 떨어지고 쇼크 상태가 된다.

상처를 입으면, 작은 상처의 경우 자연스럽게 피가 멈춘다. 그러기 위해서는 혈액의 세포 성분인 혈소판과 혈액의 비세포 성분인 혈장 속에 존재하는 응고인자로 불리는 일군의 단백질이 작용하여 혈전이 만들어져야 피가 멈춘다. 즉 지혈이 되는 것이다. 이 현상은 작은 상처의 경우 일상적으로 볼 수 있는 일이라 지극히 당연한 일이라고 생각된다.

그러나 반대로 다시 생각해보면 만일 상처가 안 났을 때도 혈관 속에 혈전이 생긴다면 곤란할 것이다. 반대로 상처가 나서 지혈되어야 할 때 혈전이 잘 생기지 않아도 큰일이다. 그러니까 혈액은 상처가 생기면 언제든지 혈전이 생겨야 하고 또한, 아무 일도 없을 때는 혈전이 생기지 않도록 하는 절묘한 균형 상태를 이루고 있다.

부종

「부종」이라는 것은 조직이나 체강에 수분이 괴어있는 상태이다. 일상적으로 경험할 수 있는 부종은 계속 서서 일한 후 또는, 계속 앉아 있으면 발이 붓는 현상이 있겠다. 오사카의 방언일지도 모르지만, 나의 할머니는 흔히 '다리가 떠 있네.'라고 말씀하셨었다. 사전에서 부종을 찾아보면 단순히 '수종과 같다.'라고 쓰여있다. 하지만 수종은 더 철벅 철벅 물이 괴어있는 느낌이 들고 의학적으로는 수종보다 부종이 훨씬 일반적이다. 그 수종은 「신체의 조직 사이 또는, 체강 내에 림프액, 장액이 다량으로 쌓인 상태. 피하조직에서는 피부 표면의 붓기로 인정된다. 수증. 부종. 수기.」라고 나와 있다.

부종을 이해하기 위한 기초 지식

「조직 또는, 체강」의 체강이라는 것은 폐와 심장이 들어 있는 흉강, 횡격막을 사이에 두고 위장과 간장이 들어 있는 복강 등을 말한다.

흉강에 물이 쌓이면「흉수」, 복강에 물이 쌓이면「복수」이다. 자, 부종이 생기는 메커니즘은 어떤 것인가?

심장에서 나간 동맥은 점점 가늘어져서 모세혈관이 되고, 다음에는 정맥이 된다. [그림 2] 말초조직에서는 혈관과 혈관 외 조직 사이로 물이 이동하여 드나들게 된다. 물리 법칙에 의한 현상으로 특별한 것은 아니고, 혈관과 조직 내의 압력 차이로 압력이 높은 곳에서 낮은 쪽으로 물이 이동한다.

혈관 내의 수압은 혈관 내부에서 혈관 밖으로 나가려는 압력으로 작용한다. 이것은「정수압」이라 불리며 동맥 측에서 모세혈관, 그리고 정맥쪽으로 갈수록 점점 압력이 낮아진다.

또 하나의 중요한 압력은「교질삼투압」이다. 의학 용어나 과학 용어는 메이지 시대의 선인들이 번역해서 지금까지 사용되어 오고 있는데 때때로 지금 잘 쓰지 않는 한자로 표기되어 있어서 어렵다. 교질은 콜로이드(Colloid)에 대한 번역어로, 단백질 같은 작은 입자가 물속에 분산되어있는 상태를 가리킨다.

모세혈관 및 그 전후에 있는 좁은 동맥 및 정맥 벽은 물을 통과시키지만, 단백질은 통과하지 못한다. 혈장 중에는 알부민이라는 단백질

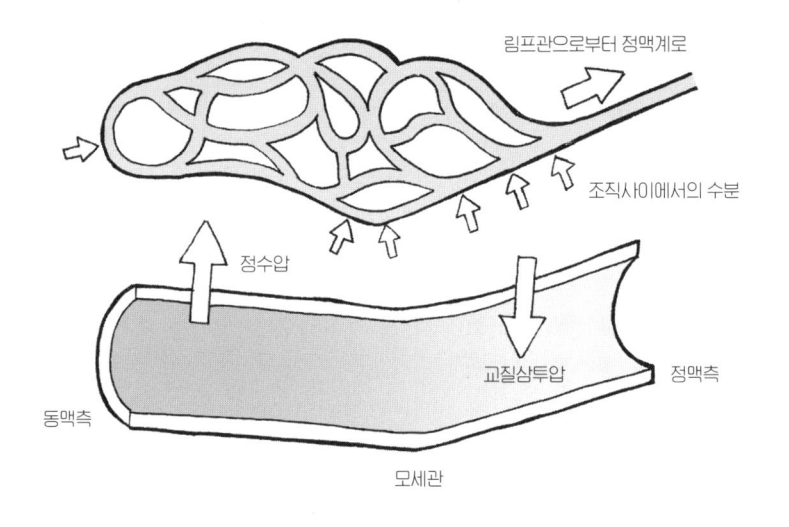

리프관으로부터 정맥계로

조직사이에서의 수분

정수압

교질삼투압

정맥측

동맥측

모세관

[그림 2] 조직의 수분 이동

모세혈관 근처의 동맥 측에서는 정수압이 교질삼투압보다 높아서 수분이 조직으로, 반대로 정맥 측에서는 교질삼투압이 정수압보다 높아서 수분이 혈관으로 이동한다. 조직에서는 수분이 조금 고이는 경향이지만 그 여분은 림프관을 경유하여 정맥계로 돌아간다.

이 대량으로 존재하지만, 조직액에는 알부민 단백질이 존재하지 않는다. 그래서 혈관 안팎의 단백질 농도가 달라지게 되고 그러한 단백질의 농도 차이가 압력차를 발생시키는데 이것을 교질삼투압이라고 한다.

단백질 농도가 높은 혈장과 단백질 농도가 낮은 조직액이 물만 통과시킬 수 있는 벽에 의해 나누어져 있는 상태이다. 그래서 물이 농도가 낮은 쪽에서 높은 쪽으로 이동하여 단백질의 농도는 평균화되어 간다. 그 압력이 교질삼투압이다. 모세혈관과 그 전후의 동맥과 정맥에서, 혈관 밖의 조직으로 물을 밀어내려는 정수압, 그리고 조직으로부터 혈관으로 물이 들어오려는 교질삼투압. 이 두 가지 균형에 의해서 수분이 어느 방향으로 움직일지가 결정된다.

정수압과 교질삼투압의 균형에서 보면 다소 조직에 물이 고이게 되는 경향이 있다. 그렇지 않으면 몸의 수분이 다 빠져 버린다. 하지만 조직에 물이 너무 많이 고이면 부종이 생기게 된다. 또 한 가지, 중요한 요소가 있는데 그것이 림프계이다. 조직에 고인 수분은 림프계가 퍼낸다. 림프관은 최종적으로는 정맥에 연결되어 있으므로 조직으로 스며 나온 여분의 수분은 림프계로부터 혈관으로 다시 돌아오게 되어있다.

이야기가 좀 길어졌지만, 이것으로 기초 지식에 만전을 기할 수 있게 된 것 같다. 그럼 어떤 경우에 부종이 생기는가? 여기에서도 원칙은 극히 간단하다. 여기까지 쓴 세 가지 중요한 요소인 '정수압, 교질

삼투압, 림프에 의한 배출' 이 세 가지 요인 중 어느 하나라도 잘못되면 조직에 수분이 고여 버린다.

어떤 병으로 인해 부종이 생기는 것일까?

우선은 정수압의 상승부터 설명하겠다. 정수압이 오르면 당연히 혈관에서 조직으로 나오는 물의 양이 많아지므로 부종이 생긴다. 예를 들면 정맥의 압력이 상승할 때이다. 여기에는 「전신성」과 「국소성」이 있다.

전신성 부종은 심부전, 즉 심장의 기능이 나빠진 상태이다. 그렇게 되면 대정맥에서 심장으로 혈액이 원활하게 되돌아가지 못하게 되고 몸 전체의 정맥 압력이 올라간다. 또 하나는, 국소성 부종으로 정맥에 혈전이 생겨서 혈액이 잘 흐르지 않게 되어 버린 상태이다. 혈전이란 말에 관해서는 나중에 자세히 설명하겠다.

다음은 혈장의 교질삼투압 저하이다. 교질삼투압이란, 앞서 말했듯이 혈장 중의 알부민이라는 단백질 농도에 의해서 결정된다. 알부민 양이 적어지게 되면, 교질삼투압이 떨어질 것이다. 그럼 어떤 상태가 되면 그렇게 될까? 여기도 단순하게 생각해보면 알 수 있다. 알부민이 잘 만들어지지 않는 상태 또는, 알부민이 없어져 버리는 상태이다. 알부민이 만들어지지 않는 상태는 간경화 같은 간의 질병과 영

양실조에 의해서 일어난다. 또한, 알부민이 줄어드는 경우는 신장 질환으로 오줌으로 알부민이 나가버리는 신장 증후군 같은 병의 경우이다.

또 신부전으로 소변이 배출되지 못해도 당연히 부종이 생긴다. 심장, 간, 신장, 각각의 병으로 부종이 일어나는 것이지만, 각각의 메커니즘이 다르다는 것을 독자들이 알게 되었을 거라고 생각한다. 원인은 진짜 단순하다.

또 하나의 원인으로 림프관이 만성적으로 막히면 부종이 나타난다. 전형적인 것은 필라리아 감염에 의한 것이다. 필라리아증(심장사상충)이라고 하면 개의 질병이라고 할지 모르지만, 인간에게도 감염되어 림프관과 임파선의 염증이 생기는 일이 있다. 결과적으로 림프관의 폐쇄와 파괴가 일어나고, 부종이 된다.

몸통과 다리가 연결되는 부분인 서혜부의 림프관이 막히면 하퇴의 부종과 음낭의 수종이 나타나게 된다. 음낭에 물이 차면 부종이라고는 하지 않고「음낭수종」이라고 한다. 왜일까? 봉투에 물이 차는 개념이라서 그런가? 아무튼 그 부분은 놔두고 사이고 다카모리(정치가(1827~1877))가 필라리아증에 의한 음낭수종이었던 것으로 알려졌다.

지금은 필라리아증에 좋은 치료약이 개발되어 있으므로 만성으로 가지 않게 치료할 수 있지만, 옛날 사진들을 보면 터무니없이 큰 음낭수종이 기록되어 있다. 얼마나 크게 기록되어 있는가 하면, 시가라

키의 너구리도(일본 고유의 너구리 인형) 놀랍게도 의자에 앉아서 음낭이 땅에 닿을 정도다. 사이고 다카모리의 음낭수종은 어느 정도였을지 궁금해진다.

수분이 고이기 쉬운 장소

병원에 가면 정강이 앞부분을 흔히 눌러 본다. 그것은 다리의 부종 여부를 확인하는 것이다. 이곳은 피부 바로 밑에 뼈가 있으므로 물이 쌓이면 금방 알 수 있다. 누른 후에 눌린 자국이 남게 되면 전문 용어로는 「압흔성 부종」이라고 한다. 그리고 눈 주변 조직도 결합조직이 느슨해서 수분이 쌓이면 알기 쉬운 곳 중 하나이다.

자신의 몸에 관해서 이상하게 생각할 때가 있다. 필자는 체중이 증가하지 않도록 10년 가까이 매일 체중을 재고 있다. 너무 많이 마시거나 너무 많이 먹고 체중이 불었다고 생각할 때가 있는 것은 어쩔 수 없지만 그러지도 않았는데, 1~2킬로의 체중 증가가 일주일 가까이 지속될 때가 있다.

예컨대 등산 등으로 몸을 움직이고 장시간에 걸쳐서 땀을 뺀 후 그리고 비행기를 장시간 탄 뒤 체중 증가가 있었다. 왜 그런지 모르겠다. 혹시 나만 「물집」 체질인지도 모르겠다. 여러 문헌을 찾아봐도 잘 알 수 없지만 아마 탈수 증상이 어느 정도 이상의 시간 동안 이어지

면 몸이 얼마간의 적응반응을 일으키는 것이 아닌가 짐작된다.

오래 계속하고 있는 다이어트 방법은 체중을 기록하는 것 뿐이지만, 다이어트 도착증이라 지금까지 각종 다이어트 방법을 시험해 왔다. 심지어 림프 마사지 다이어트도 했다. 확실히 약간은 체중이 줄어든다. 아마, 마사지함으로써 조직간 액체가 림프계로 밀려 들어가기 때문일 것 같다.

페이셜 에스테틱도 2번, 두 딸의 결혼식 전에 한 적이 있다. 확실히 얼굴이 작아 보이는 상태가 2일 정도 지속된다. 이것도 림프 마사지와 비슷한 것 같다. 그러나 이런 것이 다이어트냐고 물어보면 어떤가? 그저 단순히 림프에 물을 밀어 넣어 수분을 조금 빼고 있을 뿐이니까, 사우나에서 땀을 뺀 후 체중이 감소하는 것과 비슷한 것이다.

먼저 언급한 필라리아증 또는, 수술로 임파절을 제거한 후에 림프계가 폐쇄되어 림프 부종이 일어날 수 있다. 이런 경우는 폐쇄된 장소보다 말초, 즉 심장으로부터 먼 쪽에 부종이 생긴다.

유방암 수술에서 겨드랑이 림프절을 제거하고 림프계가 폐쇄된 경우, 팔에 부종이 생길 수 있는 것이 이 원리이다.

림프 부종을 없애기 위해서는 압박하기 위한 서포터가 사용된다. 그러면 조직에 고여 있던 액체가 림프관으로 가기 쉽게 된다. 또한, 림프 부종의 치료로 마사지도 행해진다. 인터넷 검색으로 많이 나오는 다이어트법으로써의 림프 마사지는 원리는 같을지 모르지만, 치료로서 림프 마사지와 구별해서 생각하는 편이 좋을 것 같다.

출혈

태어난 이후, 출혈을 경험해보지 않은 사람은 거의 없을 것이다. 설명이 필요 없겠지만, 확인을 위해서 사전을 찾아보면「혈액이 혈관 밖으로 유출되는 것」으로 나와 있다. 알기 쉽다. 출혈이라고 해도 몸 밖으로 나오는 것 말고도, 피하출혈이나 복강내출혈도 있다.

어느 정도 출혈이 되면 죽는 것일까?

이는 뜻밖에 어려운 문제이다. 천천히 출혈이 되는 경우와 급속히 출혈이 되는 경우가 다르기 때문이다. 물론 천천히 출혈이 되는 경우가

건디기 쉽다. 또한, 출혈이 되는 위치에 따라서도 다르다. 많은 양이 아니어도 호흡 등을 조절하는 뇌간부에 출혈이 일어나면, 즉사하는 경우도 있다. 교통사고 등으로 혈액이 급속히 체외로 빠져나가는 경우가 여기에 해당된다.

앞서 설명한 것과 같이 혈액의 양은 체중의 약 13분의 1이니까, 체중이 65킬로그램인 사람의 경우 5리터라는 것을 기억하면서 읽어 주길 바란다. 우리 몸은 항상성을 유지하도록 작동한다. 그러니까 적은 양의 출혈은 버틸 수 있다. 10~15% 정도면 실혈하더라도 특별히 큰 변화는 없다.

그것을 넘어, 출혈량이 15~30%가 되면 혈액량이 감소한 부분을 기능적으로 뭔가 보상하려 한다. 그래서 맥박이 빨라지게 된다. 양이 감소한 부분을 심장박동 횟수로 보강하려는 것이다. 또 하나는 말초혈관 수축이 일어난다. 이러한 작용으로 혈압을 어떻게든 유지하려고 한다.

이 정도 출혈이 되면 빠른 맥박과 말초혈관 수축 기능의 대가로 겨우 살아 있을 수 있다. 수혈까지 할 필요는 없지만 '혈관 내의 혈액량=순환되는 혈액량'의 등식을 유지하기 위해서, 링거액 등으로 수분을 보충할 필요가 있다.

더욱더 심하게 출혈이 되어 30~40%가 상실되면 혈압이 떨어지고 쇼크 상태에 빠져든다. 일상적으로는 쇼크 상태라고 하면 '갑자기 가해지는 강한 타격이나 충격', '예상하지 않았을 때 직면하는 심적 동요, 심리적 충격'의 의미로 사용되는 경우가 많지만, 의학에서 말하

는 쇼크는 조금 다르다. 사전에도 잘 나와 있는데 「급격한 말초 혈액 순환 부전 상태. 혈압 및 체온의 저하, 의식 장애 등을 초래, 중증의 경우, 뇌, 심장, 신장 등의 기능 장애를 일으키고 죽음에 이른다. 출혈·외상, 세균 독소의 작용 등이 원인」이라고 나와 있다. 여기서 설명하고 있는 출혈에 의한 쇼크는 「출혈성 쇼크」 또는, 「순환혈액량 감소성 쇼크」라고 불린다.

순환혈액량 감소성 쇼크를 일본어로 쓰면 정말 복잡하지만, 영어로는 담백하게 'hypovolemic shock'이다. hypo는 'hyper=과다'의 반대. volemic이라는 것은 vol-emia에서 vol은 볼륨, 양을 뜻하는 것이고 emia란 것은 혈액의 병을 의미하는 접미사이다. 예를 들면, 빈혈은 부정의 접두사 an에 emia가 붙어 'anemia'이다. -emic이라는 것은 -emia의 형용사형이니까, hypovolemic에서 혈액의 양이 너무 적다는 의미가 된다. 의학 영어 단어라는 것은 방대한 수가 있고, 라틴어나 그리스어가 어원인 경우도 많지만 이런 합성어가 제법 많이 있으므로 이해하고 공부하면 뜻밖에 쉽게 기억할 수 있다.

다시 본론으로 돌아가서, 30% 이상 출혈이 되면 혈압이 떨어질 뿐만 아니라 산소를 운반하는 적혈구 수도 줄어들기 때문에 조직에 산소 공급이 줄어들게 된다. 그 결과 제1장에서 말한 것 같은 저산소 상태가 되어 장기의 기능 장애가 생길 수도 있다. 그래서 이렇게 되면 단순한 링거액 등으로 수분 보충만이 필요한 것이 아니라 수혈을 할 필요가 생긴다.

사혈과 수혈

|

중세부터 근대까지 유럽과 미국에서는 여러 가지 병에 「사혈」, 즉 인위적으로 피를 빼는 치료법이 행해져 왔다. 의학의 성인 히포크라테스의 '병은 체액의 이상에 의해서 발생한다.'는 사고에 근거한 것인데 17세기에 혈액이 순환하는 것을 발견한 윌리엄 하베이 조차 사혈의 적극적인 신봉자였다.

제대로 된 치료법이 없던 시절이라고는 하지만 잘못된 치료법임에 틀림없다. 사혈 요법 탓에 여러 가지 도구가 개발되어 천천히 피를 뽑았지만, 원래 병에 걸린 사람에게 피를 빼니 대부분은 나쁜 영향을 주었을 것이다.

미국 초대 대통령 조지 워싱턴도 임종 시에 사혈 요법을 받았다. 목 감염 때문에 이뤄진 것이지만, 10시간 걸려서 4리터 가까이 피를 뽑았다. 시간을 두고 시행했더라도 상당한 양이다. 워싱턴은 키가 190센티미터 가까이 되었는데 적게 잡아도 총 혈액량의 절반은 사혈된 것이다. 직접 사인은 밝혀지지 않았지만 출혈성 쇼크로 사망했을 가능성이 높다.

사혈의 반대가 「수혈」이다. 의료에 본격적으로 수혈이 도입된 것은 20세기 초쯤이다. 그 당시의 수혈은 지금과는 전혀 달랐다. 수혈을 받는 사람의 정맥과 혈액을 제공하는 사람의 동맥을 수술로 연결(동정맥 접합이라고 함)하는 방법으로 행해졌다.

고도의 기술을 필요로 하는 수술이고, 간단한 일은 아니었다. 수혈의 역사는 전쟁과 크게 관련이 있다. 수혈의 수요가 급증한 것은 기관총 등 대량 살상 무기가 처음 사용된 제1차 세계 대전이다. 마침 그 무렵 지금과 같은 수혈이 가능하게 되었다. 그렇지만 혈액의 용기는 현재 사용되는 부드러운 플라스틱 백이 아니라 유리병이었다.

지혈을 설명할 때에 나왔던 것처럼 혈액이라는 것은 몸 밖에 나오면 굳어버리는데 이를 「응고」라고 한다. 그래서 옛날에는 혈액을 모아두고 사용하지 못했다. 그러나 마침 제1차 세계 대전이 시작될 무렵에 획기적인 발견이 있었다. 구연산나트륨이라는 단순한 물질을 첨가하면 혈액의 응고를 막을 수 있다는 것을 알게 된 것이다. 그 메커니즘에 관해서는 나중에 설명하겠다.

제2차 세계 대전 때 미국에서는 전쟁터로 대량의 혈액을 보내기 위한 헌혈 시스템이 마련되었고, 전쟁 후 의료에 이용되게 되었다. 이러한 이유로 전에는 수혈의 안전성에 대하여 그다지 주의를 기울이지 않았었고, 불필요한 수혈도 종종 이루어졌다.

여호와의 증인으로부터의 교훈

여호와의 증인은 기독교계 신흥 종교로 교리에서 수혈을 금지하는 것으로 유명하다.

예전에 긴키 지방의 한 공립병원 외과에 여호와의 증인 신자인 외과 의사 선생님이 계셔서 수혈하지 않고 수술을 받을 수 있다는 이유로 여호와의 증인 신자가 많이 찾아갔다는 이야기가 있었다. 오래전 이야기인데, 확실히 문예 춘추 잡지에 수기도 썼던 것으로 알고 있다.

미국에서는 과거 수십 년에 걸친 여호와의 증인 환자에게 「무수혈 의학」과 「Bloodless Medicine(직역하면 '무혈 의학')」이라는 프로그램이 수십 곳의 병원에서 행해져 왔다. 이는 여호와의 증인 신자인 의사에 의한 것이 아니라 인도적인 이유에 의한 것이었다.

여호와의 증인은 수술 전에 채혈해서 보관했다가 필요할 때 수혈하는 자기 혈액 수혈도 금지되어 있다. 일단 몸에서 나온 혈액은 안 된다는 것이다. 그러나 혈액투석처럼 몸에 이어진 기계를 통해서 저장하지 않고 혈액을 되돌리는 것은 괜찮다. 그래서 수술 때 폐쇄 회로를 환자의 혈관에 연결한 상태로 혈액을 보존해서 그대로 몸안으로 돌려보내는 방법을 썼다.

「회수식 자가 수혈」이라는 방법도 개발되었다. 수술 중에 출혈한 혈액을 흡입하고 생리적 식염수로 희석·세척한 후 원심 분리로 혈액 세포만을 회수한다.

수술에 있어서 나온 조직 조각 등을 마이크로 필터로 제거하고, 환자에게 다시 들여보내는 것이다. 이를 폐쇄 회로에서 행하는 것이다.

이런 의료 측면에서도 생각하면 일반적인 의학에서는 수혈이 너무 많이 행해지는 게 아닐까 생각된다. 어쩌면 되도록 수혈을 하지 말자

는 생각이 확대될 가능성도 있다. 먼저 설명했듯이 제2차 세계 대전 중에 별다른 근거도 없이 수혈이 사용된 것이나 빈혈 환자에게 수혈하면 기운이 좋아진다는 등의 이유로 지금까지는 필요 이상으로 많이 수혈이 행해지고 있었는지도 모른다.

현재는 의미 없는 사혈과 같은 비과학적인 일은 하지 않는다. 그러나 모두가 믿는 '의학 상식'이라는 것이 꼭 옳다고는 할 수 없다. 의학에만 국한된 것은 아니지만, 선입견 없이 사물을 바라본다는 것은 매우 중요한 일이다.

혈액도핑

종교상의 이유로 수혈받지 않은 사람도 있지만, 수혈하면 불법인 경우도 있다. 바로 운동선수들이 미리 뽑아 두었던 자신의 피를 경기 전에 투여해 경기력을 높이는 「혈액도핑」이다. 자신의 혈액을 채혈하여 보존해 두었다가 자신의 적혈구 수가 회복되면 보존해 두었던 자신의 혈액을 다시 수혈받는 도핑 방법이다. 혈액도핑에는 이와 같은 자기 혈액 수혈 외에 적혈구를 증가시키는 호르몬인 에리스로포이에틴이라는 약제를 사용하는 방법도 있다.

결국, 적혈구 수가 늘고 혈액의 산소 운반 능력이 향상되면, 운동 능력이 상승한다. 이는 마라톤 같은 장거리 경기 등에서 유용하다고

여겨지지만 뭐니 뭐니 해도 유명한 것은 사이클 경기에서 혈액도핑이다.

투르 드 프랑스에서 '전인미답의 7연패를 달성했었다.' 그러나 랜스 암스트롱은 도핑 소문이 끊이지 않았다. 그러나 본인은 완전히 부정하고 있었다. 암스트롱은 그 이전에 고환암 치료를 받고 있었는데 고환암의 표준적인 치료에는 블레오마이신이라는 항암제를 사용한다. 그러나 그 약은 폐섬유증이라는 부작용을 수반한다. 그 부작용이 생기면 사이클 선수로서의 생명은 끝이다.

암스트롱은 미국 전역의 전문가를 찾아가서, 블레오마이신을 사용하지 않는 치료법을 선택하고 완치된다. 그런 치료 경험에서 본인만큼 약제의 무서움을 알고 있는 사람은 없다. 나 같은 사람이 도핑 같은 것을 할 리가 없다고 강력히 주장했다. 그러나 새빨간 거짓말이었다.

암 환자한테 용기를 주던 암스트롱이었지만, 도핑을 한 것으로 고발되어 그 명성은 땅에 떨어졌다. 병을 극복하고 정상에 오른 자신의 스토리를 책으로 쓴 자서전은 감동을 자아내는 베스트셀러였지만 일본에서는 절판되었다. 물론 투르 드 프랑스 우승 기록도 박탈당했다.

암스트롱의 도핑을 그린 영화「챔피언 프로그램」에서는 자기 혈액 수혈이나 에리스로포이에틴의 주사가 생생하게 묘사되고 있다. 혈액 중 적혈구의 비율을「헤마토크릿」이라고 한다. 헤마토크릿의 값이 높으면 혈액도핑이 의심되는데, 그 불시 검사 통과를 위해서 고속으로

대량의 수액을 주사함으로써 적혈구의 비율을 낮추는 장면도 있었다.

그러나 한편 원래 적혈구 수가 많은 혈통의 집안도 있었다. 잘 알려진 예는 동계 올림픽에서 3개의 금메달을 따낸 핀란드의 크로스컨트리 스키 선수인 맨 티랑타이다. 이 사람은 적혈구 수가 정상인보다 많아 혈액도핑으로 의심을 받은 적이 있지만 결백했다.

맨 티랑타의 유전자를 조사한 결과 에리스로포이에틴의 수용체에 돌연변이가 있어서 에리스로포이에틴의 신호가 강했다. 즉, 적혈구가 많이 만들어지는 진성 적혈구 증가증이라는 '병'이었던 것으로 밝혀졌다. 그래서 자연스러운 혈액도핑과 같은 상태가 된 것이다. 좀 불공평한 느낌이지만 이는 타고난 체질이니까 도핑은 아니다.

도핑은 선수에게 불공평을 초래할 뿐 아니라 생명을 위협하기도 한다. 혈액도핑에서 적혈구의 양이 많아지면 점도가 높아지고 혈전이 생기게 된다. 거기다, 심한 운동을 하므로 탈수 상태까지 되고 상대적으로 적혈구량은 높아져 점도가 더욱 상승하면서 매우 위험한 상태가 된다.

옛 동독 등에서는 국가적으로 도핑이 행해진 것으로 알려졌다. 직접적인 증거는 아니지만, 1980년대에 나온 여자 육상 세계 기록이 아직도 깨지지 않은 것이 확실한 증거라고 생각한다. 안티-도핑 운동이 일어나고 있지만 아직 도핑은 없어지지 않는다.

성장 호르몬도 도핑의 단골 약재이다. 축구의 슈퍼스타인 메시 선수는 어린 시절 성장 호르몬 분비 부전에 의해 키가 아주 작은 저신

장 환자였다. 유명한 이야기기인데 FC 바르셀로나가 치료비를 부담하면서, 성장 호르몬 치료가 행해졌다. 만약 그 치료가 아니었다면 키가 너무 작아서 아마 축구 선수로서 대성하지 못했을 것이다. 이는 저신장을 치료하기 위한 목적이었지 운동 능력을 직접 향상시키기 위해서 행해진 것이 아니고, 현시점에서 성장 호르몬을 투여하지 않았으므로 도핑으로 보지 않는다.

현재로서는 그런 약은 없지만, 미래에 만약 어릴 때 투여하면 근육과 골격이 우람하게 될 약제가 개발되면 어떻게 될까? 나중에 스포츠에서 대성하기 위해 자녀의 허락 없이 부모가 함부로 투여했다면 도핑이 되는 걸까? 메시의 사례가 도핑이 아니라고 보면 선 긋기는 뜻밖에 힘들 것 같다.

언젠가는 유전자 도핑이 시행될 것 아니냐고까지 우려되고 있다.

현재 그러한 유전자는 밝혀지지 않았지만, 운동 능력을 향상시키는 유전자가 발견되면 그것을 인위적으로 도입하는 것은 이론적으로는 가능하다. 최근에는 게놈 편집이라는 신기술, 그것도 비교적 간편하고 안전한 기술이 개발되고 있어 완전 SF 같은 이야기라고는 할 수 없게 되었다.

만약 그런 일이 행해지면 검사를 해도 맨 티랑타와 같이 원래 그런 체질이라고 판단할 수밖에 없게 된다. 그런 일은 일어나지 않기를 바라고 있지만 끊이지 않는 도핑 보도를 보면 어쩌면 일어날지도 모른다고 생각하게 된다.

빈혈

흔한 병이지만 빈혈에 관해서도 조금 설명하겠다. 일반적으로 「빈혈」이란 단어는 흔히 두 가지 경우에 사용하는 듯하다. 어지러워서 오랫동안 계속 서 있으면 넘어지거나 했을 때 빈혈 때문이라고 하는 경우가 흔히 있다. 이는 일반적으로 저혈압에 의한 것이고, 의학적으로는 엄밀한 의미에서의 빈혈은 아니다. 사전에는 빈혈 항목에 두 가지 설명이 있는데, 그 하나인 「어느 장기 또는, 그 일부에 혈류가 감소한 상태. 뇌 빈혈 등. 국소성 빈혈」로 위에서 기술한 의미의 빈혈을 가리킨다.

올바른 의학 용어로서의 빈혈은 사전에 의하면 「혈액 중의 적혈구 수와 혈색소 농도, 헤마토크릿 수치가 정상보다 감소한 상태의 총칭」

이라고 나와 있다. '혈색소'는 친숙한 표현이지만 헤모글로빈의 번역이다. 더 일반적으로 말하면 혈색소 농도, 즉 헤모글로빈 농도가 낮아지는 것이 빈혈이다. 그 결과 산소 운반 능력이 감소해서 심계항진, 숨가쁨. 피로감이 발생한다.

빈혈은 병명이라기보다는 병세를 가리키는 말로 여러 종류의 빈혈이 있다.

후천적 용혈성 빈혈

여러 번 말한 것 같은데, 의학의 논리는 매우 간단하다. 빈혈이라는 것은 적혈구 수가 줄어든 상태이다. 빈혈의 원인은 '적혈구가 충분히 형성되지 않거나, 지나치게 없어져서' 발생한다. 출혈하면 적혈구가 손실되어 빈혈이 된다. 또 적혈구의 수명은 대략 4개월로, 이 이상 오래되면 비장에서 파괴되는데 어떤 원인으로 적혈구가 정상적인 수명보다 일찍 깨져도 빈혈이 된다.

적혈구가 파괴되는 것을 「용혈」이라고 하니 그 같은 빈혈은 용혈성 빈혈이라고 한다. 영어로는 'hemolysis'이다. hem은 혈액을 나타내는 접두사로 헤모글로빈이나 헤마토크릿에 사용되고 있다. lysis는 해당(解糖) 부분에서 나왔다. '녹이다., 용해되다.'라는 뜻이다.

용혈성 빈혈은 크게 세 가지 원인으로 일어나는 데 '물리적 힘에 의

한 것, 자가 면역에 의한 것, 그리고 유전에 의한 것'이 있다. 가장 이해하기 쉬운 것은 물리적 힘에 의한 용혈성 빈혈일 것이다. 마라톤 선수가 장거리를 달리면 발바닥의 모세혈관에 있는 적혈구가 어느 정도 깨진다. 물론 이를 막기 위해서는 쿠션이 좋은 마라톤화를 신었으면 좋겠다.

1964년 도쿄 올림픽 마라톤 경기에서 우승한 에티오피아의 아베베 선수는 맨발로 뛰었으니 엄청난 용혈이 일어나고 있을지도 모르겠다. 이외에도 악기인 봉고를 오래 두드리면 손바닥의 모세혈관에 있는 적혈구가 압박되고 깨질 수 있다.

또 어떤 질병에서는 모세혈관과 같이 가는 혈관에 작은 혈전이 무수히 생겨난다. 이러면 가는 부분을 적혈구가 잘 빠져나갈 수 없게 되어 용혈이 발생한다. 이 질병에는「미세혈관병성 용혈성 빈혈」이라는 복잡하고 멋있는 이름이 붙어 있다.

면역이라는 것은 자기(自己)와 비자기(非自己)를 인식하고 비자기를 때려눕히는 기능이다. 정상 면역 메커니즘 중에는 비자기의 물질에 결합하는 항체라는 단백질이 있다. 정상인 경우는 자기 몸에 원래 있던 물질에는 반응하지 않지만, 어떤 원인으로 자신의 세포나 조직에 결합하는 항체, 자가 항체가 만들어지는 일이 있다.

적혈구에 대해 자가 항체가 생기는 일도 있어 그렇게 되면 그 자가 항체가 결합한 적혈구는 비장에서 파괴되기 쉽다. 이런 원인으로 발생하는 빈혈을「면역성 용혈성 빈혈」이라고 한다.

유전성 용혈성 빈혈과 말라리아

|

유전성, 즉 유전자 돌연변이에 의해서 발병하는 용혈성 빈혈도 있다.

원래 혈구의 형태는 가운데가 오목한 원반 모양을 하고 있다. 이런 형태가 되려면 세포막을 지지하는 단백질 등 여러 가지 단백질의 기능이 필요하다. 이러한 단백질의 유전자의 돌연변이로 인하여 원반이 아닌 구형이 되는 병이 있는데 「유전성 구상적혈구증」이라고 한다. 구상적혈구 원반 모양인 정상적인 적혈구에 비해서 변형성이 떨어지고 수명이 다 되기 전에 비장에서 파괴되어 빈혈이 발생한다. 헤모글로빈은 글로빈이라는 단백질과 철을 가운데에 가지고 있는 헴이라는 물질이 결합한 헴 단백질의 단위로 구성되어 있고, 그 단위가 네 개 모아진 것이다. 더 자세히 말하면 α 글로빈과 헴으로 구성된다. α 서브 유닛(subunit)이 둘. β 글로빈과 헴으로 된 β 서브 유닛(subunit)이 둘. 총 네 개 붙은 것이 헤모글로빈이다. [그림 3]

글로빈 유전자에 이상이 있는 질환이 알려졌다. 그 하나는 지중해 빈혈이라는 병으로 α 글로빈, β 글로빈이 잘 만들어지지 않아서 용혈이 생긴다. 또 하나는 겸상(낫 모양) 적혈구 빈혈이라고 불리는 병인데 정상적이 아닌 β 글로빈이 생기기 때문에 벼를 베는 낫 같은 형태의 적혈구가 만들어지는데 이런 모양의 적혈구는 용혈되기 쉽다. 지중해 빈혈도 겸상 적혈구 빈혈도 아마 들은 적이 없을 것이다. 이 두 병은 지중해 연안과 아프리카, 아시아의 말라리아 감염 지역 및 그

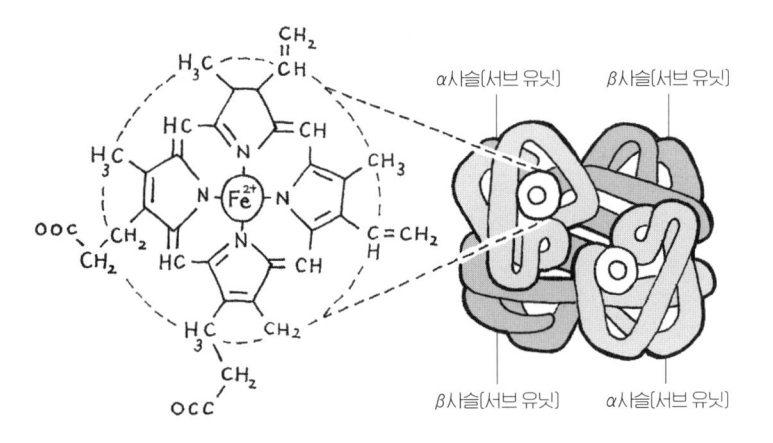

[그림 3] 헤모글로빈의 구조

헤모글로빈은 α 서브 유닛과 β 서브 유닛이 두 개씩 구성되는 사량체이다. 각각의 서브 유닛은 글로빈 단백질과 헴 분자가 결합하여 있다. 헴의 중심에는 철이 있다.

지역 출신의 사람에서만 발생하는 병이다. 왜 이런 신기한 일이 있다고 생각하는지?

사실은 두 유전자의 이상이 있는 지역과 말라리아 감염 지역이 겹치고 있어, 이들 유전자 이상을 가지고 있는 사람은 말라리아에 감염되기 어렵다고 생각되고 있다. 멘델의 유전 법칙을 생각해 보자. 아, 그 전에 염색체 이야기를 해보자. 사람의 세포핵에는 46개의 염색체가 있다. 44개가 상염색체로 1번 염색체에서 22번 염색체까지 각각 2개씩 있다. 나머지 2개가 성염색체로 남자는 X와 Y가 하나씩, 여자는 X가 2개이다. [그림 4]

유전 방식에는 열성유전과 우성유전이 있다.

병의 유전에도 적용되지만 두 개의 유전자 중 한쪽 이상이 있어서 발병하는 것이 우성으로 유전되는 병, 양쪽에 이상이 있어야 비로소 발병하는 것이 열성으로 유전되는 병이다. 글로빈은 상염색체 위에 있는 유전자로 세포에 한 쌍 있다. 지중해 빈혈도 겸상 적혈구 빈혈도 열성유전으로「상염색체 열성유전」질환이다.

그래서 지중해 빈혈도 겸상 적혈구 빈혈도 비정상 유전자가 양쪽 염색체에 있어야 병에 걸린다. 그러나 어느 한쪽에만 이상 유전자가 있으면 증세는 나타나지 않으나 말라리아에 잘 감염되지 않아 생존에 유리하여 살아남은 것 같다.

그래서 말라리아에 대한 방어 기구로 이런 유전자 이상이 퇴출당하지 않고 남아 왔다는 것이다. 다른 측면으로 생각하면, 이런 병들

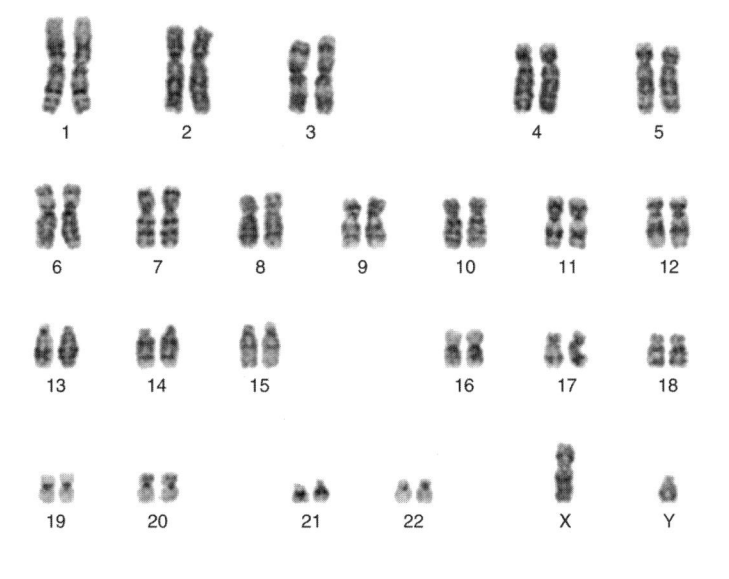

[그림 4] 사람의 염색체

사람의 염색체는 46개의 염식체가 있다. 22개의 염색체가 쌍이고, 성염색체가 두 개로 합해서 46개이다. 크기 순으로 1번에서 22번까지 있다. 또한 성염색체는 남성에서는 X염색체와 Y염색체, 여성에서는 X염색체가 두 개 있다.

은 많은 사람을 말라리아로부터 지키기 위해서 존재한다고 해도 과언이 아니다.

피타고라스와 누에콩 그리고 용혈성 빈혈

또 한 가지, 지구에서 가장 빈도가 높은 유전성 질환으로 알려진 것은 용혈성 빈혈을 일으키는 병으로 G6PD(포도당 6 인산 탈수소 효소)라는 효소의 유전자 이상으로 발생하는 병이다. G6PD는 X염색체에 있는 유전자이므로 남자는 한 개, 여성에게는 두 개가 있다. 이는 X염색체에 위치하여 있고 열성으로 유전되는 질환이므로 성에 따라 유전된다는 의미에서 반성 열성유전이라고 한다. 이 경우 여성은 X염색체가 두 개 있어서 한쪽에 이상이 있어도 발병하지 않지만, 남성은 한 개밖에 없으므로 그 한 개에 이상이 있으면 꼭 발병한다. 그래서 유병인구는 압도적으로 남자가 많다.

G6PD 결핍증은 일반적인 상태에서는 용혈성 빈혈이 일어나지 않지만, 말라리아 치료약인 프리마퀸을 투여하거나, 누에콩을 먹거나 하면 발생한다. 이는 프리마퀸이나 누에콩이 활성산소를 증가시키기 때문이다. 제1장에서 말했듯이 활성산소는 세포에 손상을 주므로, 그것을 상쇄하기 위한 분자 메커니즘이 갖추어져 있다.

그 중화 메커니즘에는 G6PD가 필요하다. 그래서 G6PD가 결핍되

면 그 분자 메커니즘이 제대로 기능을 못 하여 활성산소가 늘고 적혈구가 파괴된다.

피타고라스의 정리로 유명한 피타고라스는 점성술, 마법 등을 믿는 이단적인 교단을 이끌고 있었고, 그 교단에서는 누에콩을 먹는 것이 금지됐다. 예로부터 누에콩 모양이 태아와 비슷해서 먹는 것이 금지된 거로 알려져 왔지만, 그것만은 아니라는 설도 주창되고 있다. 피타고라스는 에게해 출신으로 자신이 G6PD 결핍증으로 누에콩을 먹고 용혈성 빈혈이 발생한 적이 있어서 교단의 모두에게 누에콩을 먹지 않도록 명한 것 아니냐는 설이다. 이것이 사실인지는 모르지만 가능한 이야기이다.

서론이 길어졌지만, G6PD 결핍증이 많은 지역과 말라리아 감염 지역과 일치하므로 그 유전자 이상이 말라리아에 대해 방어적 작용을 하는 것으로 보인다. 조금 앞서 언급한 지중해 빈혈, 겸상 적혈구 빈혈의 유전자 이상이 어떻게 말라리아에 감염에 저항하고 있는지는 잘 알려지지 않지만, G6PD 결핍증의 경우는 잘 알려져 있다.

말라리아 원충에 감염된 세포에서는 활성산소가 생성된다. G6PD 결핍증에서는 그 활성산소가 충분히 상쇄되지 않아 적혈구뿐만 아니라, 말라리아 원충도 활성산소에 의해서 죽는 것이다. 우연히 발생한 G6PD 유전자의 이상이 말라리아 감염에서는 유리했기 때문에, 긴 세월을 두고 말라리아 감염 지역에서 살아남았다고 생각한다. 이렇게 보면 진화는 참 대단하다.

철결핍성 빈혈

|

다음은 적혈구가 잘 만들어지지 않기 때문에 생기는 빈혈에 관해서 알아보자. 빈혈 중에서 압도적으로 많은 것은 철결핍성 빈혈, 철분이 부족해서 비롯된 빈혈이다.

헤모글로빈의 구성 요소로 산소에 결합하는 헴 분자에는 철이 포함되어 있으므로, 철의 양이 부족하면 충분히 헤모글로빈이 만들어지지 못하는 것은 당연하고 그 때문에 빈혈이 된다.

그럼 어떤 때에 철분이 부족할까? 이 부분은 아이들도 이해할 수 있는 논리니까 조금 생각하고 보자. 답은 철이 몸 밖으로 상실되어 버리는 경우, 섭취가 부족할 경우, 제대로 섭취해도 잘 흡수할 수 없는 경우이다. 또한 철의 필요량이 많아져서 충분한 양을 섭취하는데도 부족하게 되는 일도 있다. 전부는 아니더라도 몇몇은 금방 생각났으리라 생각된다. 물론 이들이 다 같이 원인으로 작용해서 빈혈이 되기도 한다.

우선 철이 체외로 빠져나가서 부족할 경우이다. 만성적으로 출혈하면 철이 부족하게 되어 빈혈이 된다. 위궤양이나 대장암 및 위암 같은 소화기계의 악성종양에서 출혈하는 경우가 이에 해당한다. 또 하나 잊어서는 안 되는 것은 생리 즉, 의학 용어로 「월경」이다. 생식 연령의 여성은 월경에 의해 철이 부족하게 된다. 그것이 여성에게 빈혈이 많은 이유다.

철의 섭취가 부족한 경우의 대부분은 철분이 있는 음식을 충분히 섭취하지 않는 경우이다. 철분이 많은 음식이라 하면 붉은 생선과 고기, 간이 대표적이다. 이들에는 헴이 포함되어 있으므로, 헴으로써 흡수된다. 이외에도 헴이 아니라 비 헴철로서 채소나 해조, 콩류에도 철은 포함되어 있지만 헴철이 헴보다는 흡수되기 쉬운 것으로 알려졌다.

철분이라고 하면 녹미채(톳)라 할 정도로 녹미채는 철분을 많이 함유한 식품의 대표였다. 그러나 지금은 과거의 영광에 불과하다. 2015년 「일본 식품 표준 성분표」에서, 함량이 개정 전의 10% 정도로 줄었다. 놀랐다.

건조 녹미채는 모자반의 일종인 톳을 가마솥에 삶아 떫은맛을 제거한 후 건조한 것이다. 옛날에는 가마솥을 사용했으므로, 녹미채를 익힐 때, 가마에서 나온 철분이 녹미채로 흡수되었다. 그런데 요즘은 스테인리스 솥을 쓰면서 그런 일이 없어진 것이다. 녹미채 자체에 철이 많은 것이 아니고, 제조과정에서 철이 배어들고 있었을 뿐이었다. 어쩐지 지위가 전락한 것 같아 녹미채가 좀 안 됐다.

철분을 포함한 음식을 입에서 충분히 섭취하더라도 제대로 흡수되지 않으면 헤모글로빈을 만들 재료에 사용되지 못한다. 철은 주로 십이지장에서 흡수되지만, 위산이 없어지면 흡수가 잘 안 된다.

그래서 위를 절제하면 철의 흡수가 나빠진다. 그리고 차에 포함되어있는 탄닌(타닌)은 철과 결합하여 흡수를 방해하는 것으로 알려졌다. 그러나 보통 차를 마시는 정도로는 괜찮으니까 안심해도 된다.

또 한 가지, 중요한 것은 철의 필요량이 증가하는 상태이다. 대표적인 것은 임신이다. 태아의 성장에 필요할 뿐 아니라 태반 순환 때문에 혈액의 절대량이 증가하는 것도 원인이다. 일본 산모의 30~40%가 빈혈이라고 하며, 심한 빈혈은 태아의 발육 부전을 초래할 수밖에 없어 주의가 필요하다. 그리고 성장기 어린이라도 필요량이 증가하므로 철이 부족할 수 있다.

다른 질환이 없이 균형이 잘 잡힌 식사를 한다면 괜찮을 것이지만, 특히 젊은 여성과 같이 다이어트를 하는 사람은 쉽게 철결핍성 빈혈이 발생한다. 철결핍성 빈혈은 대개 철분제제를 섭취하면 개선되므로 너무 걱정할 필요는 없지만, 다이어트를 해도 균형 있는 식사가 반드시 필요하다.

비타민 부족에 의한 빈혈

탄수화물, 단백질, 지방의 3대 영양소 이외 생물의 생존에 필요한 유기화합물(탄소를 포함한 물질)을 「비타민」이라고 한다. 그중 비타민 B12와 엽산의 결핍이 빈혈을 일으킨다.

두 비타민은 DNA의 합성에 필요하기 때문에 결핍되게 되면 적혈구의 합성이 잘 이루어지지 않는다.

적혈구는 핵이 없는 세포이다. 적혈구가 되기 직전에 탈핵이라는

메커니즘에 의하여 핵이 방출되는데, 그 이전 적혈구계의 미분화세포는 핵을 가지고 있다. 그 단계의 세포를 「적아구」라고 한다. 엽산결핍, 비타민 B12 결핍이 되면 큰 적아구가 생기는데 이를 「거대적아구성 빈혈」이라고 한다.

엽산이 부족해서 생기는 빈혈은 말 그대로 엽산결핍성 빈혈이라고 하는데, 비타민 B12 결핍에 의한 빈혈은 「악성 빈혈」이라는 무서운 이름이 붙어 있다. 빈혈의 성질은 이 두 가지가 매우 흡사하지만, 비타민 B12 결핍 때문에 생기는 악성 빈혈은 빈혈뿐 아니라, 지각장애나 의식장애, 치매 등을 수반한다. 그리고 옛날에는 이 빈혈이 되면 거의 100% 죽는 무서운 병이어서 악성 빈혈이란 이름이 붙은 것이다. 그에 반해 엽산결핍성 빈혈은 신경 증상을 동반하지 않는다. 각각, 엽산이나 비타민 B12를 보급함으로써 치료할 수 있다.

비타민 B12는 그대로 흡수되는 것이 아니고 위에서 분비되는 내인자로 불리는 물질과 결합하여 장에서 흡수된다. 그래서 섭취 부족뿐 아니라 내인자가 부족해도 비타민 B12가 잘 흡수되지 않게 되어 악성 빈혈을 일으킨다. 위에서 내인자를 만드는 세포나 내인자 자체에 대한 자가 항체가 생기면 걸리기도 한다.

또, 위를 절제하면 내인자를 만드는 세포가 없어지고 악성 빈혈이 된다. 그래서 위의 전체 적출을 행한 뒤에는 비타민 B12 투여가 필요하다.

빈혈 연구와 노벨상

|

상당히 오래전이지만 1934년 위플, 마이놋, 머피라는 3명의 혈액학자가 「빈혈에 대한 간 요법에 관한 발견」으로 노벨상을 받았다. 좀 재미있는 에피소드인데, 빈혈 이야기의 복습 삼아 소개한다.

위플은 정기적인 사혈을 행해 만성 빈혈이 된 개를 이용하여 어떤 식사가 빈혈 개선에 효과가 있는지를 조사하고 있었다. 그 결과 간이 가장 유효하다는 것을 발견했다. 여기까지 읽었다면 무엇이 일어났는지 알 수 있을 거라고 생각한다. 사혈로 생긴 철결핍성 빈혈이 철을 많이 포함한 간을 먹고 치료되었다는 이야기다. 하지만 그 당시에는 아직 철결핍이 빈혈을 초래하는 것도 몰랐던 때이다.

역시 이것만으로는 노벨상은 받지 못했다. 이 연구에서 힌트를 얻어 마이놋은 머피와 함께 악성 빈혈 환자 42명에게 덜 구워진 간, 2분의 1파운드(약 240그램)를 먹였다. 그 결과 42명의 환자 중 11명은 사망했지만, 31명은 치유되었다.

거의 100%가 죽음에 이르는 악성 빈혈이었기 때문에 획기적인 치료법이 개발되었다고 말하게 되었다.

이것으로 노벨상을 받았지만 메커니즘도 아무것도 해명된 것은 아니었다. 그러나 단순하지만, 치명적인 질병의 획기적인 치료법을 발견했으니까 당연한 일인지도 모른다. 이에 관한 이야기를 좀 더 해보자.

정상인은 따로 덜 구워진 간을 안 먹어도 악성 빈혈에는 안 걸린다. 그 점에서 캐슬이란 혈액학자는 악성 빈혈 환자는 소화 과정에 어떤 이상이 있지 않을까란 생각을 했다. 우선 캐슬은 악성 빈혈 환자에게 덜 구운 햄버거 200그램을 먹여 보았지만 개선되지 않았다.

다음은 건강한 사람에게 보통의 햄버거를 먹이고 1시간 후에 위 내용물을 꺼내어, 악성 빈혈 환자에게 주었다. 말하자면 햄버거 토사물을 환자에게 준 것이다. 우와! 너무 심하다!라고 생각할지 모르지만 물론, 먹인 게 아니라 위 튜브를 통해서 준 것이다. 그렇게 해보니 증세가 개선되었다. 예상이 멋지게 맞았다.

건강한 사람의 위분비액을 투여한 것만으로는 반응이 없었으므로 위분비액이 햄버거 안에 있는 어떤 인자와 작용하리라 생각하여 연구한 결과 위분비액과 햄버거의 고기 속에 들어 있는 인자들을 발견하였다. 그 인자들을 각각 「내인자(內因子)」, 「외인자(外因子)」라고 이름 붙였다. 내인자라고 하는 조금 이상한 이름은 이 일에서 유래되었다. 외인자는 후속 연구로 비타민 B12인 것을 알게 되었다.

비타민 B12 구조는 나중에 영국 여성 화학자 도로시 호지킨에 의해서 규명되었다. 호지킨은 비타민 B12와 페니실린의 구조 해석으로 노벨상을 받았다. 참고로 철의 여인 마가렛 대처는 옥스퍼드 대학의 학생 시절 호지킨의 학생이었다. 일본과 달리 외국은 이과 출신으로 정상에 오른 정치인이 제법 많이 있다.

지혈

지혈이라고 하면 일반적으로는 문자 그대로 피를 멈추게 하는 것으로 사전에도 「출혈을 멈추는 것이다.」로 나와 있다. 「피멈춤」도 있다. 여기서 이야기하려는 내용은 '피는 어떻게 멈추나?'이다. 혈관이 터져서 출혈하면 멈추기 위한 메커니즘이 작동한다. 혈액세포의 일종인 혈소판과 혈장에 있는 응고인자가 활약한다.

혈소판 기능

보통 세포는 핵을 가지고 있다. 그러나 적혈구와 혈소판이라는 두 종

류의 세포는 핵이 없다. 이는 포유류의 이야기이다. 조류나 파충류에서는 적혈구에도 핵이 있다.

또 혈소판이라는 세포도 포유류에서는 핵이 없다. 그러나 조류, 파충류 등에서는 지혈전을 만드는 세포라는 뜻으로 「전구」라는 핵을 가진 훌륭한 세포가 있다. 진화의 과정에서 왜 포유류만이 핵 없는 적혈구와 혈소판을 가지게 되었는지는 잘 알려지지 않았다.

적혈구는 세포 분화의 마지막 단계에서 「탈핵」이라는 메커니즘에 의하여 핵이 없어진다. 그러나 혈소판의 경우 거핵구라고 하는 세포질의 일부가 떨어져 나온 단편 조각이 혈소판이다. 1개의 세포에는 한 쌍의 염색체가 보통인데, 거핵구는 그 이름이 말하는 것처럼 거대한 핵이 있고, 성숙에 따라서, 많게는 32개의 염색체를 갖게 된다. 그 거핵구 1개에서 수천의 혈소판이 생긴다고 알려졌다. 혈소판의 크기는 보통 세포(대략 지름이 10마이크로미터)보다 훨씬 작고, 지름이 2~4마이크로미터밖에 안 된다.

혈관이 손상되면 우선 혈소판이 서로 달라붙어 응집하고 지혈전이라는 덩어리를 만든다. 이것이 지혈의 첫 단계라고 하면 단순한 것처럼 들리지만, 혈소판은 핵이 없어도 대단한 세포이다. 이것만으로도 상당히 복잡한 프로세스다.

혈관 안쪽은 혈관내피세포라는 한 층의 세포로 뒤덮여 있다. 나중에 자세히 설명하겠지만, 혈관내피세포는 항혈전 작용을 하고 있기 때문에 혈소판이 점착하고 응집되지 않게 되어 있다. 그런데 내피세포가

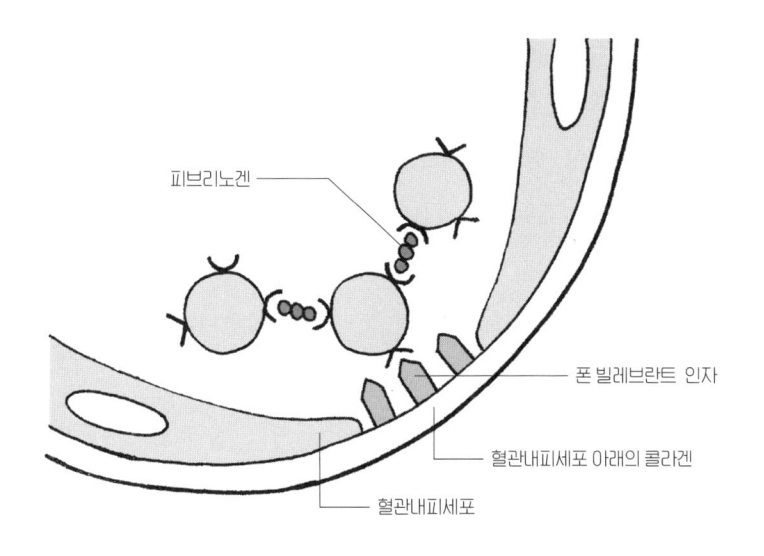

피브리노겐

폰 빌레브란트 인자

혈관내피세포 아래의 콜라겐

혈관내피세포

[그림 5] 혈소판의 응집

혈관내피세포가 손상을 받으면 혈소판은 폰 빌레브란트 인자를 통하여 혈관내피세포 아래에 위치한 콜라겐과 결합한다. 그리고 혈소판들은 그 표면에 있는 당단백질 Gp II b-III a가 피브리노겐과 손잡은 것 같은 형태로 점점 더 응집해 간다.

손상되면 그 바깥에 있는 콜라겐 등의 단백질에 혈소판이 점착한다.

이때 콜라겐과 혈소판의 사이에 「폰 빌레브란트 인자」라는 단백질이 접착제와 같은 기능을 하여 혈소판이 혈관벽에 달라붙게 한다. 혈소판이 한 개씩 달라붙는 것만으로는 혈소판 응집이 일어나지 않는다. 그러나 만약 혈소판 집단이 많이 달라붙는다면 혈소판의 응집으로 불리는 현상이 초래된다. [그림 5]

혈소판의 집단 결합에는 혈소판 표면에 존재하는 GpⅡb-Ⅲa(지피투비 지피투 쓰리에이로 읽는다.)라는 당단백질이 중요하다. 그 당단백질은 혈장 중의 피브리노겐이라는 물질과 결합한다. 그래서 그림과 같이 피브리노겐을 매개로 해서, 혈소판이 점점 응집한다.

선천적으로 그 당단백질을 합성하지 못하는 병이 있다. 그 병은 「혈소판무력증」이라고 하는 데 힘이 부족해!라고 하는 혈소판의 탄식이 들리는 듯한 좀 불쌍한 병명이다.

혈소판은 단순히 접착, 응집할 뿐 아니라 그 과정에서 활성화된다. 또다시 사전을 찾아보면 활성화라는 것은 「침체됐던 기능이 활발하게 일하게 되는 것.」이라고 나와 있다. 혈소판의 기능은 침체됐던 것은 아니지만, 아무 작용도 하지 않던 상태에서 여러 가지 기능을 발휘되게 된다. 예를 들어, 혈소판의 안에 축적되어 있던 칼슘 이온이 방출된다. 그 외에도 혈소판 응집을 촉진하는 물질인 트롬복산 A2가 합성되기도 한다.

혈전이 덩어리를 만들어 일단 지혈전을 만들기까지를 일차 지혈

이라고 한다. 하지만 이 지혈전이 그리 탄탄한 것은 아니므로 혈액의 흐름에 저항하여 뭉쳐져서 완전히 지혈하기는 어렵다. 거기에서 응고인자라는 물질이 작용하여 혈전을 더욱더 공고히 해준다.

응고인자의 작용

|

응고인자라고 하더라도 한 가지 물질이 아니다. 로마 숫자로 제 I 인자부터 XIII 인자까지 이름 붙여져 있다. 다만, 제VI 인자는 결번이어서 총 12개이다. 제 IV 인자는 응고에 필요한 칼슘 이온이지만 나머지 11개는 단백질이다.

이들 단백질은 혈장 중에 존재한다. 그리고 필요할 때에만 활성화된다. 예를 들면, 활성화된 제 VIII 인자가 제 X 인자를 활성화하고 그 활성화된 제 X 인자가 제 II 인자를 활성화하는 것처럼. 마지막에는 활성화된 제 II 인자, 다른 이름으로 트롬빈, 피브리노겐(제 I 인자)을 피브린으로 분해한다. 그리고 최종적으로 혈소판의 표면에서 피브린이라는 단백질이 서로 많이 연결되어(중합이라고 한다.) 폴리머가 된다. 그리고 피브린폴리머가 활성화된 제 XIII 인자에 의해서 연결되어 공고하고 안정된 혈전이 만들어진다. 이 과정을 이차 지혈이라고 한다.

이처럼 응고계는 몇 단으로 이어진 폭포, 즉 영어로 말하면 fall이아니라 cascade, 캐스케이드(계단식 폭포)처럼 각각의 응고인자가 연

쇄적으로 활성화된다. 차례대로 활성화되면 기억하기 좋겠지만 안타깝게도, 발견된 순서대로 명명되고 있어서 복잡하다. 의대생 등은 국가시험을 위해서 이런 것도 외우지 않으면 안 돼서 힘들다.

제 X 인자로부터 피브린에 이르는 캐스케이드에는 칼슘 이온이 필요하다. 수혈 부분에서, 구연산나트륨을 넣으면 응고를 방해할 수 있다고 쓴 것을 기억해 보자. 구연산나트륨의 첨가가 혈액응고를 막을 수 있는 메커니즘은 구연산나트륨이 칼슘과 결합하여 불용성염을 만들어서 혈액응고 반응에 칼슘이 작용하지 못하게 하기 때문이다.

피브린, 트롬빈보다 가장 유명한 응고인자는 제 VIII 인자일지도 모른다. 제 VIII 인자가 유전적으로 결핍해서 쉽게 출혈되는 것이 「혈우병」이다. 러시아 최후의 황제인 니콜라이 2세의 아들인 알렉세이는 혈우병을 앓았으며, 그 치료 때문에 만난 것이 괴승 라스푸틴이었다. 치료라고 해도 제 VIII 인자를 투여하는 방법이 없어서 주술 정도였다. 출혈을 막을 수는 없었겠지만, 그것에 의해 통증은 줄여줬을지도 모른다. 이를 계기로 로마노프 왕가에 발을 들인 라스푸틴은 러시아 제국의 붕괴에 이바지했다고 한다.

또 프로트롬빈, 제 VII 인자 등의 응고인자 생성에는 비타민 K가 필요하다. 성인의 경우 음식 섭취 및 장내 세균에 의한 생산으로 충분하지만, 신생아의 경우 모유에 비타민 K가 적거나, 비타민 K를 생성하는 장내 세균이 부족하면 결핍될 수 있다. 그렇게 되면 응고인자가 부족해서 출혈이 쉽게 된다. 아기에게 비타민 K를 투여하는 것은 그

런 것을 예방하기 위함이다.

몇 년 전에 유사 요법(대체의학의 일종) 치료법을 신봉하는 산파가, 비타민 K 대신 레메디로 불리는 사탕을 아기에게 주어 경막하혈종으로 숨진 사건이 있었다. 올바른 의학 지식이 있으면 막을 수 있었던 사건인 만큼 슬픈 사건이다. 혈관 내에 혈전이 생기면 혈류가 저해된다. 그래서 지혈이 완료된 후에는 그것을 제거하는 메커니즘이 갖추어져 있다.

그것이 「섬유소용해」이다. 섬유소라는 것은 피브린의 번역으로 피브린을 분해하는 작용이 섬유소용해이다. 플라스민이라는 단백질이 그 기능을 하고 있다. 응고인자와 같이 혈장 중의 플라스미노겐이라는 단백질이 조직형 플라스미노겐 활성화 인자(t- PA) 등에 의해 플라스민으로 활성화된다.

혈소판과 응고인자는 일이 생기면 바로 발동할 필요가 있다. 그러나 아무 변화도 없을 때 지혈 기능이 개시된다면 곤란하다. 그 균형에 중요한 기능이 있는 것은 혈관의 안쪽을 덮고 있는 한 층의 세포, 혈관내피세포이다.

혈관(내피)의 작용

정상적인 혈관내피세포는 혈전을 만들지 않는 작용(항혈전 작용)을

가지고 있다. 제일 큰 작용은 혈관내피세포가 존재한다는 물리적인 것이다. 지혈의 처음 부분에 기술한 것처럼 혈관에 상처가 나면 혈관 밖에 존재하는 콜라겐과 같은 물질이 원인이 되어 혈소판의 접착이 시작된다. 역으로 말해보면 혈관내피세포가 존재함으로써 혈소판이 콜라겐에 접할 수 없도록 물리적 장벽으로 기능하는 것이다. 그것만 이 아니다. 혈관내피세포는 혈소판의 기능을 억제하는 물질과 응고를 억제하는 물질도 생성하고 있다. 게다가 섬유소용해를 활성화하는 t- PA도 혈관내피세포에 의해서 생산된다.

한편 혈관에 상처가 났을 때는 바로 혈전 생성을 촉진해야 한다. 그래서 정상적인 상태에서는 항혈전 작용을, 그리고 비상시에는 바로 혈전 촉진 작용을 발휘하는 것이 혈관내피세포의 기능이다. 혈전 촉진 작용으로는 혈소판과 응고계를 활성화하는 인자가 있다. 또한 t- PA를 억제하는 플라스미노겐 활성화 인자 억제 인자라는 물질도 있다.

필요한 때는 혈전을 바로 만들어야 하고, 너무 많이 만들면 곤란하다는 미묘한 균형 상태를 유지하려면 이런 촉진과 억제를 조합한 지극히 섬세한 시스템이 필요하다. 단, 실제로는 정상적인 상태에서도 혈전이 전혀 없는 것은 아니고 작은 혈전이 만들어졌다가 금방 사라지는 역동적인 상태로 있다고 생각된다.

색전증

혈전증과

좀 비슷한 이름이지만, 「혈전증」과 「색전증」이라는 것이 있다. 더욱이 혈전색전증이란 것도 있다. 어느 것도 중요한 병태이므로 차근차근하게 설명하겠다.

생기지 않아도 될 때에 혈전이 생기는 것이 혈전증

지금까지 정상적인 지혈에 대해 장황하게 설명하였다. 병을 이해하기 위해서는 정상 메커니즘을 이해할 필요가 있다. 여기서부터 드디어 병에 관해 이야기하려고 한다. 관례대로라면 혈전이 생길 리가 없는

상태, 즉 부상 없이 혈관 내에 혈전이 생기는 것이 혈전증이다.

원인으로는 '혈관내피세포 장애, 비정상적인 혈류, 그리고 응고 능력의 항진'이 있다. 이 세 가지는 혈전증에서 루돌프 피르호(Rudolf Virchow)의 삼대 요소로 불리고 있다. 서장에서 소개한 세포 병리학을 세상에 알린 피르호 말이다.

그런데 피르호 자신이 이 세 가지를 혈전의 원인으로 규정한 것은 아닌 것 같다. 어떤 경위로 피르호의 삼대 요소로 불리게 되었는지 확실하지 않지만, 어느 분야에서도 유명 인사의 이름을 함부로 쓰는 사람이 있는 듯하다.

혈관내피세포 장애로 가장 빈도가 높은 중요한 것이 「동맥경화」이다. 제1장에서도 쓴 것처럼 혈관 벽에 콜레스테롤 등이 축적되는 것이 동맥경화이다. 너무 심하게 되면 보기에 죽처럼 되므로 「죽상경화」라고 불리기도 한다. 이렇게 되면 혈관이 좁아지고 혈류가 나빠진다. 그것뿐만 아니라 이런 부분이 찢기면 혈관내피세포가 벗겨져 외상으로 상처받은 것과 같은 상태가 되고 혈전이 발생한다.

혈류 이상도 중요한 요인이다. 특히 정맥에서 혈액의 흐름이 나빠지는 「정체」 상태가 되면 혈전이 생기게 된다. 일반적으로 발의 정맥혈은 주로 근육의 움직임에 의해서 돌아온다. 운동을 하면 근육에 의해 정맥이 단단히 죄어져 혈액이 심장 쪽으로 돌아오는 것이다. 이 효과를 소젖 짜는 것에 견주어서 밀킹 효과라고 한다.

수술 후에 계속 누워있게 되면 밀킹 효과가 없어지고 정맥의 혈액

이 정체 상태가 되고 하지에 혈전이 쉽게 생기게 된다. 그렇게 되면 다음에 설명할 혈전색전증이 되고 잘못하면 즉사할 수도 있다.

그런 것을 막기 위해 수술 후에 탄성 스타킹을 신는 일이 일반적으로 행해지고 있다.

또 하나는 응고 능력의 항진이다. 백인에게는 라이덴 V라고 불리는 제V인자의 유전적 이상이 높은 빈도로 나타나고 있어서 혈전의 위험 인자가 되고 있다. 일본인들에게는 프로테인 S와 프로테인 C의 유전자 이상이 1% 넘게 나타나고 있다. 프로테인 S도 프로테인 C도 응고반응을 억제하는 기능을 가진 단백질이다. 따라서 이상이 있으면 혈액 응고반응 억제에 이상이 생겨 응고가 일어나기 쉽게 되는 것이다. 일본에서는 그다지 많이 사용되지 않아서 큰 문제는 아닐지 모르지만, 경구피임약도 응고 능력을 항진시킨다고 알려져 있다.

「억제」의 「이상」 용어를 들으면 머리가 헷갈릴지도 모른다. 그러나 억제나 이상 같은 걸 생각할 때는 각각을 마이너스로 생각하고 곱셈하면 좋겠다. 즉, 응고의 억제가 이상하게 된다는 것은 마이너스 × 마이너스로 플러스가 되어 응고가 일어나기 쉬워지는 것이다. 일상적으로도 이중 부정이나 삼중 부정의 글을 읽을 때, 이렇게 생각하면 편리하다.

혈전이 흘러내려 혈관이 막히는 것이 혈전색전증

「색(塞)」이라는 한자는 일본어로 '싸이'나 '소쿠'라고도 읽는다. 바리케이드나 요새를 막을 때는 '싸이'로 읽으며, 흙을 쌓아 통로를 막아 방비를 굳힌 곳을 말한다. 색전 때는 '소쿠'로 틈 없이 메꾼다는 뜻이다. 그래서 색전증이라는 것은 혈관이 마개로 막혀버린 상태, 무언가가 흘러와서 혈관을 막은 상태를 말한다.

고체도 액체도 기체도 색전의 원인이 될 수 있는데 가장 많은 것은 고체혈전에 의한 것이다. 즉, 어딘가 다른 곳에서 생긴 혈전이 혈관벽에서 분리되어 혈류를 타고 흘러와 막히는 상태이다. 이런 상태를 혈전으로 생긴 색전이라는 점에서 「혈전색전증」이라고 한다.

혈전색전증이 압도적으로 많은 곳은 폐, 그러니까 폐혈전색전증이다. 주로 하지, 특히 무릎 위의 하지에 생긴 혈전이 운반되어 온다. 이는 혈액의 흐름을 생각하고 보면 알 수 있다. 정맥에 생긴 혈전은 대정맥을 거쳐 심장, 우심방으로 돌아온다. 여기까지는 점점 정맥이 두꺼워지므로 막히지 않는다. 다음은 우심실에서 폐동맥을 지나 폐로 흘러가는데 이번에는 점점 혈관이 가늘어진다. 어디선가 꽉 막혀버리는 것이다. 60~80%는 거의 증상이 없는데 굵은 동맥이 막히면 즉사할 수 있으니까 상당히 무서운 일이다.

잘 알려진 것은 이른바 이코노미클래스 증후군이다. 비행기 안에서 움직이지 않고 계속 가만히 있으면 앞서 설명한 밀킹 효과가 나타

나지 않으므로 정맥이 정체 상태가 된다. 게다가 기내는 건조해서 탈수 상태가 될 수 있으므로, 이것도 혈액의 응고가 쉽게 되는 요인이 된다. 그래서 앉아 있어도 발을 때때로 적당히 움직이거나 수분을 충분히 섭취하는 것이 중요하다. 무엇보다 잘못하면 생명의 위협도 받게되니까. 또한, 프로테인 S와 프로테인 C의 유전자에 이상이 있는 사람은 더 혈액이 응고되기 쉽다. 앞으로 게놈 해석으로 자신의 유전자를 조사하는 시대가 되면 예방 대책을 철저하게 해야 할 사람이 누구라는 것을 알게 될 것이다.

혈액순환은 폐순환과 체순환으로 나눌 수 있다. 폐혈전색전증은 체순환에서 생긴 혈전이 폐순환에 쌓여서 막혀버린 것이라는 말이 있다. 한편, 체순환 시에 혈전색전이 발생하는 병도 있다. 이는 많은 경우 80% 이상은 심장에 생긴 혈전이 떨어져 나와 흐르다가 막힌 결과이다. 정상적인 사람이 심장에서 혈전이 생기는 일은 별로 없지만 심근경색으로 심장의 움직임이 안 좋은 사람이나 부정맥이 있는 환자는 심장의 혈액 흐름이 비정상으로 되어 혈전이 생기기 쉽다.

혈전색전증 이외의 색전증

혈전색전증은 색전증 중 99% 이상을 차지하고 있다. 말하자면 갑자기 무언가가 혈관을 막는 병의 대부분은 혈전색전증이다. 그럼 다른

어떤 것이 있을까? 그 하나는 「지방색전증」이다. 이것은 교통사고 등으로 지방 조직이 대량으로 상했다던가 골절이 일어났을 때, 혈액 중에 들어온 지방 방울이 혈관을 막음으로써 발생한다. 원한이 골수에 사무친다고 하는데 골수는 혈액세포가 만들어지는 장소이다. 그러나 혈액세포가 생성되지 않는 골수도 있는데 거기에는 지방세포가 많이 있다. 그래서 골절이 생겼을 때 지방색전증이 일어날 수 있는 것이다.

지방색전증은 단순히 혈액이 안 흐르는 것이 아니다. 지방 방울에 포함된 지방산이 혈관내피세포를 훼손하고 혈소판이 응집하고 백혈구가 동원되어 주위의 조직을 파괴한다. 그래서 지방색전증이 폐에 생기면 호흡 부전이 일어나고 뇌에 생기면 신경 이상이 생긴다. 그리고 그 10% 정도가 죽음에 이르는 무서운 색전인 것이다.

「양수색전증」이라는 것도 있다. 자궁 속의 아기는 양수 속에 떠 있다. 분만 시 운 나쁘게, 양수가 어머니의 혈액 중에 들어가는 경우가 있다. 양수 속에는 태아의 피부와 솜털, 태지(갓 태어난 아기 몸에 붙어 있는 흰 것이 태지), 태아의 점막에서 분비된 물질 등이 들어 있다. 그런 물질이 탯줄 정맥을 통해 엄마의 체순환 정맥으로 들어가고 심장을 거쳐 폐로 가서 혈전색전증에서 설명한 것 같이 폐의 혈관이 막힌다.

그러면 갑자기 호흡 곤란이 일어나고, 치아노제(청색증 : 국소적, 전체적으로 혈액 중의 산소가 결핍되어 선홍색을 잃어 피부나 점막이 남색을 띤 보라색(藍紫色)으로 변하는 상태), 그리고 쇼크 상태에서 혼수상태에

빠지는 무서운 증상을 보이며 80%가 죽음에 이른다. 출산 4만 회당 1회 정도로 알려진 만큼 빈도가 낮은 게 그나마 다행이다. 연간 분만 건수가 대략 100만이라면, 약 25명에 발생하여 20명이 숨진다는 계산이 된다.

일본에서의 1년간 임산부 사망 수는 무려 40명 정도로 더 줄이는 것은 불가능하다고 한다. 25년 전은 200명 정도, 50년 전에는 3천 명 선이었던 것을 생각하면, 얼마나 줄어들고 있는지 알 수 있다. 출산수가 줄고 있지만 출산 1건당 사망 발생 숫자로 봐도 50년 만에 1,000분의 1까지 감소하고 있으니까 대단하다.

많이 사용되는 말이지만, 치아노제라는 말이 처음 나왔으니 좀 설명하겠다. 치아노제는 독일어 Zyanose를 가타카나로 쓴 것이다. 영어로는 cyanosis, 발음은 싸이아노시스이다. 아마 적절한 역어를 마련하기 힘들어서 치아노제 그대로 의학 용어가 되었으리라 생각된다.

사전에 치아노제는 「국소적, 점진적으로 혈액 중의 산소가 부족해 선홍색을 잃고 피부나 점막이 청색이 되는 것. 혈행 장애, 호흡 장애가 생긴다.」고 나와 있다. 적혈구에는 산소를 운반하는 헤모글로빈이 가득 차 있다. 제1장에서 쓴 것처럼 헤모글로빈은 산소와 결합하면 붉게 되는데 결합하여 있지 않을 때는 어두운 빨간색이다. 동맥 혈액의 헤모글로빈은 정상 상태에서는 95% 이상이 산소와 결합하고 있지만 폐와 심장에 이상이 있으면 그 결합률이 저하되어 청자색으로 보인다.

엄밀히 말하면 치아노제는 혈액 중에 있는 산소와 결합되지 않은 헤모글로빈 농도가 5g/dl을 넘어선 상태라고 정의된다.

이야기가 빗나갔지만 이제 한 가지만 더 색전에 관해서 설명하겠다. 「공기색전증」이란 문자 그대로 공기가 혈관으로 들어가서 혈관이 막히는 상태이다. 대량으로 공기를 주사하면 어김없이 죽음에 이르지만, 어느 정도의 양이 들어가면 사망하는지에 관한 정설은 없다. 뭐, 인체실험을 해보지 않으면 모르니까 당연하다면 당연한 일이다. 그럼 어떤 때 공기색전증이 생기는가 하면 하나는 심장이나 폐 수술 시 일어나는 의료 사고이다. 또 하나는 다이버가 물속에서 급속히 부상하는 경우이다.

바다 깊이 잠수하면 수압으로 인해 공기가 혈액에 많이 용해된다. 천천히 떠오르면 좋은데 급속히 부상하면 용해된 공기, 특히 질소가 혈관 속에 기포로 나타난다. 그것이 혈관을 막는 것이 공기색전증이다.

잠수정에서는 질소를 헬륨으로 치환한 혼합 가스가 사용되는 데 그 이유는 공기색전증을 막기 위한 것이다. 잠수정에서, 도날드 덕 같은 높은 목소리가 나오는 것은 헬륨 혼합 가스가 사용되고 있기 때문이다. 장난감 가게에서 판매하는 혼합 헬륨 가스의 작은 깡통으로 한번 시험해 봤을 때 자기 목소리인데 자기 자신이 아닌 것 같은 묘한 기분이 된다는 것을 잘 기억하고 있을 것이다.

경색

다음은 혈전, 색전 등에 의해서 생기는 상태, 장기나 조직의 「경색」에 대한 것이다. 심근경색이나 뇌경색은 흔한 병으로 사망 원인 중 상위를 차지하고 있다.

경색이란 무엇일까?

경(梗)이라는 한자는 '코우, 도모, 쿄'라고 읽는다. 보통 눈에 띄는 것은 길경(桔梗, 도라지)과 경색(梗塞) 정도이다. 사전에 따르면 경은 「① 막다, 막히다. ② 꽃무늬. 가지」로 나와 있으니까 경색의 경우는 물론

①의 의미이다. 앞서 쓴 것처럼 색(塞)도 '막는다'는 뜻이니까 경색은 막는다는 의미를 '중복하여 막아버린다'는 의미이지 않을까?

의학적인 의미로는 「동맥이 혈전 등으로 막혀있어서 혈액이 흐르지 않게 되고 그 동맥이 지배하는 세포·조직이 괴사에 빠진 병변」이다. 오랜만에 「괴사」라는 단어가 나왔다. 세포나 조직이 죽는 것이 괴사이다. 경색에 빠진 조직을 경색소(梗塞巢)라고 말한다. 그러니까 경색소의 정의는 혈류가 끊김으로써 허혈성 괴사가 발생한 영역이 된다.

일본인의 사망 원인을 살펴보면 악성 신생물, 이른바 「암」을 선두로, 이하, 심질환, 폐렴, 뇌혈관 질환 순이다. 심장 질환은 전체 사인의 약 16%로, 이중 약 40%가 허혈성 심질환, 즉, 심근경색 등 심장에 혈액을 공급하는 동맥인 관동맥의 폐색에 의한 질환이다. 전체 사인의 약 10%가 뇌혈관 장애, 이른바 뇌졸중이다. 거미막하출혈 등도 있지만 뇌혈관 장애로 인한 사망의 대부분이 뇌경색이나 뇌출혈로 뇌경색은 뇌혈관 질환의 약 60%를 차지한다.

매년 허혈성 심장 질환과 뇌경색으로 각각 7만 명 정도가 사망하게 된다. 또 뇌경색은 연간 50만 명이나 발병한다고 한다. 이처럼 경색이라는 것은 임상적으로 매우 중요한 위치를 차지하는 질환이다.

경색 원인의 대부분은 동맥의 혈전과 색전이지만 그것만은 아니다. 혈관의 평활근이 수축하면서 생기는 연축과 오랫동안 가해지는 압박이 원인이 되어 일어날 수도 있다. 또 장이 뒤틀리는 장염전(腸

捻転)이나, 고환이 뒤틀린 정소염전(精巢捻転)에서도 혈류가 끊기고 경색될 수 있다.

염전이 있을 때 6시간 이상 혈류가 단절되면 경색이 된다고 한다. 전에 학생으로부터 '고환이 망가지면 죽는다는데 정말인가요?'라는 질문을 받고, 조사를 많이 했던 적이 있었는데 답을 얻지 못했었다. 사실은 어떨까?

경색이 발생하기 쉬운 경우

경색이 생기면 괴사한 세포를 제거하기 위해서 백혈구가 몰려와서 염증이 생긴다. 그래서 최종적으로는 반흔형성이라고 콜라겐 같은 단백질로 이루어진 섬유로 대치된다. 물론 이전에는 존재하던 세포가 괴사해서 없어졌으니까, 경색이 되면 원래 있던 기능도 잃어버리게 된다.

장기에 따라 경색이 생기기 쉬운 장기와 그렇지 않은 장기가 있다. 뇌와 심장은 경색이 생기기 쉬운 장기이다. 신경세포는 3~4분, 심근세포는 20~30분밖에 허혈에 견딜 수 없어서, 허혈에 대한 취약성이 크기 때문이다. 이들에 비하면 골격근 세포 등은 허혈에 강하다고 여겨지고 있다.

어느 정도의 속도로 허혈이 초래됐느냐는 것도 중요하다. 물론 급

속한 허혈이 경색되기 쉽다. 천천히 혈관이 막히고 있는 경우에는 다른 건장한 혈관에서, 허혈이 있는 조직으로 신생혈관이 뻗어 나가는 경우가 있다.

이때에는 저산소에 반응하는 스위치 같은 단백질이 작용하고, 혈관내피세포를 증식시키는 인자가 생긴다. 몸이라는 것은 정말 잘 만들어져 있다. 저산소에 반응하는 스위치에 관해서는 제3장의 악성종양 부분에서 설명하겠다.

요컨대 경색은 주로 허혈로 인한 저산소로 괴사가 되는 상태이다. 그래서 빈혈, 폐 질환으로 혈액 중의 산소량이 적으면 같은 정도로 혈관이 막혀도 경색이 되기 쉬운 것이다.

지금까지 여러 가지 내용을 기술해 왔는데 원리는 단순하다는 것을 독자들도 아셨으리라 생각한다. 의학에서의 논리는 전부 단순한 것들뿐이다. 그래서 기본적인 논리만 지니고 있으면 의사에게 병에 관한 설명을 들었을 때 아주 쉽게 이해할 수 있을 것이다.

쇼크
여러
가지

우리는 쇼크라는 말을 일상적으로 잘 사용하지만, 의학에서의 쇼크라는 것은 약간 의미가 다르다. 쇼크 상태란 무엇인가? 쇼크의 원인에는 어떤 것이 있는지 잠시 공부해 보자.

쇼크란 무엇인가?

또 다시 사전에서 쇼크를 찾아보면, 「① 갑자기 가해진 강한 타격. 충격 ② 예상치 못한 것에 직면했을 때 마음의 동요. 심리적 충격. ③ (의학)급격한 말초혈액순환 부전 상태」 세 가지가 거론된다. 일상적

인 사용 빈도로 말하면 ②가 가장 높고 ①이 다음, 그다음이 한참 차이가 나는 빈도로 ③이라고 할 수 있다.

중추와 말초라는 단어는 신경계에서 흔히 사용되는데 뇌와 척추가 중추신경계이고 그 이외의 신경계가 말초신경계이다.

순환계에서는 말초 순환이라는 말은 잘 사용하지만, 중추 순환이라는 것은 들은 적이 없다. 흠, 중추가 없는 말초, 도대체 무슨 말인가?

아무리 생각해도 심장이 중추인 것은 틀림없다. 대동맥이 중추인가, 말초인가는 좀 고민되지만 사전에서 말초는 「나뭇가지」로 나와 있으니까 말 그대로 생각하면 대동맥은 중추이겠다. 팔다리의 순환이 말초 순환이라는 것은 문제가 없다. 그러나 폐의 순환은 생각하지 않아도 되는 것일까?라던지 차차 의문이 생긴다. 엄밀하게는 잘 모르겠지만 말초 순환을 팔다리와 신체 표면의 순환이라고 쓰여 있는 책도 있으므로, 일단 그런 느낌으로 생각해 두자. 도대체 어떤 느낌일까?라는 질문은 그만두고, 그냥 이미지 정도로…….

그 말초혈관에 혈액이 충분히 골고루 돌아가지 않게 되는 것이 쇼크이다. 쇼크에는 여러 종류가 있다. 가장 알기 쉬운 것은 출혈 부분에서 알아본 순환혈액량 감소성 쇼크이다. 혈액의 양이 줄어드니까 말초에도 혈액이 전달될 수 없다. 출혈만 아니라 큰 화상으로 체표면에서 수분이 점점 상실될 때도 순환혈액량이 감소하여 같은 상태가 된다.

심원성 쇼크와 탐폰

|

다음에 알기 쉬운 것은 심원성 쇼크이다. 이는 심장의 펌프 기능이 떨어지는 것으로 인해, 말초에 혈액을 충분히 보낼 수 없게 된 상태이다. 심근경색이나, 심실의 박동 리듬이 비정상으로 되는 심실성 부정맥에 의해 발생한다. 심장 탐포네이드(심장 압전 : cardiac tamponade, 심장눌림증)라는 상태도 심원성 쇼크를 일으킨다. 심장은 심장외막이라는 막에 둘러싸여 있지만 어떤 원인으로 심장과 심장외막 사이에 액체가 대량으로 유입되어 심장을 조이면 심장 박동이 방해를 받게 되는 것이 심장 탐포네이드이다.

'탐포네이드'라는 단어는 상상대로 탐폰과 같은 어원이다. 어느 것이 먼저인지 궁금해서 알아보았다. 이럴 때는 Ngram Viewer가 편리하다(https://books.google.com/ngrams). Google은 전 세계 서적을 모두 스캔해서 데이터베이스화하려는 프로젝트를 진행하고 있는데 그 데이터베이스를 바탕으로 한 단어가 어떤 빈도로 서적에 나타나고 있는지를 연대별로 알려주는 앱이다.

탐폰(tampon)이라는 단어는 1800년대부터 조금씩 나오기 시작하고 1880년대에 급격히 사용되고 이후 사용이 감소된다. 도대체 무슨 일이 있었는지 궁금하지만 잘 모르겠다. 반면 탐포네이드(tamponade)라는 말이 나오는 것은 그 1880년경부터이다. 월경 지혈용 지혈제는 이집트 시대부터 쓰였다고도 한다.

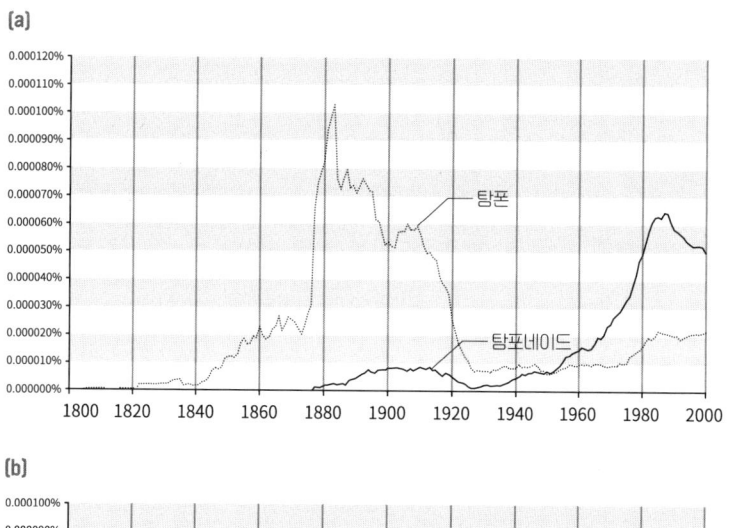

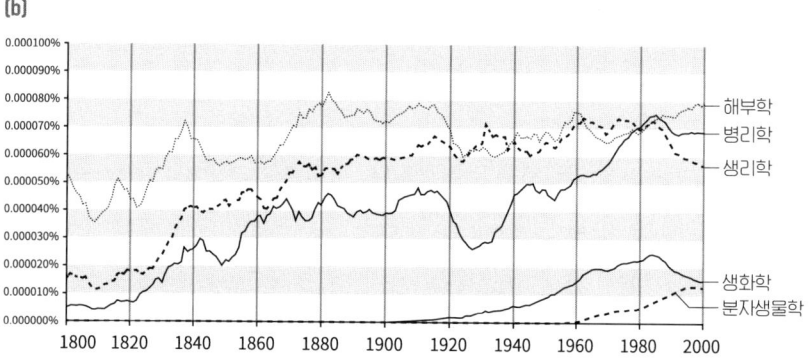

[그림 6] Ngram에 의한 해석

[a] 책에서 탐폰과 탐포네이드의 출현 빈도
[b] 책에서 해부학, 병리학, 생리학, 생화학, 분자생물학의 출현 빈도

아마 1880년경 유럽에서 널리 사용된 것 같다. 탐포네이드 (tamponade)는 그 연대 경위로 보아 탐폰(tampon)에서 파생된 의학 용어 같다. [그림 6]

Ngram Viewer를 이용하면 여러 가지를 알 수 있다. 예를 들어, 의학 분야로서 병리학(pathology), 해부학(anatomy), 생리학(physiology), 생화학(biochemistry), 분자생물학(molecular biology)의 출현 빈도를 보면, 경사에 약간의 차이는 있지만 병리학, 해부학, 생리학이 1800년대부터 거의 계속 상향세로 현시점과 비슷한 빈도이다. 그것에 반해 생화학은 20세기 들어서, 분자생물학은 1960년대부터 출현하고 있어 어느 것도 현시점에서 병리학, 해부학, 생리학의 1/3 정도인 것을 확인할 수 있다. 이는 사람들의 이러한 학문에 대한 관심과 상당히 일치한다고 생각한다. 영어로만 검색할 수 있지만 여러 단어로 찾아볼 수 있으므로 한 번 찾아보기 바란다. 훌륭한 이야기가 빗나갔으니 다시 돌아가기로 하자.

신경원성 쇼크

자율신경에는 교감신경과 부교감신경의 두 신경계가 있어 서로 길항하는 작용을 가지고 있다. 교감신경계가 항진하면 혈관의 수축과 심박수의 증가가 생긴다. 즉, 교감신경계는 혈관의 긴장을 유지하는

기능이 있다.

뇌와 경추신경처럼 뇌에 가까운 척추신경이 손상을 입으면 필요한 최소한의 교감신경계 자극이 없어져 버린다. 그렇게 되면 말초혈액의 긴장이 유지될 수 없어 곧 이완되어 혈압이 저하된다. 급속한 혈압 저하로 죽음에 이를 수 있는 무서운 병태이다. 이것이 신경원성 쇼크이다.

순환혈액량 감소성 쇼크나 심원성 쇼크의 경우 쇼크 상태를 보상하는 즉 조금이라도 쇼크 상태를 완화하기 위해서 심박수를 올리고, 말초혈관을 수축시켜 혈압을 올리는 보상반응이 생긴다. 이러한 반응에는 아드레날린과 노르아드레날린과 같은 교감신경계에서 분비되는 물질이 중요한 기능을 하고 있다. 그러나 신경원성 쇼크는 교감신경계가 망가진 것이니 이러한 보상반응이 작용하지 않는다.

보통 쇼크 상태가 되면 교감신경계에 따른 보상반응의 작용으로 피부 혈관이 수축해서 혈류가 감소하기 때문에 몸이 차갑게 된다. 반면 신경원성 쇼크의 경우 몸이 따뜻한 그대로이다. 영어로는 전자를 'cold shock', 후자를 'warm shock'라고 하는데, 차가운 쇼크, 따뜻한 쇼크는 뜻이 잘 전달되지 않는 탓인지 일본어 용어는 없다. 또 신경원성 쇼크에는 교감신경계가 일하지 않기 때문에 빈맥이 되는 경우는 없다. 그러나 때에 따라서는 심장 박동수가 적은 서맥이 되기도 한다.

가타가나 의학 용어

메이지 시대 일본 정부는 독일 의학을 도입하기로 했다. 뜻밖에 이에 대해 잘 알려져 있지 않지만 사쓰마 번이 영국인 의사 윌리엄 윌리스를 초빙했던 점 등에서 처음에는 영국 의학을 도입하기로 했었으나 의학개혁의 명을 받은 사쿠라 쥰테도 회원(현재의 순천당대학 전신)에서 공부한 사가한이, 사가라 지안은 '독일이 여러 나라 중 의학이 가장 뛰어나다.'라는 생각하며 막바지에 영국 의학이 아닌 독일 의학을 도입하기 위해 노력했고 결국 성공하였다.

두 나라의 의학 중 좋은지 말하는 것은 어려운 부분이지만 대충 말하면 영국 의학은 현장을 존중하고, 독일 의학은 학리를 존중한다는 특징이 있었다. 그래서 메이지 시대에 영국 의학이 도입되었다면, 일본 의학의 행보는 지금과는 크게 달라졌을 것이다.

앞에서도 말했지만, 의학을 모국어로 가르치는 나라는 결코 많지 않다. 한국과 대만처럼 글로벌화를 목표로 하고 영어로 의학을 교육하고 있는 나라도 있다. 그와는 전혀 다른 이유로 불가피하게 영어, 프랑스어로 의학 교육을 할 수밖에 없는 국가들도 있다. 그 이유는 모국어에 적절한 의학 용어가 없기 때문이다.

economy를 경세제민(經世濟民), 줄여서 '경제'로 번역한 후쿠자와 유키치와, philosophy를 '철학'이라고 말한 니시 아마네 등이 유명하지만, 일본은 고맙게도 메이지 이후 문과와 이과를 불문하고 외국에

서 사용되는 학문 용어들을 적절하게 번역해 온 것 같다. 분자나 원자, 유전자 등으로 변역된 단어는 철학적인 의미가 있는 듯한 훌륭한 용어라고 생각된다.

다만 모든 말이 일본어로 번역하여 사용하고 있는 것은 아니다. 메이지 시대 이후 독일어를 의학 용어로 사용되는 단어가 매우 많다. '카르테, 기브스, 메스' 등이 그런 단어들이다. 지금은 진료 기록 카드를 누가 봐도 알 수 있도록 쓰지 않으면 안 되게 되어 있지만, 옛날에는 환자가 봐도 모르게 암을 'Krebs' 등과 같이 은어처럼 사용했었다.

바이러스도 독일어에서 유래된 단어다. Virus라고 쓰고 '비루스'로 발음하는 것이 와전되었을 것이다. 영어에서도 Virus인데, 발음은 '바이러스'이다. 덧붙이자면 바이러스는 도자기로 만든 세균여과기를 통과하는 병원체라는 의미로 투과성병원체라는 용어도 있었지만 현재는 거의 사용하고 있지 않다.

알레르기도 독일어 Allergie에서 유래했으나 영어로도 비슷한 철자인 allergy가 있으며 발음은 '알러지'이다. 이 용어는 독일어 유래의 일제 의학 용어에 익숙해져 있어서 좀 혼란스럽긴 하다. 의학의 중심이 독일에서 미국으로 넘어가면서 의학 용어도 영어 유래로 되고 있다.

'비루스'라던지 '알레르기'라는 용어는 흔히 잘 쓰는 용어이므로 잘 안다.

하지만 적절한 번역이 없기 때문에 가타가나로 되어있고 들어도 잘 모르는 용어도 있다. 그 사례의 하나가 '아나필락시스' 이다.

프랑스 생리학자 로베르 리셰는 1902년에 말미잘의 독을 개에게 주사하고, 어느 정도의 양까지 버티는지 실험을 했다. 그중에는 살아 남은 개도 있다. 그 개는 독에 대한 면역이 되어 있었을 텐데 극히 적은 양의 독을 주사한 것만으로 쇼크사하는 것을 발견했다.

방어(그리스어로 phylaxis)가 없다는 것으로 부정하는 접두사인 a를 붙이고 이 현상을, aphylaxie(아필락시)라 이름 지었다. 아필락시라는 것은 아무래도 발음이 힘들어서 나중에, 같은 의미의 analylaxie (아나필락시스)로 변경되었다. 독일어에서도 anaphylaxie, 영어로는 다소 달리 anaphylaxis이다.

리셰는 1913년에 「아나필락시스 쇼크에 관한 연구」로 노벨 생리학·의학상을 받았다. 이것도 매우 재미있는 이야기인데 리셰는 심령 현상의 연구로도 유명했다. 그 심령 현상의 연구에서는 무당이 영혼의 모습을 물질화하거나 시각화하는 반물질을 가리키는 말로 그리스어에서 유래하는 '엑토플라즘'이라는 말을 만들었다. 꽤 조어의 센스가 있었던 것 같은데 노벨상 수상학자가 「터무니없는 과학 연구」를 했었다는 것을 보면 왠지 모르게 그 시대가 그리워진다.

뭐 그 유명한 뉴턴마저도 연금술 연구를 했다니 옛날에는 다 그런 것이었는지도 모른다.

아나필락시스를 일으키는 주역들

아나필락시스의 발견 이후 100년 이상 지났고 연구가 진행되면서 많은 것을 알게 되었다. 현재는 아나필락시스란 「조직의 비만세포와 말초혈액 중의 호염기구로부터 면역글로불린 E를 통하여 방출되는 생리 물질에 의해 초래되는 전신성 반응」으로 정의된다.

위와 같이 적혀있어도 의학 관계를 전공하지 않은 사람은 무슨 말인지 모를 것이다. 원고를 쓰다가 생각났는데 좀 전문적인 것을 설명한다는 것은 참 어렵다. 위의 괄호 안과 같은 지문도 단어의 의미를 알 수 없으면 전하지 못하는 것이 당연하다. 변명이라고 해도 할 수 없지만 열심히 설명해 보겠다.

우선 비만세포와 호염기구이다. 둘 다 세포의 종류를 가리키는 말이지만 그다지 익숙한 단어는 아니다. 비만세포는 피부나 점막에 존재하는 세포로 과립이 가득 차 있다. 옛날에는 과립으로 팽팽히 비만하고 있는 것 같다고 비만세포라고 불렸다. 나의 은사인 기타무라 유키히코는 비만세포가 조혈모세포에서 유래함을 발견한 대 선생님이지만, 비만세포 이야기할 때마다 '비만증과 관계되는 세포입니까?'라는 질문을 받고, 귀찮아서 마스트세포라고 부르게 되었다.

훌륭한 선생님에게는 불가능이란 없다.

또 하나, 호염기구란 것은 혈관을 흐르고 있는 백혈구의 일종이다. 혈액에는 적혈구와 백혈구 그리고 혈소판이 있다고 학교에서 배

운 적이 있다. 적혈구와 혈소판은 종류가 한 가지인 것에 반해서, 백혈구에는 호중구, 호산구, 호염기구, B림프구, T림프구, 내추럴킬러세포 등의 세포가 있다. 각각의 백혈구 세포의 기능은 다르지만 대략 말하면, 백혈구는 생체 방어, 특히 세균, 바이러스 등의 병원 미생물이나 기생충을 제거하는 세포이다. 호산구, 호중구, 호염기구는 좀 이상한 이름이라고 생각하지 않은지? 호산구는 산성의, 호중구는 중성의, 호염기구는 염기성의 색소에 의하여 잘 염색되는 과립을 가지고 있는 데서 유래한 용어이다. 옛날 시험에서 '호충구'라고 쓴 바보 의대생이 있었다. 재미있는 답이라 점수를 줄까? 한순간 생각하다가 역시 틀린 답으로 처리했다.

여러 종류의 백혈구가 생리적 활성 물질을 방출함으로써 여러 가지 반응이 일어난다. 그리고 그런 물질(케미칼 메디에이터라고 한다.)에는 매우 많은 종류가 있다. 호염기구와 마스트세포의 과립은 많이 유사하다. 이들 과립에 존재하는 생리적 활성 물질 중에서 가장 중요한 것은 히스타민이다.

마스트세포나 호염기구가 자극되면 과립이 방출되고 히스타민 작용이 발휘된다. 혈관의 확장, 혈관 투과성 항진, 평활근의 수축, 점액 분비 항진 등의 작용이 나타난다. 흠, 까다롭다고 생각할지도 모르지만, 히스타민에는 이런 다양한 작용이 있으니까 방법이 없다.

혈관이 확장하면 혈압 저하로 이어진다. 혈관의 투과성이 항진하면 혈관 밖으로 수분이 새어 나와 부종이 된다. 평활근은 위와 장 같은

소화관, 기관지 등 여러 곳에 존재하지만 무서운 것은 기관지의 수축으로 아나필락시스에 동반되어 기도가 수축하고 호흡 곤란이 발생한다. 기관지의 점액 분비가 늘어나기 때문에 더욱더 기관지가 막힌다.

히스타민의 작용을 잘 알 수 있는 것은 모기에 물린 때이다. 모기의 타액에는 마스트세포에서 히스타민을 방출시키는 성분이 들어 있다. 모기에 물리면 불룩하게 붓는 것은 히스타민의 작용으로 혈관의 투과성이 증가되어 국소적으로 부종이 되기 때문이다. 그리고 지긋지긋한 가려움도 히스타민 탓이다. 이번에 모기에게 물리면 '오... 히스타민이 작용하고 있구나!'라고 생각해 보자.

면역글로불린 E를 통한 방출, 도대체 무슨 의미?

여기까지 '조직의 마스트세포나 말초 혈액 중의 호염기구에서 면역글로불린 E에 의하여 방출되는 생리 물질에 의해서 일어나는 급성의 전신성 반응'의 전반 부분 설명이 끝났다. 다음은 '어떻게 히스타민 등의 생리 물질이 방출되는 것인가?'이다. 면역글로불린이라는 것도 많은 사람에게는 낯설다고 생각되는데 이것도 설명이 좀 까다롭다.

용혈성 빈혈에서 항체에 관해서 조금 설명했었는데 항체란 항원에 결합하는 단백질이다. 그리고 항체 물질 이름이 면역글로불린이다. 그 면역글로불린에는 면역글로불린 A, D, E, M, G 5종류가 있다. 각

각 기능이 다르지만, 면역글로불린 E가 마스트세포나 호염기구와 가장 관계가 있는 것으로 과립을 방출시키는 작용을 한다. 마스트세포나 호염기구의 표면에는 면역글로불린 E에 대한 수용체가 있어 면역글로불린 E가 많이 달라붙은 상태로 되어있다. 거기에 면역글로불린 E가 인식하는 항원이 찾아와 결합하면 수용체를 통해 신호가 세포안으로 들어가서 세포에서 과립이 방출된다. 그 과립 중에는 히스타민을 비롯한 물질이 들어 있으므로 먼저 설명한 작용이 발휘된다.

면역이라는 것은 외래의 이물질에 대해서 생기는 방어반응으로 면역반응 때문에 배제되는 이물질이 항원으로 정의된다.

알레르기란 친숙한 말이지만 그 면역반응이 과잉으로 일어나는 상태를 가리킨다. I형에서 IV형까지 있는데, 아나필락시스에 관여하는 것은 I형 알레르기로, 알레르겐에 접하고 수 분 내 발생하므로, 급성 반응이라고 불린다. 알레르기를 일으키는 항원을 알레르겐이라고 하는데 알레르기도 알레르겐도 독일어에서 유래되었다. 영어로도 철자가 같지만 알러지, 알러젠이라고 발음된다.

그러니까 아나필락시스가 '조직의 마스트세포나 말초혈액 중의 호염기구에서 면역글로불린 E에 의하여 방출되는 생리 물질에 의해서 일어나는 급성의 전신성 반응'이라는 의미를 알게 되었는지? 반복하지만 히스타민 작용이 한 번에 발휘되어 버리니까, 천식, 기도의 폐색에 의한 호흡 곤란, 두드러기, 설사, 복통 그리고 혈압 저하 등이 나타난다. 기술되어 있는 대로 아주 괴로운 증상들이 나타난다. 혈압 저하

가 심하게 되어 쇼크 상태로 되는 것이 아나필락시스 쇼크인 것이다.

음식이나 약재 등이 원인이 될 수 있음은 잘 알고 있을 것이다. 아나필락시스 쇼크 치료에는 아드레날린이 사용된다. 아드레날린은 일단 혈관을 수축시키고 혈압을 높인다. 그래서 알레르기 체질인 사람 중에 아나필락시스 쇼크를 일으킬 가능성이 큰 사람은 아드레날린을 가득 채운 주사기를 소지하는 것도 권하고 있다.

가끔 벌에 쏘여서 쇼크사로 사망했다는 뉴스도 아나필락시스 쇼크에 의한 것이다. 벌에 쏘여서 쇼크사로 사망하는 사람이 연간 20~40명 정도 발생하지만, 이것이 많은지 적은지 뭐라고 할 수는 없겠다. 아나필락시스 쇼크의 경우 벌에 쏘이고 15분 정도면 죽음에 이르는 것으로 알려졌는데 아드레날린도 없고 벌에 쏘였을 뿐인데 사망에 이를 수 있으니 극도로 조심하기를 바란다.

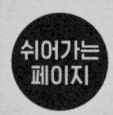

쉬어가는
페이지

분자생물학의

기초 지식 +@

생명과학을 이해하기 위해서

20세기 후반부터 생명과학은 폭발적으로 진보했다. 그 진보를 가져온 주역은 분자생물학으로 불리는 학문이다. 사전에는 「생명 현상을 분자적 측면에서 규명하는 생물학, 특히 유전자의 기능에 관계되는 핵산과 단백질의 구조, 생성, 변화 등을 분자 수준에서 규명하려는 연구가 중심」이라고 나와 있다. 또한 명확하게 「오늘날 생물학의 기초가 되고 있다.」라고 부연 설명되어 있다.

그렇다. 분자생물학을 이해하지 않고 오늘의 생명과학을 이해하는 것은 불가능하다. 지금까지는 될 수 있으면 분자생물학적 설명을 피하면서 기술하여 왔다. 그러나 제3장과 제4장에서 설명할 암에 관해서 이해하려면 분자생물학 없이는 불가능하다.

분자생물학에 관하여 어느 정도 알고 있는 독자들은 이 장을 빨리 넘어가기 바란다. 반대로 거의 모르는 독자는 너무 어렵다고 포기하지 말고 이 장을 확실히 읽어두기를 바란다.

절대로 많이 까다롭거나 어렵지는 않다. 오히려 앞으로 살아가면서, 이 정도의 지식이 없다면 병에 걸렸을 때 의사에게 설명을 들어도 무슨 말을 듣고 있는지 알아듣지 못할 가능성이 크다.

모르는 것을 배울 때 중요한 것이 두 가지 있다. 하나는 큰 흐름(사물의 원리나 큰 틀이라고 해도 좋을지 모르겠지만)을 제대로 파악하는 것이다. 매사에 원리를 확실히 머리에 주입해 두면 크게 틀리는 경우는 없다. 그리고 세세한 것은 나중에 필요에 따라서, 큰 줄기라고 할 수 있는 부분에 가지와 잎을 붙여서 배워 나가면 된다. 그러면 사물 전체가 잘 보인다.

요즘 학생 중 이런 당연한 것을 못 하는 학생들이 많다는 것에 놀라게 된다. 시험공부를 하는 방법들을 보면 중요한 것과 그렇지 않은 것도 모두 똑같이 외우려는 경향이 있다. 너무 효율이 낮아서 '중요한 것부터 공부하면 좋을 텐데'라고 지도하면 '선생님, 어디가 중요한지 가르쳐 주세요.'라고 말한다. 그것을 발견하는 것이 공부인데, 대학생까지 돼서 바보가 아닌가 생각하게 되니 슬픈 현실이다.

의대생 중에는 어렸을 때부터 학원에 다녔던 학생들이 많기 때문일지도 모르지만, 본인 스스로가 연구하고 공부하는 능력이 몸에 배어 있지 않은 사람들이 꽤 있다. 국가시험 공부를 할 때도 기출문제

에 나왔던 것만 공부하느라 지식이 단편적으로 될 수 있다. 아무리 생각해도 그런 방법은 옳은 방법이 아니기 때문에 대학 시절에 궤도를 수정해서 올바르게 배우는 법을 익히게 하고 싶지만, 아무래도 어려운 것 같다.

하여간 또 말을 하다 보니 단순한 불평이 되고 말았다.

또 하나, 새로운 분야를 공부할 때 중요한 것은 단어의 의미를 제대로 이해하는 것이다. 그렇지 않으면 뭐가 뭔지 모르게 되는 일이 있다. 근간이 되는 사항이나 중요한 용어는 그리 많지 않으니 제대로 이해하고 기억해 두자.

무엇인가?

DNA란

「DNA」라는 단어는 일상생활에서도 많이 등장하는 단어여서 DNA라는 단어를 아는 사람은 많을 것이다. DNA란 '디옥시 리보 핵산'(deoxy ribonucleic acid)을 줄여서 부르는 약자이다. '유전자 DNA…'라고 말하는 경우가 있는데 DNA와 유전자는 그 의미가 전혀 다르다. DNA라는 것은 어디까지나 물질 이름이며, 나중에 설명하겠지만 유전자라는 것은 개념적인 것이다. 우리 몸의 유전 정보는 DNA에 축적되어 있다. 어떻게 축적되어 있는가 하면, A(아데닌), C(사이토신), G(구아닌), T(티민)라는 네 글자로 쓰여 있다고 생각할 수 있다. 이 ACGT는 염기의 명칭이지만 이에 관한 자세한 내용은 일단 생략하고 지나가겠다.

  ACGT라는 네 가지 염기가 줄줄이 연결된 것이 DNA이다. 유전

정보를 축적하는 DNA는 세포의 핵에 존재하는데 그 DNA는 두 가닥으로 구성되어 있다.

두 가닥에는 한 가지 중요한 규칙이 있다. 그것은 A와 T, C와 G가 쌍을 만들고 있다는 것이다. 20세기 생명과학에서 최대의 발견은 왓슨과 크릭에 의한 DNA 구조의 발견이다. 즉 DNA가 A와 T, C와 G가 쌍을 이루어 이중나선 구조를 만들고 있다는 발견이다.

DNA 각각의 사슬에는 방향성이 있다. 합성되는 방향과 화학적인 의미에서 머리 측이 5', 반대 측이 3'으로, 각각 5 프라임 측, 3 프라임 측이라고 부른다. 두 가닥의 DNA가 역평행, 즉 반대 방향으로 향하여 마주 놓인 이중나선 구조로 되어있다. [그림 7]

왓슨·크릭 모델이 크게 환영받은 것은 그「보존성」에 있다. 세포가 분열할 경우 당연히 유전 정보를 담당하는 DNA도 두 배로 복제되어야 한다. 그리고 유전 정보도 정확하게 복제돼야 한다. 이중나선 모델은 그 메커니즘을 강하게 시사하였다.

즉 두 개의 가닥이 풀려서, 한 가닥이 주형이 되고 반대편 가닥이 합성되어가는 가능성이 제시되었기 때문이다. A의 반대쪽에 T, C 반대쪽에 G, 또 그 반대로 T의 반대쪽에 A, G의 반대쪽에 C와 같이 합성되면 풀리기 전의 두 가닥과 동일한 DNA가 2세트 만들어지게 된다.

뒤늦게 그것이 실험적으로 규명됐지만 왓슨과 크릭이 논문을 쓸 때는 거기까지는 규명되지 않았었다.

그래서 이 논문에서는 마지막 부분에서「우리가 생각하는 특이적

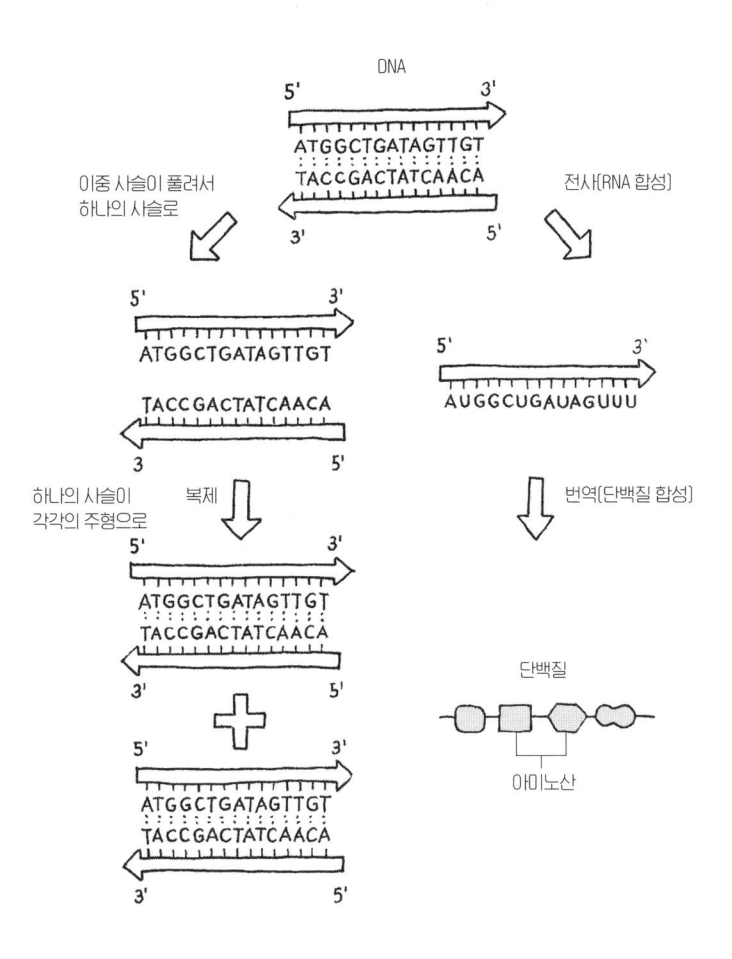

[그림 7] DNA의 복제와 유전자 발현

DNA는 A와T, C와 G가 쌍을 이루어 이중사슬을 이룬다. (왼쪽 그림)DNA가 복제되는 경우에는 한 가닥의 DNA를 주형으로 하여 염기쌍을 형성하면서 합성되어 나간다 (화살표). (오른쪽 그림) DNA를 주형으로 RNA로 전사된다 (T가 아니고 U로 되고 있는 점에 주의), 그리고,RNA의 염기 배열의 정보를 바탕으로 단백질이 합성된다.

염기쌍의 존재는 바로 유전 물질을 복제하는 것이 가능한 메커니즘이 있을 것이라는 것을 시사하였다.라는 완곡한 표현으로만 기술돼 있다.

「네이처」라는 초일류 잡지에 게재된 불과 1페이지 정도의 짧은 논문으로 이중나선 모델 그림이 제시되고 있을 뿐 자세한 데이터는 나와 있지 않다. 그도 그럴 것이 두 사람이 이 모델을 생각한 실제 데이터는 로잘린 프랭클린이라는 여성 과학자에 의한 것이었기 때문이다. 그 데이터를 프랭클린과 사이가 나빴던 상사가 프랭클린의 양해도 받지 않고 왓슨에게 보여준 것이었다. 현재의 개념으로 보면 연구 부정에 가까운 것이었다. 역사에 '만약'이라는 가정은 없지만 만약 이런 '남의 데이터를 허락도 없이 몰래 다른 사람에게 보여준 일'이 없었다면 DNA 구조의 발견이라는 위대한 업적은 다른 사람에 의해서 이루어졌을지도 모르는 일이다.

센트럴 도그마

DNA는 유전 정보를 가지고 있지만, DNA 자체가 어떠한 기능을 가진 것은 아니다. 유전 정보가 발현되는 것은 단백질을 통해서이다. 다시 말하면 DNA가 가지고 있는 정보는 최종적으로 단백질로서 합성되어야만 발휘되는 것이다. DNA는 세포핵 속에 있는데 단백질은 리보솜이라는 세포내소기관에서 즉 핵 밖에서 합성된다.

분자생물학에서 제임스 왓슨이 유명하지만 가장 독창적인 발상을 발휘한 것은 틀림없이 프란시스 크릭이다. 크릭은 DNA에서 단백질 합성에 이르는 정보의 흐름에 관해서 다음과 같은 가설을 주장했다. 정보를 핵에서 읽어 내고 세포질에 있는 단백질의 「합성 공장」으로 운반하는 것은 RNA라는 가설이다. 아무것도 실험적인 근거는 없었

지만, 이 가설을 「센트럴 도그마(중심 원리)」라고 이름을 붙였다.

과학인데 종교 냄새가 나는 이름은 바람직하지 않다는 생각도 있지만, 크릭이란 천재가 교조(敎祖)로서 이 가설을 주장했다고 생각해도 나쁘지 않은 것 같다.

그리고 그 교리에 따라서 연구가 진행된 결과, 순식간에 DNA에서 RNA로 그리고 단백질로 정보의 흐름이 증명되었다.

RNA라는 단어는 DNA와 유사하다. RNA의 풀네임은 '리보 핵산'으로 DNA(디옥시 리보 핵산)에서 디옥시가 생략된 것이다. 구조적으로도 비슷해서 RNA도 DNA와 같이 염기가 나란히 있다. 하지만 조금 다른 점은 ACGT가 아니라 ACGU. 티민(T) 대신 우라실(U)이라는 염기가 사용되고 있다. 그리고 RNA는 기본적으로는 한 가닥이다.

전사라는 메커니즘에 의해서, RNA는 DNA를 주형으로 하여 만들어진다. DNA가 복제될 때처럼 DNA의 C에는 G, G에는 C, T에는 A, 그리고 A에는 T가 아니고 U가 쌍을 이뤄 RNA가 생성되어 간다. 그래서 DNA의 정보를 그대로 베낀다는 뜻으로 전사라는 이름을 붙이게 되었다.

하나의 유전자가 발현할지 않을지는 우선 DNA가 RNA로 전사될지 여부에 의해서 결정된다. 전사가 일어나지 않으면 RNA는 안 만들어지니까 단백질로서 합성되어 그 기능이 발휘될 방법이 없다. 전사를 촉진하는, 즉 유전자의 스위치를 켜는 단백질이 「전사 인자」이다. 전사 인자가 한 유전자 조절 영역, 특히 프로모터라 불리는 영역에

결합하여 유전자 발현의 스위치가 켜진다. 이 전사 인자라는 말은 뒤에서도 나오기 때문에 확실히 머리에 기억해두자.

RNA의 정보가 어떻게 단백질에 대한 설계도가 되는가 하는 것은 다소 복잡한 이야기이지만 이 책을 이해하기 위해서 조금만 더 이야기를 진행하겠다. DNA에서 RNA로 전사된 정보는 ACGU라는 4가지 염기로 쓰여 있다. 반면 단백질을 구성하는 아미노산은 20종류가 있다. 네 문자를 곱하면 4×4=16에서 20종류에 부족하지만, 네 문자를 세 번 곱하면 4×4×4=64로 20보다 많다.

이처럼 계산상으로는 3개의 염기로 충분하다. 여기서도 크릭이 활약하여 3개가 틀림없다는 가설하에서 연구가 진행되었으며 실제로 그 가설이 맞는다는 것이 증명되었다. 세 핵산이 나란히 붙은 염기= 트리플리트가 하나의 아미노산을 코드하는 것으로 밝혀져서 코돈이라고 이름 붙였다. 위에서 계산해 보인 바와 같이 경우의 수에 여분이 있으므로 한 가지 종류의 아미노산이 복수의 코돈에 의해 결정되기도 한다. 또한 64종류의 트리플리트 중 어떤 아미노산도 코드하지 않는 것이 3개 있다. 이 세 가지는 「종결 코돈」이라고 불리며 이 코돈은 그 위치에서 단백질 합성을 종결하라는 지시를 내린다.

유전자란 무엇인가?

비로소 여기서 유전자 설명을 하게 되었다. 무심코 쓰는 단어이지만, 유전자라는 개념은 뜻밖에 어렵고 시대와 함께 바뀌어 왔다. 사전에는 「생물 개개의 유전형질을 발현시키는 토대가 되는, 디옥시 리보 핵산(DNA), 일부 바이러스는 리보 핵산(RNA)의 분자 영역」으로 나와 있다.

'생물의 유전형질을 발현시키는'이란 것은 좀 독특한 말로 이해하기 어려울 것이다. 유전형질을 발현시키는 것은 유전 정보에 근거하여 단백질이 생성된다고 말하는 것과 거의 같은 뜻으로 생각해도 된다. 일부 바이러스의 유전형질이 RNA라는 말은 단순한 지식이라고 해도 마지막 부분의 분자 영역이라는 말은 조금 이해하기 어렵다.

여기까지 몇 페이지에 걸쳐 한 설명을 근거로 극히 간단하게 바꾸어 보면 유전자라는 것은 「최종적으로 단백질로 읽히는 DNA의 영역」이라는 것이다.

위키피디아에 나와 있는 설명은 단순하게 「유전자는 대부분 생물에서 DNA를 매개체로, 그 염기 배열에 코드가 포함된 유전 정보이다. 단, RNA 바이러스에서는 RNA 배열에 코드되어 있다.」라고 되어 있다. 이 설명이 명쾌하게 다가오는가 하면 그렇지도 않은 것 같고, '염기 배열에 코드되어 있다.'라는 말은 예비지식 없이는 이해하기 쉽지 않을 것이다. 이는 염기 배열 즉 ACGT의 배치가 단백질의 생산을 정하고 있다는 의미이다.

이 위키피디아 정의에서는 유전 정보를 유전자라고 파악하고 있다. 틀렸다고는 말할 수 없지만 정확하지 않은 표현이라고 생각된다. 영어판 위키피디아를 번역해 보면 「유전의 분자 단위인 DNA의 영역」이라고 기술되어 있다. 일반적으로는 유전자라는 것은 단순한 정보가 아니라, 보다 실체가 있는 영역 혹은 단위라고 생각하는 것이 더 정확하다.

사전에는 「하나의 유전자의 염기 배열이 하나의 단백질, 리보 핵산의 1차 구조를 지정한다.」라고 나와 있다. 리보 핵산은 RNA이다. 그 일차 구조라는 것은 ACGU 염기들의 배열을 말하는 것이다. DNA의 염기 배열이 그대로 전사되는 것이다. 다음의 전문 용어로서는, 단백질의 일차 구조라는 것이 등장한다. 이는 아미노산의 배열, 즉 20종

류의 아미노산이 어떤 순서로 연결되어 있느냐는 것이다. 유전 정보가 결정하는 것은 여기까지이다. 단백질은 결국 입체적인 삼차 구조를 취하는데 그것은 기본적으로는 일차 구조, 즉 아미노산의 배열로 결정된다.

또한「유전자 산물이나 유전자 간 상호 작용이 형질 발현을 조절한다. 유전자는 생식세포를 통해서 부모로부터 자손에게 전달된다.」라고 기술되어 있다.

사전의 유전자에 관한 정의는 의욕 넘치게 이것도 표현하고 싶고 저것도 표현하고 싶은 기분이 많이 합해져 있는 듯하다. 하지만「유전자는 생식세포를 통하여 부모로부터 자식에게 전달된다.」라는 말은 누가 봐도 알 수 있는 이야기지만,「유전자 산물이나 유전자 간 상호 작용이 형질 발현을 조절한다.」라는 말은 지식이 없는 사람이 읽으면 이해하기 어려운 말이다. 여기서는 일단 이 정도로 생각하고 지나가기로 하자.

게놈과 염색체

DNA, RNA 유전 정보의 전달, 유전자의 정의에 대하여는 나름대로 순조롭게 설명해 왔다. 남는 키워드는 '염색체, 게놈, 그리고 돌연변이'이다. 숨 한 번 돌리고 힘내서 공부해 보자. 가장 힘을 내야 하는 사람은 필자일 것이다.

사람의 세포 한 개에는 약 60억 염기쌍의 DNA가 있고 그것을 연장한 총 길이는 2미터에 이른다. 그렇게 긴 DNA가 직경 5마이크로미터, 그러니까 1㎜의 200분의 1정도 밖에 안 되는 핵 속에 들어 있는 셈이다. 그 60억 염기쌍의 ACGT의 배열이 게놈이다. 일본어로 의역해서 전체 유전 정보로 부르는 경우도 있지만, 게놈이 일반적인 표현이다. 게놈이라는 것은 독일어에서 온 단어로 영어 발음은 지놈이다.

지놈이라고 하는 발음은 왠지 좀 고리타분한 느낌이 들어서 게놈이라고 발음하는 편이 좋을 것 같다.

사람의 게놈이 처음 해독되어 보고된 것은 2000년의 일이었다. 미국, 유럽, 일본 등이 참가해서 행해진 인간 게놈 프로젝트에는 약 3,000억 엔(약 3조 원) 정도가 사용되었다고 한다. 지금은 한 사람의 게놈을 분석하는 데 드는 비용은 10만 엔(약 100만 원) 이하가 소요되고 있다. 이 정도로 비용이 한꺼번에 떨어진 이유는 획기적인 발상에 근거한 기기 개발이 있었기 때문이다. 이제부터는 개인 게놈 시대가 되어 모두가 자신의 게놈 정보를 가지고 자신에게 맞는 최적의 의료를 찾게 될지도 모른다. 거기에는 윤리적 문제점 등이 많이 있지만, 그에 관하여 기술하자면 한없이 길어지므로 여기서는 다루지 않겠다.

게놈 정보는 인간의 경우 46개의 염색체로 이루어져 있다. 또다시 사전을 인용하면 염색체는 「진핵생물의 세포핵이 분열할 때에 보이는 실 모양의 구조체 및 염색질. DNA와 히스톤 등 염기성 단백질을 주성분으로 하는, 염기성 색소에 염색되기 쉬운, 숫자와 모양은 생물의 종류에 따라서 일정하고 DNA에 유전자를 포함하고 있다. 체세포 중에는 상동 염색체가 한 쌍씩 있으며, 각각 아버지와 어머니의 생식 세포에서 유래한다.」라고 나와 있다.

DNA는 핵 속에서 히스톤이라는 단백질에 염주처럼 감겨있다. 46개의 염색체는 절반이 아버지, 절반이 어머니에서 유래했다. 46개 중 44개는 상염색체로 같은 염색체가 한 쌍씩 있으므로 상동 염색체라

고 부른다. 나머지 2개는 X염색체와 Y염색체라는 성염색체이다. 성염색체가 XY일 경우 남성, XX일 경우는 여성으로 태어난다. 전에도 썼지만, 다시 확인 차원에서 기술하였다.

돌연변이는 돌연히 생기는 것인가?

겨우 여기까지 왔다. 남은 용어는 「돌연변이」이다. 돌연변이에 관하여는 몇 가지 정의가 있을 수 있다. 고전적으로는, 사전에 나와 있듯이 「부모와 다른 형질이 돌연 자손과 조직에 출현, 또는 부모의 형질이 소실되어 유전하는 현상」이다. 그러나 반드시 형질에 반영되는 것뿐 만은 아니어서 현대에서는 극히 간단하게 「게놈의 염기 배열의 변이」라고 하는 것이 가장 명쾌할 것 같다. 넓은 의미에서는 염기 배열의 변화만이 아니고 염색체의 이상도 포함시킬 수 있다.

그러나 어떤 정의에서 보더라도 왜 갑자기 일어나는지를 모르겠다. 이는 역사적인 경위에 따른 것인데 '돌연변이=mutation'이라는 개념은 19세기부터 20세기로 바뀔 무렵 네덜란드의 드·브리스라는

생물학자에 의해서 도입되었다.

멘델 유전의 법칙은 독자들이 알고 있으리라 생각한다. 생물학의 역사에서 다윈의 진화론과 나란히 양대 거두라고 해도 과언이 아니다.

과학에서 어떠한 발견이 얼마나 독창성이 있었다고 판단하기는 어렵지만, 멘델의 발견은 상당히 독창성이 있고 획기적이었다. 하지만 멘델의 유전의 법칙은 발표된 뒤 거의 잊혀서 사라졌었다. 그리고 약 40년 후 멘델이 사망하고 난 후에 재발견되었다. 다시 말하면 멘델은 다른 사람보다 40년 빨리 발견했었다는 것이다. 그 재발견은 세 명의 생물학자에 의해서 이루어졌는데 그중 한 명이 드·브리스였다.

네덜란드인 드·브리스는 방치된 감자밭에서 달맞이꽃의 재배실험을 하였는데 그 실험을 관찰하던 중 다른 성질을 가진 돌연변이체가 생길 수 있다는 것을 알게 되었다. 또 그 변이가 자손에게 유전되거나 추가 변이를 창출하는 것도 발견했다. 그리고 다윈이 주창한 진화라는 것은 이런 변이 때문에 생기는 것이라고 결론지었다. 그때 도입한 말이 'Mutation'이다. 영어로는 뮤테이션이라고 발음하지만 드·브리스는 독일어로 논문을 작성했으므로 무타치온이다.

그 말이 돌연변이로 번역되었다. mut는 라틴어에서 유래한 「변화하는」이라는 뜻으로 「돌연」이란 의미는 포함되지 않는다. 드·브리스의 개념을 일본에서 소개했을 때에 갑자기 바뀐 것이므로 뜬금없이 갖다 붙인 것으로 생각된다.

그 시대는 그것으로 이름을 잘 붙였다고 생각했겠지만, 지금 생각

해보면 이상하게 붙여진 말이라고 할 수 있다. 관련 학회에서도 돌연이라는 말을 빼고 「변이」로 해야 한다는 의견이 나오고 있다. 그러나 「변이」라는 말은 더 넓은 의미로, 변동하는 것과 변화하는 것도 의미하므로 아무리 해도 딱 맞는 말은 아닌 듯하다.

또한, 돌연변이라는 단어가 너무 일반적으로 되어버리는 부분도 있어서 눈을 딱 감고, 뮤테이션이라고 원어 그래도 사용하는 것이 확실할 수도 있을 것 같다.

북이 해동 한 관동 이임북

제 ❸ 장

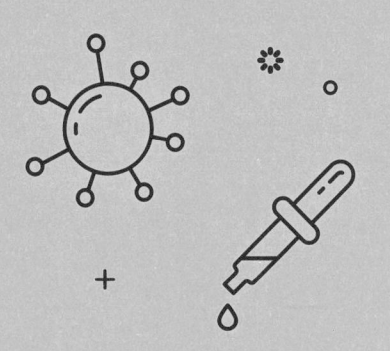

종양, 신생물, 그리고 암

암 이외에도 무서운 병들은 많이 있지만, 일반적으로 사람들이 가장 두려워하는 병은 역시 「암」이 아닐까? 최근에는 암도 꽤 완치율이 높아졌지만 역시 사망 원인 중 1위이다. 「병의 황제」라는 명칭은 퓰리처상을 받은 미국의 종양 내과 의사인 싯다르타 무케르지가 쓴 책 제목인데 아주 좋은 이름을 붙인 것 같다. 「암 - 4000년의 역사」(하야카와 문고 NF)로 제목을 바꿔서 문고판 책으로 출판된 것에서 알 수 있듯이 암의 역사를 쓴 책이다. 굉장히 재미있는 책이다. 흥미 있는 사람은 꼭 읽어 보기를. 해설은 필자가 쓴 바 있다.

암이란 무엇인가? 신생물은 무엇인가?

이 장에서도 사전에서 알려주는 내용을 먼저 알아보고 시작하겠다.

또? 라고 생각할지도 모르지만 참아 주시기를. 우선 '종양'을 찾아보면「체세포가 과잉 증식하는 병. 대부분은 장기나 조직 중에 종기, 혹으로서 국한성 결절을 만든다. 발생 모세포에 따라 상피성과 비상피성, 또 증식의 성질에서 양성(선종·지방종·선유종, 골종 등)과 악성(육종·암종 등)으로 나뉜다.」고 나와 있고, 이는 함축성이 풍부한 설명이다.

「세포가 과잉으로 증식」이라고 써도 되는데 굳이 체세포로 쓰인 것이 다소 이상하지만 뭐, 신경 쓰지 말자. 대충 말하면 세포가 너무 증가해서 덩어리를 만드는 것이 '종양'이라는 것이다. 상피성과 비상피성, 양성과 악성이라는 차이에 대해서는 앞으로 천천히 설명하겠다.

한편 신생물이란 단어는 별로 익숙하지 않을지도 모른다. 참고하려고 사전을 찾아보았지만 나와 있지 않다. 이 단어를 듣는 경우가 있다면 사인 통계 때「악성신생물」정도인 듯 하다. 참고로 최근 사망 통계는 약 전체 사망자의 30%가 악성신생물로 사망하고 사인 순위는 '당당 1위'이다. 신생물은 영어로는 neoplasia라고 한다. 'neo=새로운, plasia=성장', 그러니까 새로 생기고 자라왔다고 하는 것이 원래의 의미이다.

그래서 종양이라는 단어가 세포가 증가하여 생긴 덩어리라는 형태

적 의미인 데 반해 신생물이라는 것은 기능적이라고 할까? 좀 더 개념적 의미의 용어이다.

그리고 신생물이라는 용어는 종양보다 좀 더 폭넓은 질환 개념이라고 말할 수 있다. 예를 들어, 백혈병이라는 것은 혈액세포가 비정상적으로 증식한 병인데 세포 덩어리를 만드는 것은 아니다. 그래서 종양은 아니지만 신생물에는 해당된다. 이런 경우도 있으므로 사망 통계에서는 악성종양이 아니라 악성신생물이라는 용어가 사용되고 있다.

암의 어원

암이란 말을 모르는 사람은 없다. 한자로는 '癌'이라고 쓴다. 왠지 딱딱한 느낌이다. 아마도 단단한 응어리가 생기는 것에서 이런 글자가 생긴 것 같다. 영어로는 cancer이다. 점성술의 게자리도 cancer임에서 보듯이 어원은 게다.

왜 게가 어원인지는 '게의 다리 같은 형태로 뻗어 나간다, 게처럼 몸에 달라붙는다, 게딱지 같은 단단함에서 유래한다든지' 여러 가지 설이 있어서 확실하지 않다. 전해지는 말로는 의성 히포크라테스의 저서까지 거슬러 올라가서 그리스 시대에 이미 게에 비유되고 있었다는 얘기가 된다. 먼 옛날의 일이니까 명확한 질환 개념이 있지도

않았고, 신체 내부 장기의 암을 들여다보는 수단도 당연히 없었을 것이다. 아마, 피부암, 유방암이 체표에 나온 상태를 보고 게에 비유한 것 아닌가 하고 생각한다.

암이라는 용어에는 두 가지 의미가 있다

조금 복잡하지만, 암이란 용어에는 두 가지 의미가 있다. 넓은 의미의 암은 악성종양의 모든 것, 더 정확히는 악성신생물의 모든 것을 가리킨다. 위암, 유방암 뿐 아니라, 백혈병도 혈액세포암이라고 불린다는 것은 그런 의미이다. 또 하나의 의미, 좁은 의미의 암이란 것은 상피성 악성종양을 의미한다. 사전에도 명확하게 「① 악성종양의 총칭, ② 특히 상피성 악성종양」으로 나누어져 있다.

상피조직이라는 것은 그 이름이 보여주는 것 같이 몸의 표면과 소화관 등 내강의 표면을 덮고 있는 세포이다. 단 상피성이라면 그 외 외분비나 내분비의 선세포, 간장세포나 신장의 뇨세관 세포 등도 포함된다. 그들 세포에서 유래하는 악성종양이 좁은 의미에서의 암이다.

뼈, 연골, 근육, 지방, 혈관 등 비상피성 세포에서 유래한 종양은 「육종」이라고 한다. 좀 더 자세히 말하면, 골육종, 연골육종, 평활근육종 등으로 나눌 수 있다. 뇌에 생기는 종양은 뇌종양으로 암이라고도, 육종이라고도 하지 않는다. 조금 복잡하지만, 관례라 어쩔 수 없다.

선종, 연골종처럼 OO종이라고 말할 때는 일반적으로는 양성종양을 가리킨다. 다만 여기에도 예외가 있다. 림프절의 종양은 림프종이라고 하는데 악성이 대부분이라 악성림프종으로 불린다. 석면에 의해서 발병하는 것으로 알려진 중피종, 피부의 색소를 만드는 세포에서 유래하는 종양인 흑색종(멜라노마) 등도 이름은 OO종인데 악성이다. 역사적 배경이 있어서 이렇게 예외가 생겼다. 의학을 배우고 있다면, 논리 없이 외우지 않으면 안 되는 것이 많아서 힘들다.

여기서부터는 암이라는 말을 넓은 의미, 즉 악성신생물의 의미로 사용하는 것이 더 익숙하고 알기 쉬울 것 같아 특별한 경우가 아닌한 그렇게 용어를 사용하겠다.

암의 증식 능력

정상세포도 증식한다. 그렇지 않으면 우리 몸은 유지될 수 없다. 그러나 정상세포에는 과함이나 부족함 없이 필요한 만큼 증식하도록 컨트롤하는 기전이 갖추어져 있다. 종양세포가 '과잉' 증식한다는 것은 그런 정상적인 제어를 벗어나서 증식을 계속한다는 것이다. 종양의 증식은 양성종양이나 악성종양이나 차이가 없다.

양성과 악성의 차이

잘 알려진 바와 같이 종양에는 양성과 악성이 있다. 의사에게 종양

검사를 받아 양성이라고 하면 안심하고, 악성이라고 하면 깜짝 놀랄 터이니, 양성과 악성에는 큰 차이가 있다.

그럼 양성과 악성종양에는 어떤 차이가 있을까? 경험적으로 볼 때에 양성과 악성의 진단은 대부분 가능하지만, 그것을 말로 또는, 현상으로 엄밀히 정의하자면 명료한 구분은 의외로 어렵다.

우선 예를 들면, 세포 분화 상태이다. 세포는 미분화 상태에서 분화된 상태로 성숙해간다. 종양도 각각 분화 상태가 다르고 성숙한 세포와 유사한 것에서부터 어느 세포에서 이루어진 종양인지 알 수 없을 정도로 미분화 세포로 이루어진 종양도 있다. 양성종양은 일반적으로 잘 분화된 상태가 유지되고 있다. 반면, 악성종양의 경우 잘 분화된 것에서부터 미분화 상태인 것까지 여러 가지 타입이 있다.

증식 속도도 다르다. 뭐 당연하지만 일반적으로 생각할 때 양성종양보다 악성종양 쪽이 빠르게 증식한다. 단, 그중에는 자궁근종처럼 양성이더라도 내버려두면 상당한 빠르기로 매우 커지는 종양도 있다.

악성종양의 증식 속도는 경우에 따라 전부 다르다. 암이라고 하면 갑자기 생긴다고 생각하고 있는 사람이 많을지 모르지만, 그것은 잘못된 생각이다. 많은 암은 처음에 악성화가 시작된 뒤 초기 암으로 발견될 때까지 10년 가까이 걸린다고 생각되고 있다. 나중에 나오겠지만 악성종양이란 문자 그대로 진화하여 그 결과 증식 속도가 빠른 세포가 나올 수 있다는 것이다. 즉, 악성종양은 진화하면서 증식하는 속도가 점점 빨라 진다고 생각해도 좋을 것이다.

「암 방치요법」 이론의 허상

|

그러고 보니 아무개 의사의 「암 방치요법」 이론이라는 게 있는데 제 생각에는 이론이라기보다는 우론이다. 「암 방치요법」 이론의 주장은 암에는 각각의 성질이 있지만, 암의 성질은 고정된 것이고 그 성질은 끝까지 변하지 않는다는 전제에서 비롯되고 있다. 지금까지의 연구 성과에 의하여 암 방치요법에 대한 배경 논리는 완전히 부정되고 있다. 암세포는 돌연변이가 축적되기 쉽고 자꾸 진화하는 것이다.

「암 방치요법」이 통한다고 해도 좋을 그런 상태가 있다는 것은 부인하지 않겠다. 하지만 암은 계속 진화하기 때문에 그 상태에서 언제까지나 머물고 있다고 보기는 힘들다. 새로운 돌연변이가 생김으로써 증식 능력이 향상되거나, 다음에 설명하는 침투 능력이 향상되거나, 전이 능력을 획득하는 식의 진화를 계속하기 때문이다. 그래서 암을 그대로 방치해도 좋다는 생각은 맞지 않는 것 같다. 이전에는 가설이었지만 암 게놈 해석이 진행되어 암이 진화한다는 것은 엄연한 사실이기 때문이다. 전에는 이런 「방치이론」이 그럴 듯하게 들린 적도 있지만 이제는 그렇지 않다. 여러분은 결코 속아서는 안 된다. 뭐 이 책을 읽으면 그런 바보 같은 이론은 웃어 넘길 수 있을 것이다.

암은 주위를 공략한다

양성종양과 악성종양의 큰 차이점은 원래 발생한 장소인 원발소에서, 얼마나 멀리 퍼지기 쉬운가 하는 점에 있다. 국소적으로 주위로 침입하는 것이 「침윤」, 멀리 떨어진 곳에서 종양을 새로 만드는 것이 「전이」이다. 원래 장소에만 국한되면 종양을 절제하는 것이 가능하지만 주위에 침윤하거나 멀리 떨어진 곳으로 전이되면 어려워진다.

많은 양성종양은 경계가 분명하고 주위의 조직에 침입해 들어가지 않는다. 하지만 악성종양의 경우는 주위에 침윤하고 파괴하면서 점점 파고들어 간다. 말하자면 정상 조직 주위에 나쁜 세포가 파고들어 가는 것이다.

암은 주변으로 침윤되어있을 가능성이 있으므로, 수술할 때 암을 제대로 제거할 수 있는지를 정확하게 조사할 필요가 있다. 그래서 수술 중에 표본을 만들어 병리 의사가 그 조직에 암의 존재 여부를 진단한다. 수술 중 환자가 누워있는 상태에서 진단을 해야 하니 빨리 행할 필요가 있어서 이것을 수술 중 신속 병리 진단이라고 한다.

보통 현미경으로 관찰하는 표본을 만들 때는 파라핀에 심는데, 그 방법은 시간이 너무 많이 걸린다. 그래서 수술 중 신속 진단 시에는 액체질소로 동결해서 절편을 제작한다. 파라핀 표본보다 진단은 어렵지만 병리의의 실력을 보여주는 시간도 된다. 어떤 의미에서는 병리의에게 가장 중요한 일일지도 모른다.

암은 멀리까지 이동한다

암이 멀리까지 이동한다는 것은 악성종양에만 한정되는 현상이다. 양성종양은 전이되지 않아서 역으로 전이소가 있으면 악성종양이라고 말 할 수 있는 것이다. 그 전이에는 세 가지 경로가 있다. 하나는 파종이다. 악성종양세포가 폐가 들어 있는 흉강, 소화관이나 간장 등이 들어 있는 복강 등으로 뚫고 나와서 씨앗이 뿌려지듯이 확산되는 것이다. 이렇게 되면 흉수와 복수가 고일 수 있다.

나머지 두 가지 경로는 림프관을 통한 림프관성 전이와 혈관을 통한 혈류성 전이이다. 림프관은 제2장에서 언급한 것처럼 체액을 정맥계로 되돌리는 기능이 있으므로 일정한 방향으로 흐르고 있고, 곳곳에 관문처럼 림프절이 있다. 종양세포가 림프관에 들어간 경우에도 림프의 흐름을 타고 이동한다. 물론 예외도 있지만 기본적으로는 림프절 전이란 종양에서 가까운 림프절로부터 차례차례로 전이된다.

「센티넬」을 이용한다

유방암 수술에서는 이 성질을 이용한 「센티넬 림프절 생검」이 행하여진다. 전문 용어로는 「림프절 곽청」이라고 하는데, 옛날에는 림프절 전이 가능성이 있어서 거의 모든 환자가 겨드랑이 림프절을 제거했

었다. 그러나 제2장에서 쓴 것처럼 후유증으로 림프부종이 생기는 일이 있다. 림프절에 암세포가 있으면 제거하는 것이 좋지만 없으면 당연히 제거할 필요가 없다.

센티넬은 보초, 파수꾼의 의미가 있는 용어라서 센티넬 림프절을 무리하게 번역하면 「감시 림프절」이라는 말이 되지만, 뭔가 의미가 잘 전달되지 않는 듯해서 센티넬 림프절이라고 하는 것이 일반적이다. 이 림프절은 유방암세포가 처음 도착해 있는 림프절을 의미하는 것이다. 수술 전에 림프관에 잘 들어가는 색소나 미량의 방사성 동위원소를 종양 근처에 주사한다. 그러면 림프관을 타고 이동한다. 그 색소에 먼저 염색되거나, 방사선이 검출되는 림프절이 센티넬 림프절이다. 종양세포도 림프관에 들어가면 똑같이 흘러간다고 생각되므로 림프관성 전이가 있다면 그 림프절에 암세포가 있는 것이다. 그래서 수술 중에 그 림프절을 취해서 현미경으로 암세포의 유무를 조사한다. 센티넬 림프절에서 암세포가 발견되지 않으면 림프 전이는 없다고 판단할 수 있으므로, 겨드랑이 림프절 곽청을 할 필요가 없다는 것이다.

혈류성 전이란 종양세포가 혈관에 들어가 다른 장기에 전이소를 형성하는 것이다. 림프관성 전이가 종양으로부터 가까운 곳에서 차례차례로 진행되는 것에 반해서 혈류성 전이는 갑자기 떨어진 곳에 발생하는 일이 있다. 또 암보다 육종이 혈류성 전이가 되기 쉬우며, 종양세포는 동맥보다 정맥에 들어가기 쉽다는 특징도 갖고 있다.

암 통계학

사물을 통계적으로 생각하는 능력이라는 것은 살아가는 데 매우 중요하다. 설문조사 등의 결과를 어떻게 해석하느냐는 것도 통계적인 능력이 있어야 한다. 「거짓말에는 세 종류가 있다. 보통 거짓말과 큰 거짓말 그리고 통계이다.」라는 영국의 총리였던 디즈레일리의 말이 있지만 올바른 통계를 해석하면 여러 가지를 알 수 있다.

암의 역학

「역학」이라는 것은 개인이 아니라 집단의 병 상태를 해석하고, 질병

의 원인과 예방법을 찾는 학문이다. 암이나 생활습관에 의한 병 등 여러 가지 병에 관한 역학 연구가 이루어지고 있지만, 원래는 전염병이 주요 대상이었다.

가장 유명한 연구는 아직 병원 미생물이 병을 일으킨다는 사실조차 알려지지 않은 19세기 중엽 콜레라 이야기이다. 그것이 역학 연구의 시작이라고 말하고 싶다.

1854년 당시 매우 불결한 도시였던 런던 소호 지구에서 콜레라가 크게 유행했다. 그리고 당시는 괴질의 원인으로 나쁜 공기 중의 독소 때문이라는 설이 유력했다. 그러나 의사인 존 스노우는 감염자의 정보를 꼼꼼히 모아 「감염지도」를 만들었고, 우물의 물을 사용하는 사람이 감염됐음을 확인했다. 그 결과에 따라 우물의 사용을 중지시켜서 콜레라 재앙을 수습할 수 있었다. 콜레라균이라는 근본적인 원인을 알게 된 것은 아니지만 예방할 수 있었던 것이다. 이처럼 역학은 때에 따라서는 매우 효과적인 수단으로 악성신생물에 대한 역학적 연구로도 다양한 것을 알게 되었다.

일본에서 발생하는 암(넓은 의미의 암, 악성신생물의 의미)에 의한 사망자 수는 남녀 모두 계속 증가해서 2013년에는 1985년의 약 2배가 되었다. 의학이 진보하고 있는데 왜? 라고 생각할지도 모르지만, 이는 주로 고령화의 영향이 크다. 나이로 보정한 사망률로 보면 여성은 1960년부터 점점 내려가고, 남자는 1995년까지 증가하고 있었지만 점차 감소세로 돌아서고 있다. 이 감소세는 틀림없이 의학의 발전에

의한 것이라고 말할 수 있다.

남자와 여자, 장기의 차이점

남녀 모두 위암 사망률이 현저히 감소하고 있다. 조기 발견, 조기 치료가 시행되고 있는 등의 원인도 있지만 이환율(발생률 : 일정 기간에 어떤 병이 발병하는 비율) 자체가 낮아지고 있다. 이것은 아마 식생활의 변화에 따른 것이다. 다음 장에서 자세히 설명하듯이, 세균의 일종인 헬리코박터 파일로리균이 위암의 원인임을 알고 제균하는 사람이 늘고 있으니까 이제부터는 더욱 감소할 것이다.

자궁암 사망률도 지난 반세기 동안 많이 감소하고 있다. 이는 여성의 암으로 인한 사망률 저하의 큰 요인이다. 의외로 유방암 사망률은 별로 떨어지지 않는다. 치료법의 향상이 있었던 것은 틀림없지만, 이환율이 높아지고 있으므로 그것에 의해서 상쇄되고 있다.

유방암과 마찬가지로 대장암의 이환율도 상승세에 있다. 유방암이나 대장암은 원래 서양인과 비교해서 일본인의 발병률은 낮았지만 아마도 라이프 스타일, 특히 음식의 서구화와 더불어 점점 증가하고 있다. 또 위암의 비율은 서양인과 비교하면 일본인이 매우 높았지만, 점차 줄어들고 있는 것도 똑같이 라이프 스타일이나 음식 등의 이유에 의한 것이다.

하와이로 이주한 일본계의 암 발병률 역학 조사도 환경 요인의 중요성을 나타내고 있다.

하와이로 이주한 2세들의 위암, 대장암, 유방암 발병률은 일본인과 하와이 거주 미국인의 대략 중간이었다. 이 말을 처음 들었을 때 역학이라는 것은 참으로 뛰어난 것이라는 것을 실감하며 감탄했다. 그렇게 생각 안 되나요?

암에 걸리는 나이

나중에 자세히 설명하겠지만 암이 발생하려면 암을 일으키는 돌연변이가 하나의 세포에 5~6개 정도 생길 필요가 있다. 즉, 변이가 축적되어야 하는 것이다. 그래서 아주 대략 말하면 나이가 들면 들수록 암이 생기기 쉽다는 말이 된다. 그래서 역학의 장에서 언급한 것처럼 암 발병률은 나이로 바로잡을 필요가 있다.

암 전체의 이환율을 보면 20대 후반 정도부터, 남성이든 여성이든 증가하기 시작한다. 그러나 그 곡선에는 조금 차이가 있다. 여성은 완만하게 증가하는 것에 반해서, 남성은 50대부터 급격히 증가한다.

그래서 암은 30대 후반부터 40대까지는 여성에서 더 많고, 60대 이후는 남성이 여성보다 현저히 많다. 이 이유 중 하나는 유방암이나 자궁암이 비교적 젊은 나이에 많고 남성의 전립선암이 노인에서 많

기 때문이다.

나이가 들수록 암에 걸리기 쉽다면, 소아암은 어떻게 설명할 수 있을까? 소아암이란 것은 영유아부터 소아, 사춘기까지 즉 15세 이하에 발병하는 악성종양이다. TV에서 소아암의 특집을 보는 경우도 꽤 있는데 어릴 적부터 암과 투병해야 하는 것은 정말 힘든 일이라고 생각된다.

소아종양

소아종양을 앓고 있는 환자 수는 많지 않다. 추산치 밖에는 없지만 발병자 수가 연간 2,500명 정도이고 유병률이 1만 5~6,000명으로 추정된다. 성인암 환자가 100만 명 가까운 것에 비하면 훨씬 적다. 그렇다고 절대로 소홀히 생각해서는 안 된다. 미래를 꿈꿔야 하는 어린이들인 까닭이다.

어린이의 악성신생물

어른의 암이 대장, 위, 폐, 유선, 자궁 등에 많은 것에 비해서 소아에겐

그런 장기의 암은 거의 없고, 백혈병, 뇌종양이 많은 것이 특징이다. 또 그 발생도 돌연변이가 축적되기보다는 발생의 이상과 관련 있는 경우가 많고, 같은 「암」이란 이름이지만 꽤 다른 성질을 가지고 있다.

수업 시간에 학생에게 뭐든지 가리지 말고 질문하도록 했다. 그래도 좀처럼 질문을 하지 않아서 강의 마지막에 질문표를 돌리고 그것을 다음 강의에서 소개하고 있다. 질문표라 해도 완전 자유 기술이어서 꽤 재미있는 질문들이 있다. 예를 들어, '어제 남자 친구와 헤어졌습니다. 어쩌면 좋아요'라 든지, '의과대학 여학생의 일부는 남자를 무시하고 있는 느낌이 듭니다.'라는 내용도 있다.

무엇이든지 물어보라고 말했지만, 너무 바보 같은 질문에는 바보! 라고 말해버리는 경우가 있다. '이전에, 물만 마시고 산다는 러시아의 노파가 나왔는데 그게 어떻게 가능한가요?'라는 질문을 받으면 놀라서 실신할 것만 같다. 의과대학의 3학년이나 되어서 이런 질문을 하다니 진짜 놀랍다.

한편 좋은 질문이라고 생각되는 것도 있다. 그 대부분은 소박한 질문이다. 매우 중요한 일이지만 당연한 현상으로 생각해 버리고 깊이 생각도 하지 않고 연구해 오지도 않은 것이다. 이에 지금까지 가장 좋은 질문이었다고 생각하는 것은, '아기는 어떻게 그렇게 빠른 속도로 배 속에서 자랍니까?' 이다. 확실히 무서운 속도이다. 단 1개의 세포, 수정란이 10개월도 채 되지 않는 동안 3킬로그램 정도로 성장하는 것이다. 임신 기간이 열달 열흘이라고 하는데, 음력을 기준으로

한 계산이므로 지금의 달력으로는 9개월과 1주일 정도 된다. 물론 개인차가 있지만 세계보건기구(WHO)에서 최종 월경 첫날부터 280일을 분만 예정일의 기준으로 정해서 이것이 세계 표준이 되고 있다.

전혀 관계없는 이야기지만, 필자의 아내는 10개월 11일만에 출생했고, 열달 열흘보다 늦게 태어난 아이라고 놀림을 받았다고 한다. 산부인과 강의에서 임신 기간이 9개월 정도라고 들었을 때 왜 그때 놀림을 당했었지?하고 깜짝 놀랐었다. 또 말이 빗나갔다. 무슨 말을 하고 싶으냐하면 태아의 성장 속도가 얼마나 대단한가라는 것이다.

소아 악성종양은 그 정상적인 발생 시 엄청난 증식 속도가 어떤 요인으로 인하여 지속되는 것이 원인이 아닐까라고 추측되고 있다. 증명된 것은 아니지만 이렇게 생각하면 소아 악성종양이 기형을 동반하는 일이 많거나 자연 소멸하는 경우도 있다는 것을 보면 앞에서 말한 바와 같이 태아의 정상적인 발생 과정의 이상이 소아 악성종양의 원인이 될 수도 있다는 것을 어느 정도 설명할 수 있다.

소아 악성종양 치료

소아종양에는 미분화한 종양이 많아 급속히 진행되는 경우도 있지만 한편 항암제나 방사선 치료에 대한 감수성이 높은 종양이 있는 것도 특징이다. 소아 악성종양 중 3분의 1이 백혈병으로, 그중 70% 정

도가 림프구 백혈병인 급성림프성 백혈병이다. 과거에는 불치병으로 알려져 있던 급성림프성 백혈병이지만 30~40년간 치료법이 눈부시게 진보하여 이제는 장기 생존율이 80% 정도 된다.

소아암 전체로 보아도 약 70%가 완치되는 시대가 되었다고 한다. 기쁜 일이지만 그럴수록 소아암을 극복한 어린이들이 성장한 뒤 생기는 늦게 나타나는 후유증(late effect)이 문제가 되어왔다. 성장기의 어린이 환자들에게 방사선 치료, 항암제에 의한 화학 요법을 행함으로써 성장과 내분비계 등에 이상이 생기는 것이다.

우선 암을 치료하는 것이 가장 중요한 목표이기 때문에 어쩔 수 없다. 그러나 암 치료를 위한 항암제나 방사선에 의해서 DNA가 손상을 입고, 즉 돌연변이가 생길 수 있으므로 치료로 인해 이차적으로 암이 생기는 경우도 있다. 따라서 성인암의 경우보다 소아암은 가능한 한 신중한 치료가 필요하다.

신경모세포종의 레슨

신경모세포종은 교감신경이나 부신의 기원이 되는 세포에서 유래한 소아 특유의 종양으로 소아에게는 뇌종양 다음으로 빈도가 높은 신경계 종양이다. 원래 아드레날린과 노르아드레날린 같은 물질을 만드는 능력이 있는 세포이므로 신경모세포종이 되면 이들 물질이 종

양세포에서 비정상적으로 많이 분비되며 몸속에서 이들이 대사된 산물이 오줌으로 배설된다. 그 대사 산물의 양을 측정함으로써 신경모세포종을 조기 발견할 수 있어서 일본에서도 생후 6개월 미만의 유아를 대상으로 1984년부터 검사가 행해져 왔다.

검사해서 조기 발견, 조기 치료를 하고 신경모세포종으로 인한 사망률을 줄이려는 발상은 지극히 타당하다. 그러나 2004년에 중단되었는데 그 이유는 유럽과 미국의 두 그룹에서 추적검사를 계속해 온 결과 신경모세포종으로 인한 사망률은 감소하지 않는다는 논문이 발표된 것에 따른 것이다. 두 연구 모두 검사를 행한 지역과 행하지 않았던 지역에서의 사망률을 비교한 것이다.

왜 이런 결과가 나왔는가 하면 신경모세포종은 자연적으로 치유되고 즉, 내버려둬도 저절로 낫는 병례가 상당수 있다는 것을 들 수 있다. 검사는 예민하니까 내버려두어도 괜찮은 환자까지 발탁되어 버렸을 가능성이 크다. 치료에는 어느 정도의 위험이 따르니까 아마 그 영향과 검사에 의한 발견이 상쇄하고, 사망률의 차이가 보이지 않았을 것이다. 많지는 않겠지만 받지 않아도 될 치료를 받고 사망한 환자도 있을 가능성도 있을 것이다. 신경모세포종은 특수한 사례인지 모르지만 이런 사례가 있었다는 것은 기억해 두는 것이 좋겠다. 좋은 결과가 있을 것 같다는 생각을 갖고 시행했지만 반드시 좋은 결과가 나온다고 장담할 수는 없다. 이는 조기 발견, 조기 치료뿐 아니라 세상일에서도 자주 일어나는 일이라 생각한다.

졸리의 선택

안젤리나

어느 나라에서나 유명인이 '암을 고백'하거나, '암을 극복'하거나, 암에 걸리면 큰 뉴스로 보도된다. 그러나 암에 걸리기도 전에 암에 걸릴 위험을 피하기 위한 수술을 한 것으로 큰 뉴스가 된 것은 전대미문의 일이었다. 그리고 앞으로도 이런 일은 없을지도 모른다.

암 유전

병에만 국한된 문제가 아니고 무슨 일이든지 가계가 원인인가, 성장 환경이 원인인가, 즉 타고난 것인지, 아니면 자란 환경에 따른 것인가

하는 것은 항상 논란거리이다. 학력 등에 대해서도 유전적 영향과 환경적 영향이 항상 논의되고 있다. 암도 예외는 아니다. 선천적, 즉 유전적 요인이 중요한 것인지 환경에 의한 요인이 중요한 것인지 항상 논란이 되고 있다.

앞서 말했듯이 환경적 요인이 중요하다는 것은 틀림없다. 그러나 그것만으로 설명할 수 있는 것도 아니고, 당연히 유전적 요인도 큰 영향을 끼친다. 한마디로 한다면 양쪽 모두 중요하다는 것인데. 그러면 아무것도 말하지 않은 것과 비슷한 것이 되니 좀 더 자세히 설명하겠다.

자신의 가계가 암에 잘 걸리는 가계는 아닐까 걱정하는 사람이 많이 있을지도 모른다. 평생 암에 걸릴 위험은 남성 60%, 여성 45%니까 무려 두 명 가운데 한 명은 암에 걸린다. 그래서 단순히 친척 중에 암에 걸린 사람이 많다는 것만으로 가족성, 더 정확하게 가족집적성으로 판단하는 것은 어려운 부분이 있다.

암에 잘 걸리는 가계로 판단할 때에 예를 들어, 친척 중에서 같은 종류의 암이 발병한 사람이 몇 명 있다. 젊은 시절에 발병하는 사람이 많다. 복수의 제한된 장기에 암이 발병했다. 같은 종류의 암이 몇 차례 있다고 하는 4가지 경우를 모두 충족한 경우에는 가족성 암의 가능성이 있다. 그 비율은 절대 높지 않고 약 5~10% 정도의 암이 이에 해당한다.

안젤리나 졸리의 유방

|

2013년의 일이다. 크게 보도됐기 때문에 영화배우 안젤리나 졸리가 유방암 예방 때문에 양측 유선 절제술을 받은 것을 아는 사람이 많을 것이다. 졸리의 어머니는 유방암을 앓았고 난소암으로 사망했다. 그리고 할머니는 난소암, 이모가 유방암으로 사망했다. 이는 가족성 암에 해당한다.

BRCA1과 BRCA2는 암 억제 유전자로 변이가 있으면 유전자에 불안정성이 야기되어 발암 가능성이 커지는 유전자이다. 이들 유전자에 이상이 있으면 전립선암이나 췌장암의 위험이 커진다는 것도 알려졌다. 둘 다 상염색체에 위치하는 유전자지만 한쪽의 변이만 있어도 발암 위험이 커진다.

미국 통계에 의하면 전 여성의 12%가 평생 사는 동안 유방암 발병 가능성이 있다고 한다. 한편 BRCA1에 변이가 있는 여성 중 약 60%, BRCA2에 변이가 있는 여성 중 약 50%가 70세까지 유방암이 발병된다고 알려졌다. BRCA 유전자 변이가 있는 경우 난소암에 관한 영향은 더 크다. 난소암이 전체 여성의 1% 정도에서만 발병하는 드문 암이지만 반면 BRCA1에 변이가 있는 사람의 약 40%, BRCA2에 변이가 있는 사람의 약 10% 정도에서 난소암이 발병한다.

안젤리나 졸리의 경우는 유방암으로 사망한 이모처럼 BRCA1의 유전자에 이상이 발견되었고 의사로부터 유방암에 걸릴 확률이 87%라

는 진단을 받은 것이 계기가 되어 유선 절제술을 받은 것이다. 유선 절제술로 유선세포를 완전히 제거할 수 없어서 유방암의 위험을 제로로 할 수는 없지만 유방암에 걸릴 확률이 5% 이하로 감소한다고 한다.

유선의 예방적 절제에 관한 보도의 영향은 커서, 유방암 유전자 검사를 하는 사람 수도, 예방적으로 유선을 절제하는 사람의 수도 두 배로 증가하여 안젤리나 졸리 효과라고까지 불린다.

유방 재건술은 당연히 했다고 알려지고 있다. 쑥스럽지만, 절제 수술 후에 출연한 영화 「말레피센트」를 보았을 때는 무심코 안젤리나 졸리의 가슴에 눈이 가게 된 것을 고백하지 않을 수 없겠다.

유선 절제술을 했을 때 타임지 기사 등에서는 유방암은 조기 발견이 비교적 쉽기 때문에 예방적 수술을 한다면 난소 절제 수술을 해야 하는 것 아니냐는 의견이 쓰여 있었다. 역시 지극히 객관적이고 날카로운 지적이다. 그리고 2년 후 안젤리나 졸리는 초기 난소암을 의심케 하는 검사 결과가 나오자 난소 절제를 한다. 결과적으로는 암세포가 발견되지 않아서 이것도 예방적 절제가 되었다.

이러한 결단은 암이라는 질병에 대한 본인의 생각과 가족 등 상당히 복합적일 수밖에 없다. 물론 성격도 상당한 요소이다. 안젤리나 졸리의 경우는 아이가 6명 있다는 사실이 크게 작용했을 지도 모른다. 참고로 6명의 자녀 중 3명은 입양한 양자이며, 나머지 3명은 브래드 피트와의 사이에 낳은 아이이다. 그러고 보니 브래드 피트와 이혼했다고 한다. 무슨 일이 있었던 것인지? 이것도 의학과 크게 상관없

는 일이긴 하다.

알아둬야 하나 몰라야 하나……

|

유전자라는 것은 물론 자연계에 존재하는 천연물이지만 일정 조건을 충족하면 특허로 인정받을 수 있다. BRCA1도 BRCA2도 「미리어드 제네틱스」라는 회사가 특허를 취득했다. 그리고 이들 유전자 검사를 독점하고 3,000달러라는 비싼 비용으로 검사가 행해지고 있었다.

이어 미리어드 회사는 BRCA 유전자 검사를 받아야 한다고 계몽하는 사업을 벌인다. 이런 상황에 대해서 미국 분자병리학회 및 암 환자나 의사들이 특허 무효 소송을 냈다. 그리고 미국 최고 재판소는 밀리어드사 특허 중 일부는 무효라는 판결을 내린다. 이 판결이 나온 것은 안젤리나 졸리가 예방적 유선절제술을 받았다는 고백 1개월 후였다. 안젤리나 졸리 효과로 검사를 받고 싶은 사람이 늘고 있는데 너무 고액이어서 검사받지 못하는 사례가 나오고, 사회 문제가 되었던 일도 있어 이 판결은 큰 화제를 불렀다. 앞으로 상황은 변하겠지만 유럽과 미국에 비하면 일본에서는 상업적인 유전자 검사는 그다지 일반적이지 않은 상황이다. 이유는 지금 한 가지 확실하지 않지만 어쩌면 일본인의 생명과학에 대한 이해도가 낮아서 그런지도 모른다.

그런데 당신은 이러한 유전자 검사를 받고 싶은지 아닌지 조금 생

각해보자. 결과가 음성이면 전혀 문제가 없다. 그러나 만약 양성이라면 어떻게 하겠느냐? 그 일을 생각하지 않고 검사를 받는 것은 바람직하지 않다. 그러기 위해서는 유전자란 무엇인가, 게놈이란 무엇인가, 돌연변이란 무엇인가, 그리고 그런 것이 병의 발병에 어떻게 관련되어 있는지를 약간이라도 좋으니까 이해해두지 않으면 안 된다. 이 책에서 그런 부분의 내용을 공부해 주었으면 하고 생각하면서 이 책을 집필하고 있다.

만약 당신이 안젤리나 졸리와 같은 상황이었다면 과연 예방적 수술을 받을까? 미국에서는 예방적 절제의 경우에도 보험료(보험이라고 해도 민간 보험이지만)가 지급된다. 보험 회사 차원에서는 암이 발병해서 그 의료비를 내는 것보다도 예방적 절제를 받는 것이 저렴하다는 판단 때문이다. 그러나 일본에서는 아직 예방 효과에 관한 증거가 확실치 않아, 현재 건강 보험으로 지불된 사례는 없다.

생명과학의 지식뿐 아니라, 확률적인 것에 관한 사고방식도 중요하다. 의학은 통계적인 데이터를 제공할 수는 있지만 개별 사례의 미래를 예측해줄 수는 없다. 그래서 과학적 근거, 즉, 지금까지 얻은 통계적 데이터를 바탕으로 스스로 판단할 수밖에 없다.

치료법의 종류가 많아지고 복잡해졌다. 다양한 선택지 중에서 치료의 방법을 스스로 선택하지 않으면 안 된다. 그런 시대가 됐으니 우리 몸을 지키기 위한 확률적인 사고방식과 의학으로 이어지는 생명과학을, 중등 교육 때부터 확실히 가르칠 필요가 있지 않을까 생각한다.

그리고 암의 진화

암 억제 유전자,

암유전자,

암의 기초 연구는 발암 실험에서 시작되었는데, 거기에는 큰 두 흐름이 있다. 하나는 바이러스에 인한 발암, 또 하나는 화학적 발암이다. 최종적으로 암유전자라는 대발견으로 이어진 것은 바이러스 발암 연구였다.

라우스와 후지나미

암유전자는 발현이 과다하게 많이 되거나 혹은, 유전자 돌연변이에 의하여 비정상적인 단백질 구조를 가지는 단백질이 합성되어 악성종

양을 유발하는 유전자이다. 물론 암을 유발하기 위해서만 존재하는 유전자는 아니다. 이들은 정상세포에서는 세포의 증식과 분화와 관련하여 어떠한 역할을 가지고 있는 유전자이다.

페이턴 라우스는 다른 개체에 이식이 가능한 닭 육종 연구를 하고 있었다.

1911년 그 육종세포를 파괴해서 여과기를 통과시킨 액체가 육종을 일으킨다는 것을 발견했다. 이것이 종양 여과성 병원체 즉, 종양 바이러스의 발견이다. 같은 시대에 노구치 히데요도 재직했던 록펠러연구소의 연구자였던 라우스는 이 발견으로 노벨상을 받지만, 1966년 87세에 이르렀을 때야 받을 수 있었다. 이 수상은 당시 최고령 기록으로 발견 이후 55년이나 지나서였으며 지금도 노벨상 사상 가장 고령이다.

라우스와 비슷한 시기에 교토대학 의과대학 병리학의 후지나미 아키라 역시 세포 생존이 어려운 상태에서도 닭의 육종을 이식할 수 있음을 발견하였다. 이것도 나중에 육종 바이러스에 의한 것임이 밝혀졌기 때문에 후지나미 선생도 라우스와 함께 노벨상을 받았어도 이상하지 않았을 것이다. 그러나 후지나미는 1934년 사망하였고, 죽은 사람에게는 노벨상을 주지 않기 때문에 노벨상을 받을 기회는 없어졌다.

야마기와와 이치가와

|

또 한 사람, 암 연구로 노벨상을 받아도 전혀 이상하지 않았을 사람이 도쿄 대학 의과대학 병리학의 야마기와 미츠로이다. 야마기와는 세포 병리학을 주창한 루돌프 피르호(Rudolf Virchow)의 제자로, 후지나미의 스승이기도 하였으니 당시 일본의 병리학에는 훌륭한 선생님이 많이 있었던 것을 알 수 있다.

야마기와는 제자인 수의사 이치가와 후이치에게 토끼의 귀에 콜타르를 바르고 문질러서 스며 들게하는 실험을 지시하였다. 3년 이상 고생한 결과 1915년 종양을 만드는 데 성공한다. 「진짜 암이 발생한 것인가 아니면 가짜인가, 혹은 고집?」 등의 말할 수 없는 중상모략과 비판도 받았지만 세계 최초로 화학물질에 의한 발암에 성공했다.

그때의 감동을 야마기와는 「암을 향해 의기양양하게 두 발짝 세 발짝」이라는 문구에 남겨두어 지금도 동경대 의과대학에 그 기념비가 남아 있다. 야마기와 전기를 읽으면 믿지 못할 정도로 완고한 사람이었고 또 이치가와는 말할 수 없이 정직한 사람이었던 것 같다. 이러한 절묘한 콤비였기에 아무도 할 수 없었던 인공적인 발암에 성공했다. 야마기와 전기는 개성파 배우인 엔도 켄이치 주연으로 「토끼를 쫓아서」라는 제목의 영화로 만들어졌다. 당시의 대학, 의과대학, 학회의 분위기도 알 수 있는 꽤 재밌는 영화다. 기회가 있으면 DVD라도 보기를 바란다.

인공 발암에 관해서는 1926년에 기생충에 의한 발암으로 덴마크의 요하네스 피비게르가 노벨상을 받았다. 하지만 이 연구는 나중에 잘못된 것임이 밝혀지게 된다. 화학적 발암에 대한 연구의 발전을 보면 피비게르가 수상하지 않았다면 야마기와가 수상해도 전혀 이상하지 않았던 일이다. 실제로 피비게르가 수상한 해에는 야마기와도 후보에 올라있어서 공동 수상이 검토되었던 자료도 남아 있는데 정말 유감스러운 일이다.

암유전자 발견

|

라우스가 발견한 라우스 육종 바이러스는 「레트로 바이러스」라고 불리는 바이러스의 일종이다. 1979년에 이 바이러스에는 이상하게도 닭의 유전자를 쏙 빼닮은 유전자가 존재하고 그 유전자의 발현이 육종을 일으킨다는 것이 해럴드 바머스와 마이클 비숍에 의해 밝혀졌다.

이 발견을 보고 사람들은 많이 놀랐다. 바이러스가 가지고 있는 고유 유전자가 닭에 암을 유발하는 유전자로 작용하여 육종을 일으키는 것으로 알고 있었는데 원래 닭의 세포에 있던 유전자가 레트로 바이러스로 들어가서 그 유전자가 악성종양 발병의 원인인 것으로 나타났으니 사람들이 놀라는 것이 당연하다. 나중에 이 두 사람은 「레트로 바이러스의 암유전자가 세포 기원임을 발견」한 공로로 노벨상

을 받았다.

이 유전자는 육종(sarcoma)을 일으킨다는 점에서 src('사크'로 발음)로 이름 붙여졌다. 바이러스에 포함된 src는 '바이러스=virus'의 src이므로 v-src, 원래 세포에 있던 정상 버전의 src는 '세포=cell'의 src에서 c-src라고 부른다. 그래서 v-src는 암을 일으키기 때문에 「암유전자」, c-src는 베이스가 되니까 「원암유전자」가 된다.

이후 연구가 지속되고 인간의 종양에서도 여러 가지 원암유전자에 변이가 생기고 발현양이나 구조가 비정상적으로 되어 암의 원인, 즉 암유전자로 역할을 하는 것을 알게 되었다. 쉽게 비유하면 암유전자라는 것은 이른바 발암의 액셀러레이터 페달이다. 이것에 대해서는 나중에 자세히 서술하기로 한다.

알프레드 조지 노드슨(Alfred Geroge Knudson)의 투 히트 가설(two hit hypothesis)

암유전자가 발암 과정의 액셀러레이터 페달 역할을 한다면 암 억제 유전자는 브레이크 역할을 한다. 처음 발견된 암 억제 유전자는 망막모세포종이라는 소아 눈의 악성종양 연구에서 분리된 Rb 유전자이다. 망막모세포종은 영어로 Retinoblastoma에서 그 머리 문자를 따서 Rb 유전자로 이름 붙여져서 사용되고 있다.

망막모세포종은 가족성과 산발성으로 발생하고 가족성은 상염색체 우성으로 유전한다. 알프레드 노드슨은 망막모세포종 연구에서 투 히트 가설을 제기했다. 즉 망막모세포종이 발병하려면 ① 한 쌍의 유전자 양쪽에 이상이 있어야 한다. ② 가족성 망막모세포증은 이미 한쪽의 이상을 대물림하고 있어서 출생 후 남은 한쪽의 유전자에만 이상이 생기면 종양이 발병하므로 발병률이 높아진다. ③ 산발성은 정상 유전자를 가지고 태어났기 때문에 양쪽의 유전자에 이상이 생기지 않으면 종양이 안 생기기 때문에 발병률이 낮다. 유전자의 실체를 모르는데 통계적 해석만으로 이 정도로 추론한 혜안에는 경의를 표할 수밖에 없다.

대부분의 유전자는 한 쌍의 상염색체로 총 2개가 있다. 액셀러레이터 페달 역할을 하는 암유전자는 한쪽만 변이가 생겨도 액셀러레이터 페달이 눌린 상태로 있게 된다. 그에 비하여 암 억제 유전자(노드슨은 항암유전자라 불렀는데)는 브레이크니까 한쪽이 망가져도 뭔가 기능을 유지할 수 있다. 그래서 양쪽 모두가 고장이 나야 발병 요인으로 작용하는 것이다.

Rb 유전자는 망막모세포종의 원인 유전자로 처음 발견되었지만 그 후에 이루어진 연구에서 많은 종류의 암에서 고빈도로 변이가 있는 것, 세포의 증식에 매우 중요한 역할을 가진 것 등을 알게 되었다. 또 Rb 유전자 이외에 몇 가지 암 억제 유전자가 있음을 알게 되었다. 이들에 대해서는 나중에 자세한 이야기를 하겠다.

클론이란?

암세포는 클론이라는 것이 중요한 특징이다. 먼저 클론이란 단어에 대하여 설명을 하겠다. 사전을 살펴보면 「(원래 그리스어에서 잔가지를 의미한다.) 1개의 세포 또는, 생물에서 무성 생식적으로 증식한 생물의 일군. 또는 유전자 조성이 완전히 같은 유전자, 세포 또는, 생물의 집단. 영양계」라고 나와 있다.

흠, 좀 알아 듣기 어렵다.

위키피디아에서는 「동일한 기원을 갖고 또한, 균일한 유전 정보를 가진 핵산, 세포, 개체의 집단. 원래는 그리스어에서 식물의 잔가지의 집단을 뜻하는 κλών klōn에서 유래함」이라고 나와 있어서 좀 더 생각하기 쉽게 되어 있다. 한마디로 말하면 동일 기원으로 같은 성질을 가지고 있는 것이 클론이다. 그것은 핵산, 세포, 개체라도 상관없다. 단일 클론성 항체라는 단어가 있어 이물질을 인식하는 항체에도 클론이라는 개념을 적용할 수 있다. 또 클론의 형용사형은 클로날로 단일 클론성 항체는 하나이어서 단일크로널 항체라고 한다. 이 항체에 대해서는 다음 장에서 자세히 설명하겠다.

서브클론이라는 단어가 있다. 서브는 사전에는 「하위」, 「보조적」의 뜻. 「서브리더」도 있다. 큰 그룹이 있으면 전체 지도자와 그 아래 서브리더가 있다는 식으로 생각하면 알기 쉬울 것이다. 클로날한 세포 집단에서 서브클론이 있다는 식으로 말을 한다. 무슨 뜻인가 하면 원래

같은 기원의 같은 성질을 갖고 있던 세포 집단이어도 일부 세포에 돌연변이가 생겨서 조금 다른 성질을 가진 하위 집단이 생기는 일이 있다. 그런 세포 집단을 서브클론으로 부른다.

암의 진화

|

암은 몸의 세포에 생긴 돌연변이, 그것도 몇 개의 돌연변이가 같이 겹쳐서 나타나면 발병한다. 또한, 지금까지 조사된 악성종양은 단일 클론이다. 즉 단 한 개 세포의 자손이라는 것이 알려졌다. 이상 두 가지를 합쳐보면 한 개의 세포에 돌연변이가 생기고 거기에 변이가 더 축적함으로써 최종적으로 암이 되는 것이다. 또한, 몇 개의 변이가 한 번에 생기는 것이 아니라 시간의 경과와 함께 점차 축적해가는 것으로 암이 완성된다. 그래서 생물의 진화와 완전히 같은 의미에서 암도 진화하는 것이다.

또, 돌연변이가 축적되고 진화하기 위해서는 암의 근원이 되는 세포는 꽤 수명이 긴 세포이어야 한다고 생각되었다. 그래서 대부분의 악성종양의 근본은 줄기세포 혹은, 이에 가까운 성질을 가진 세포라고 생각되고 있다.

돌연변이는 무작위적으로 생기는 것이므로 어떤 유전자에 어떤 이상이 생길지는 알지 못한다. 그중에는 변이가 생김으로써 죽는 세포

도 있을 것이다. 그러나 반대로 나쁜 성질, 전이 능력이 강한 세포와 침투 능력이 큰 세포, 증식이 빠른 세포, 또는 면역세포의 공격을 피하기 쉬운 세포 등 여러 가지 서브클론이 생길 수도 있다.

암의 진화도 생물의 진화와 마찬가지로 적자생존이라 점차 악성도가 높은 세포의 집단이 되어 가는 것이다. 앞서 말했듯이 예를 들어서 '암 방치요법'의 이론처럼 그대로 방치해 둔다 하더라도 언제나 그 상태에 머물러 있는 것은 아니다.

악성종양은 한 개의 세포로부터 시작된다고 해서 완성된 종양세포가 모두 같은 성질인 것은 아니다. 원래 한 개의 세포가 기원이지만, 암은 돌연변이 빈도가 높고 새로운 돌연변이가 계속 발생한 결과 조금씩 다른 성질을 가진 세포군, 서브클론의 집단이 되는 것이 보통이다. 비슷하다고 하지만 잘 보면 조금씩 다른 종류의 나쁜 얼굴을 한 세포들이 모여 있다고 생각하면 된다.

항암제로 일단 암이 나은 듯 보이지만 재발하는 경우가 있다. 이런 경우의 대부분은 그 항암제에 내성을 가진 서브클론의 암세포가 증식한 것이다. 그리고 골치 아픈 성질인 약제 내성은 새로운 돌연변이에 의해서 생겨나는 것이 많다.

생물학적 현상을 의인화하여 생각하는 것은 별로 좋지 않지만, 암에 대해서는 역시 밉살스러운 생각이 들어 버린다. 그럼 다음에 어떤 유전자 변이가 암을 일으키는가에 대해 이야기하겠다. 이 분야는 최근 20~30년 동안에 정말 폭발적으로 발전된 분야이다.

성장 신호의 자급자족

지금까지 암 발병에 관여한다고 보고되고 있는 유전자는 수백 개에 이른다. Rb와 같이 매우 많은 종류의 암과 관계가 있는 유전자도 있고, 극히 한정된 종류의 백혈병 발병에만 작용하는 유전자도 있다. 몹시 어려운 것은 아니지만, 모든 것을 기억하는 것은 어렵다. 그러나 어떤 기능의 유전자가 암 억제 유전자, 또는 암유전자로 기능하는지는 암이란 병뿐만 아니라 정상적인 유전자의 기능을 아는 데도 매우 중요한 일이다.

30년 이상에 걸친 암의 분자생물학적 해석으로부터, 악성신생물로 운명짓게 되는 유전자는 다음과 같이 대충 여섯 가지 종류로 나누면 알기 쉽겠다. [그림 8]

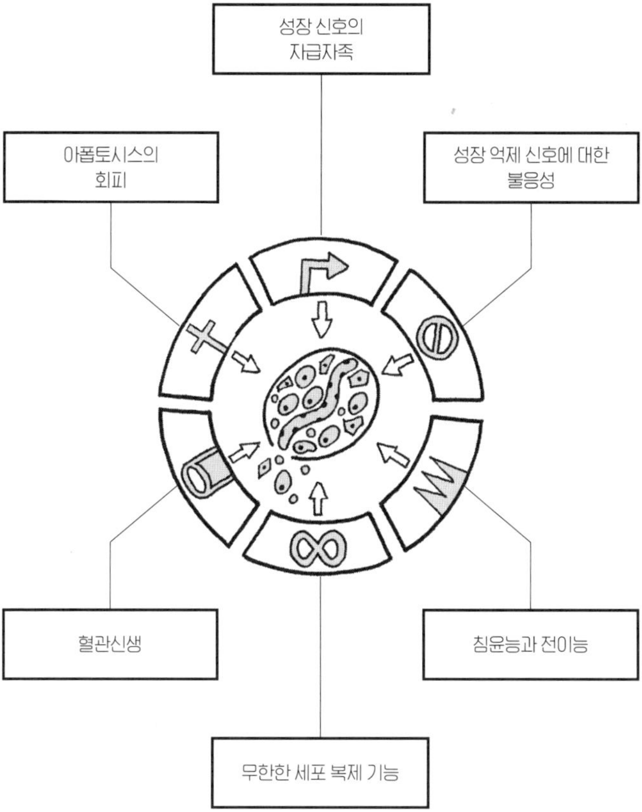

[그림 8] 암이 생기는 요건

악성종양이 생기는데는 성장 신호의 자급자족, 성장 억제 신호에 대한 불응성, 아폽토시스의 회피, 무한한 세포 복제능, 혈관신생, 침윤능과 전이능이라고 하는 6개의 요인이 중요하다고 알려져 있다.

1) 성장 신호의 자급자족

2) 성장 억제 신호에 관한 불응성

3) 아폽토시스의 회피

4) 무한한 세포 복제 능력

5) 혈관신생

6) 침윤 능력과 전이 능력

좀 어렵게 생각될지도 모르겠지만 그렇지도 않다. 우선은 성장 신호의 자급자족부터 설명하자.

성장 인자와 세포 증식

|

암세포 뿐만 아니라 정상세포도 물론 증식을 한다. 다만 암세포와 달리 정상적인 제어를 받으면서 증식한다. 그때 기능하는 것이 성장 인자이다. 성장 인자는 증식 인자, 세포 증식 인자 등으로 불리며, 세포 증식, 분화 등에 관한 기능이 있다. 그중에는 스테로이드 호르몬 같은 지질 계통의 것도 있지만, 대부분은 단백질이다.

단백질로 이루어진 성장 인자는 세포 표면에 있는 수용체와 결합하여 신호를 세포에 전달한다. 각각의 성장 인자에는 특이하게 결합하는 수용체가 존재하고 수용체는 성장 인자에 결합함으로써 활성화된다.

최종적으로는 핵에 그 신호를 전하는 것이지만, 세포막과 핵 사이에는 마이크로미터 단위의 거리가 있으니까 그 사이를 중계하기 위한 세포 내 신호 전달 단백질이 있다. 신호 전달의 최후 주자는 쉬어 가는 페이지에서 설명했는데 유전자 발현을 활성화하는 단백질인 전사 인자이다.

이처럼 세포 밖의 성장 인자 → 세포막의 신호 전달 단백질 수용체 → 세포 내 신호 전달 단백질 → 전사 인자의 순으로 성장 신호가 전달된다. 증식에 관여하는 모든 유전자가 암유전자가 되는 것은 아니지만, 논리상으로는 이 경로의 어느 단계에 관여하는 유전자라도 세포 증식과 관계하고 있기 때문에 암유전자로 작용할 수 있다.

예를 들어, 어떤 타입의 뇌종양에서는 PDGF라는 성장 인자와 그 수용체가, 또 어떤 타입의 육종에서는 TGF-β라는 성장 인자와 그 수용체가 동시에 발현한다. 이렇게 되면 한 세포에 성장 인자와 그 수용체 모두가 있는 것이므로 세포막의 성장 신호가 계속 전달되므로 증식하는 것이다.

세포 내에서 신호를 전달하는 분자에는 많은 종류가 있는데 그중에서도 중요한 것은 키나제라고 불리는 일군의 분자들이다. 영어로는 키네이스로 발음하지만, 일본어에서는 독일어 유래의 키나제이다. 사전에 명확하게 「Kinase, 독일어, 인산화 효소의 총칭. 아데노신 3인산 등의 인산을 다른 물질로 옮기는 반응을 촉매한다. 세포의 증식·대사·분화·운동 등 많은 기능의 조절에 관여한다.」로 기록되어

있다.

정상적인 수용체는 성장 인자가 결합할 때만 활성화된다. 하지만 수용체에 변이가 생기면 그 구조가 변화해서 성장 인자가 없어도 활성화된 상태가 지속하는 것이 있다. 또 세포내 신호 전달 물질도 마찬가지로 「항상 활성화 상태」가 일어나는 일이 있다. 그렇게 되면 당연히 성장 신호가 계속 전달된다.

성장 신호를 전달하는 최종 주자는 유전자 발현의 스위치, 즉 전사 인자이다. 세포 증식에 관계하는 전사 인자가 많이 알려져 있다. 이러한 전사 인자가 비정상적으로 많이 발현되고 본래 발현해서는 안 되는 세포에서 발현되거나 혹은, 변이 때문에 전사 능력이 촉진되는 상태가 되면 역시 성장 신호가 계속 켜진 상태로 있게 된다.

성장 신호에 의한 세포 증식의 또 하나 중요한 현상은 분열하지 않은, 즉 휴지기에 있는 세포가 분열을 시작하는 것이다. 이것을 이해하려면 세포주기에 관한 이해와 그에 의한 사고방식이 중요하다. 길어질 것 같아서, 섹션을 바꾸어 설명하겠다.

돌고 돌아라 세포주기

세포가 증식할 때 지극히 당연한 일이지만 한 개의 세포가 두 개로 분열하는 것이다. 이는 세포가 단순히 두 개로만 쪼개지면 되는 간단

한 문제는 아니다. 세포는 각기 1세트의 게놈을 가져야 한다. 이 말은 분열 전에 게놈, 즉 DNA가 두 배로 복제되지 않으면 안 된다.

그래서 세포가 증식할 때에는 DNA 합성 → 세포분열 → DNA 합성 → 세포분열 → ……이라는 사이클이 반복된다.

자세히 말하면, DNA 합성과 세포분열만 반복되는 것은 아니며 그 사이에 갭이 끼어 있다. 합성기와 분열기는 각각 synthesis와 mitosis의 머리 글자를 따서, S기와 M기라고 한다. 문득 떠올랐는데 SM이라 기억하기 쉬울지도 모른다.

그리고 M기와 S기간의 갭은 G1기, S기와 M기 사이의 갭은 G2기라고 명명되었다. 그래서 세포주기는 G1→ S→ G2→ M→ G1→ S→ 로 반복된다.

체크 포인트가 중요하다

|

세포분열에는 복수의 체크 포인트가 있고, 올바르게 세포주기가 진행되고 있는지를 감시한다. 이상이 있으면 그 시점에서 세포주기를 정지시킨다. 특히 중요한 것이 DNA 합성을 개시시킬지 여부, 즉 세포주기를 돌릴지 말지 결정된다. G1기와 S기 사이에 있는 G1-S 체크 포인트이다. 제1장의 아폽토시스에서 나왔듯이 DNA의 손상을 확인하는 것이 이 체크 포인트에서이다. 혹시 DNA에 손상이 있으면

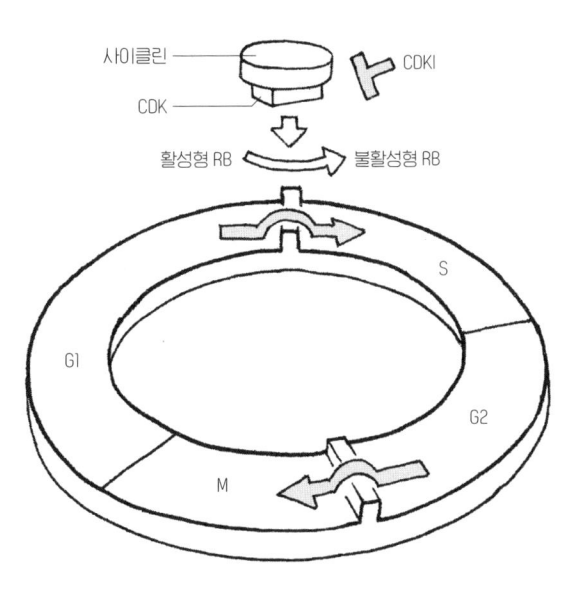

[그림 9] 세포주기

세포주기에는 G1기, S기, G2기, M기가 있으며 이 주기가 계속 반복되면서 세포분열이 일어난다. 또한 G1기 부터 S기로의 이행에는 RB의 불활성화가 필요하다. 또한 그에는 사이클린과 CDK의 복합체가 기능하지만 그 기능은 CDKI(CDK 억제인자)에 의하여 억제된다.

여기서 세포주기를 정지시키고 DNA의 복구가 이루어진다. 참으로 정교한 기능이다.

G1기로부터 S기로의 진행은 꽤 복잡한 분자 메커니즘이 작용하는데 사이클린이라는 단백질과 사이클린 의존적 키나제(CDK)라는 단백질이 중요하다. 사이클린에도 CDK에도 여러 종류가 있는데 정말 간단하게 말하면 사이클린과 CDK가 결합해서 만들어지는 복합체가 기능함으로써 세포주기가 진행된다.

또 CDK 억제인자(CDKI)라는 인자가 존재한다. 이 단백질은 G1-S를 진행시키는 사이클린과 CDK의 복합체의 기능을 저해하고, 세포주기를 정지시킬 수 있다. 여기까지 일단 설명이 끝났으니 다음에 세포주기가 어떻게 악성신생물의 발생에 개입하는지 이야기를 하겠다.

당연한 일이지만, 세포는 분열하지 않으면 증식할 수 없다. 그래서 체크 포인트가 제대로 기능하고 세포주기를 멈추게 하면 세포는 함부로 증식하지 않는다, 즉 암이 생기지 않는 것이다. 이 말은 역으로 생각해 보면 암이 생기려면 체크 포인트에 이상이 생겼다고 할 수 있다.

실제로 사람의 암 조직을 분석해 보면, 사이클린(특히 사이클린 D)이나 CDK의 양의 증가가 빈번하게 관찰된다. 또, 브레이크가 고장난 상태, 즉 CDKI의 돌연변이도 높은 빈도로 존재한다.

그럼 지금까지 기술했던 세포주기 이상이나 성장 신호의 이상에 의해서만 악성종양이 발생하는가 하면 그렇지는 않다. 세포를 비정상적

으로 계속 분열하여 증가시키게 하는 비정상적인 작용을 억제하여 세포의 노화와 세포사 같은 기능을 하는 브레이크 작용도 있기 때문이다. 액셀러레이터 페달이 밟힌 상태로는 충분하지 않고 브레이크 장치도 망가지지 않으면 암이 될 수 없다. 암이 되려면 여러 종류의 돌연변이가 필요하다고 말한 것은 이런 이유이다.

불응성 신호에 관한 성장 억제

성장 신호의 지속은 이른바 자동차의 액셀러레이터 페달이 계속 밟힌 상태이다. 하지만 브레이크가 충분히 작동하면 지나치게 달리지는 않게 될 것이다. 그리고 브레이크가 고장 난 상태도 있는데 그것이 성장 억제 신호에 관한 불응성이다. 암 억제 유전자의 이상이 이에 해당한다.

그 대표가 투 히트 가설에서 소개한 Rb 유전자 산물인 RB 단백질이다. 또 하나는 게놈의 수호신이라고까지 불리는 p53도 중요한 암 억제 유전자이다.

RB는 브레이크이다

|

RB가 어느 시점에서 작용하는가 하면 G1-S의 체크 포인트이다. E2F는 세포주기를 회전시키는 데 필요한 수많은 유전자 발현을 제어하는 전사 인자이다. RB는 그 E2F의 기능을 제어하고 있다. E2F가 얼마나 중요한가 하면 E2F만을 과발현시키는 것만으로도 세포주기가 돌아 버릴 정도로 막강한 기능을 가진 전사 인자인 것이다.

이것도 자세한 이야기를 하자면 끝이 없는데 G1기에서의 RB의 활성형이 E2F와 결합하고 E2F의 기능을 확실히 억제해 버린다. E2F에 엉겨 붙어서 일할 수 없게 하고 있다고 상상해도 좋을지 모른다. 반면 S기에서는 RB는 불활성화되어 E2F와 결합하지 않게 된다. 그렇게 되면 자유의 몸이 된 E2F의 기능이 발휘되고 세포주기가 돌게 되는 것이다. [그림 9]

이렇게 RB 단백질은 G1기에서 세포주기를 멈추게 하는 역할을 가지고 있다. 그래서 돌연변이 때문에 RB가 사라지거나 RB의 기능이 발휘하지 못하게 되면 E2F에 관한 제동이 없어지고, 세포주기가 멈출 수 없게 되는 것이다. 대부분의 암에서 RB 또는, RB를 제어하는 메커니즘의 어딘가에서 이상이 있는 것으로 알려졌다. 그만큼 Rb 유전자라는 것은 중요한 것이다.

이러한 중요성 때문에 Rb 유전자는 「세포주기의 통치자」라고까지 불린다. 그 Rb와 대등하게 중요한 암 억제 유전자는 인간의 암에서

70% 이상으로 가장 높은 변이율을 자랑하는 게놈의 수호신 p53이다.

게놈의 수호신 p53

p53은 DNA에 손상이 생기면 활성화되고, RB를 활성화시키는 CDKI의 양을 증가시켜 세포주기를 G1기에서 정지시킨다. 그리고 동시에 손상을 받은 DNA를 복원시키는 작용도 한다. 최종적으로 DNA의 손상이 회복되면 RB의 활성화가 해제되어 G1기로부터 S기로 이행하고 세포주기가 돌기 시작한다.

그러나 세포가 대량의 방사선을 쬐어서 DNA에 손상이 많이 생기면 복원이 불가능한 경우가 있다. 이때 p53은 세포의 죽음을 유도한다. 여기서 말하는 세포의 죽음은 제1장에서 얘기한 아폽토시스이다. DNA에 손상이 생기는 것이 악성종양이 되는 요인임을 기억해보자. p53은 DNA의 손상을 복원하거나 또는, 손상이 심하면 세포를 죽임으로써 세포가 종양화하는 것을 막고 있다. 그래서 p53에 변이가 있으면, 이런 메커니즘이 작동하지 않게 되기 때문에 암이 되기 쉽다. 과연 게놈의 수호신이다.

그 외에도 TGF-β 신호나 NF2 또는, APC 라던지, 이 암호 같은 이름의 유전자가 암 억제 유전자로서 기능하는 것이 알려졌는데 말하자면 끝이 없으므로 이 정도로 접어두겠다.

회피

아폽토시스의

제1장에서 말했듯이 필요 없게 된 세포는 아폽토시스에 의해서 죽어 간다. 뭐라 할까, 죽지 않으면 곤란하다. 만약 죽지 않는다면 서서히 세포가 축적될 것이다. 이처럼 증식 자극이 계속 들어 오거나, 암 억제 유전자의 작용이 나빠지면 종양이 증식한다. 그러나 그것뿐 아니라 아폽토시스의 메카니즘이 제대로 작동하지 않는 것도 종양세포의 증가 원인에 중요한 역할을 한다.

죽지 않으면 증가한다

'죽지 않으면 증가한다.'는 말에 대한 설명으로써 그다지 좋은 예는 아닐지 모르지만, 인구를 생각하면 알기 쉬울지도 모른다. 즉, 출산율이 증가하지 않아도 의료 복지가 충실해서 모두가 오래 살게 되면 그만큼 인구가 늘어나는 것과 같은 것이다.

Bcl-2라는 유전자가 있다. 이 유전자는 어느 종의 악성림프종에서 염색체 전좌의 결과로, 발현이 높아진 것이 알려지게 되었다. '전좌'라는 단어는 이 책에서 처음 나오는데 「염색체의 일부가 절단-재결합·교환 등에 의해 위치를 바꾸는 현상」이다. 그러나 처음에는 Bcl-2의 기능을 전혀 몰랐었다.

증식 인자가 있으면 시험관 속에서 언제까지나 계속 증식할 수 있는 배양세포가 있다. 그러나 그러한 세포는 증식 인자가 없어지면 곧 아폽토시스로 죽어 버린다. 그런데 Bcl-2 유전자를 강제적으로 발현시키고 Bcl-2 단백질을 많이 만들어 지게 해놓고 증식 인자를 없애면, 세포는 증식은 하지 않지만 잘 죽지 않는다는 것을 알게 되었다.

이 실험을 통하여 Bcl-2는 세포가 아폽토시스로 죽는 것을 막아주는 작용을 가지고 있다는 것이 밝혀지게 되었다. Bcl-2 과다 발현에 의해서 악성화된 림프종은 천천히 자라는 특징이 있다. 이러한 특징은 Bcl-2가 세포를 증가시키는 작용을 하는 것이 아니고 세포를 죽기 어렵게 만드는 기능을 가지고 있다는 사실을 잘 이해할 수 있

게 해준다.

세포사에서도 미토콘드리아

|

그 후 연구에서 Bcl-2는 미토콘드리아에 존재한다는 것을 알게 되었다. 미토콘드리아는 산소를 이용하여 '생명의 에너지 통화'인 ATP를 생성하는 세포내소기관이다. 미토콘드리아는 에너지 생산뿐 아니라 아폽토시스도 조절하고 있다. DNA 손상 등의 스트레스가 생겼을 때, 사이토크롬 C같은 ATP의 생산에 필요한 단백질이 미토콘드리아에서 방출되며 그것이 아폽토시스의 도화선이 되는 것은 앞에서도 말한 적이 있다.

이것도 제1장에서 쓴 것처럼 미토콘드리아는 원래 에너지를 만드는 세균이었는데 이것이 세포 안으로 들어간 것이다. 세균이 언젠인가부터 진핵생물 안으로 들어가서 공생을 시작, 어찌어찌해서 세포사를 제어하는 메커니즘을 획득한 것일까? 이 공진화를 생각하면 굉장히 재미있고 신기하다.

진화적으로 공통된 조상에서 유래하는 비슷한 단백질을 모아서 패밀리 단백질로 부른다. Bcl-2에도 패밀리 단백질이 있어서 20종류 이상이 보고되고 있다. 패밀리 단백질이라고 해서 비슷한 작용을 한다고는 할 수 없고 정반대의 기능을 가질 수도 있다.

Bcl-2은 아폽토시스를 저해하는 역할이 있는데 반해 BAX 패밀리 단백질은 반대로 아폽토시스를 촉진하는 역할을 한다.

세포가 대량의 방사선을 쬐면, p53이 활성화되어 아폽토시스가 생기는 것은 앞서 설명했다.

이때 p53의 작용 때문에 BAX의 양이 증가하고, Bcl-2의 양이 줄어드는 사실이 알려졌다. 즉, Bcl-2 패밀리 단백질의 균형이 아폽토시스 쪽으로 기울면 세포가 죽어 간다.

죽음의 수용체

이 같은 미토콘드리아를 통한 아폽토시스의 경로는 세포 내에서 생기는 현상으로 내인성 경로라고 한다. 그것에 반해서 외인성 경로라는 것도 있다. 세포에 따라서는 표면에 죽음을 초래하는 수용체「데스 리셉터」가 있는데, 그 수용체가 자극을 받으면 아폽토시스가 유도된다. 세포사의 수용체가 있다면 놀랄지도 모른다. 왠지 무서운 이미지이다. 하지만 종류는 많지는 않지만 실제로 존재하고 중요한 기능을 하고 있다.

아폽토시스에는 「프로그램에 의하여 유도된 세포사」가 있다는 것도 제1장에서 설명했다. 예를 들면, 염증반응과 면역반응이 일어났을 때 그런 반응이 계속되면 정상세포까지 손상되기 때문에 세포 표면

수용체를 통해서 세포를 적극적으로 죽이는 일이 필요하다.

조금 전문적인 단어지만, 수용체에 결합하여 그 수용체를 활성화하는 물질을 「리간드」라고 한다. 대표적인 죽음의 수용체에 Fas가 있다. 그 리간드는 간단하게 Fas 리간드라고 한다. 이 Fas 리간드에 의한 신호전달에 이상이 생기면 면역세포에 의한 면역반응이 너무 강하게 나타나서 자신의 세포를 이물질로 인식하여 면역반응을 나타내기 때문에 자가 면역 질환이 발병한다는 것이 알려졌다.

세포 복제 능력 무한한

제1장에서도 소개했듯이 정상세포분열 횟수는 제한이 있는데, 인간 태아의 세포는 50~60회, 그리고 나이를 먹으면서 그 횟수가 줄어든다. 헤이 플릭이 처음 발견할 당시 왜 그런지 몰랐었는데 이제는 텔로미어의 단축이 중요한 원인이라고 받아들여지고 있다.

끝도 중요하다

텔로미어는 염색체의 말단부이다. 계속 나오는 이야기지만, 세포가 분열할 때는 DNA 복제가 일어난다. 그때 DNA 복제의 분자 메커니

즘으로 텔로미어는 다른 부분과 달리 복제를 위해서 텔로머라제라는 효소가 필요하지만 보통의 세포에서는 텔로머라제가 발현하지 않는다. 그래서 세포가 한 번 분열할 때마다 말단부만 잘 복제되지 않아 텔로미어의 길이가 조금씩 짧아지는 것이다.

텔로미어가 일정 수준 이하로 짧아지면 여기서도 게놈의 수호신 p53의 활약으로 체크 포인트가 기능하고 세포 노화가 유도된다. 세포 노화란 세포가 증식도 하지 않고 죽지도 않고 가만히 있는 상태가 되는 것이다.

계속 증식하는 암세포에서는 텔로머라제가 활성화되어 있다. 이것이 암세포의 무한한 세포 복제 능력이다. 의인화해서는 안 된다면서도 어떻게 암이란 것은 이런 기술을 풀어내는지 매우 교활하다는 생각이 무심결에 든다. 그러나 발상을 바꾸어 보면 텔로머라제 작용을 억누름으로써 암을 치료하는 전략이 가능하다. 아쉽게도 아직 약으로는 개발되지 않았지만, 실제로 이런 방법이 시도되고 있다.

알렉시스 카렐의 잘못된 학설

실은 세포의 분열 횟수는 정해져 있으며 이는 염색체 끝단 부위의 복제에 한계가 있는 텔로미어가 세포가 분열할 때 짧아지기 때문이라는 헤이 플릭의 가설은 좀처럼 받아들여지지 않았다. 헤이 플릭이 보

통과 다른 사람이었다는 점도 있지만, 그 이상으로 어느 유명한 연구자가 그 반세기 전에 배양세포는 불멸이라고 발표했고 그 사고방식이 「상식」으로 널리 받아들여졌기 때문에 그 당시에는 상식을 깨기 어려웠을 것이다.

「혈관 봉합 및 장기이식에 관한 연구」로 1912년에 노벨상을 받은 알렉시스 카렐이 바로 그 사람이다. 프랑스에 기적을 일으키는 기독교의 성지 루르드라는 작은 마을이 있다. 여기에 있는 샘물을 마시면 기적이 생기고 병이 낫는다는 것이다. 의사로서 훈련을 받은 리옹에서 태어난 카렐은 그런 말을 믿지 않았지만 기적을 목격한다. 한 번은 빈사상태의 결핵 환자가 순식간에 좋아졌다. 또 한 번은 결핵성의 누공(피부에 뚫린 구멍)이 눈 앞에서 닫힌 것이다.

기적을 목격했지만 진심으로 믿지 못한 카렐은 조국을 버리고 캐나다에서 미국으로 건너간다. 그리고 노구치 히데요와 동시대에 같은 록펠러 연구소에서 활약한다. 바이러스 발암을 발견한 페이턴 라우스와도 같은 시기이다. 록펠러 연구소(지금은 록펠러 대학으로 바뀌었는데)는 무려 23명의 노벨상 학자를 배출하고 있다. 카렐은 노구치를 좋아해서일까? 몇 번이나 노구치를 노벨상에 추천했지만 잘되지 않았다.

카렐은 닭 배아의 심장을 배양하고, 20년 이상 동안 계속 살아있는 채로 보존되는 것이 가능했다고 보고한 바 있다. 카렐이 노벨상을 받게 된 연구성과는 전혀 다른 것이었고, 카렐이 거머쥔 미국 최초의

노벨상을 받는 그 타이밍에 죽지 않는 심장세포에 대한 그의 연구가 발표되었기 때문에 이 죽지 않는 세포는 언론에 대대적으로 다루어졌다.

하지만 그 연구는 실수였다. 실험 방법 자체에 문제가 있었는지, 실제로 실험을 하던 조수가 부정과 비리를 저질렀는지, 아니면 다른 이유가 있었는지 지금까지는 아무도 모른다. 아무튼 죽지 않는 세포가 있다는 결론은 반세기 만에 헤이 플릭의 논문이 나올 때까지 많은 사람이 믿었다. 깜짝 놀랄만한 이야기이다.

혈관신생

인간이 산소와 영양분 없이 살 수 없듯이 암세포도 마찬가지이다. 백혈병 등은 별개이지만 암은 덩어리를 만들어 성장한다. 어느 정도의 크기까지 커지면 종양의 한가운데에는 산소가 전달되지 못해, 괴사로 죽어 간다. 생각해 보면 당연하지만 이런 사실을 알게 된 것은 한 천재의 생각에 의한 것이었다.

산소가 없으면 살지 못한다

하버드 대학의 주다 포크만은 종양을 배양하면서 모든 종양이 1~2밀

리미터 정도의 크기 밖에 자라지 않는 것을 알게 되었다. 그러나 이들 종양을 쥐에 이식하면 1센티미터 이상의 크기로 성장했다. 이 과정에서 종양이 이식되면 종양 덩어리에 혈관이 새로 생기고 내부까지 산소가 공급된다는 생각을 하게 되었다.

생체 내의 종양의 성장은 신생혈관에 의존하며 종양이 그런 성장인자를 분비하는 것 아니냐는 가설을 세우고, 1971년 일류 잡지인 「뉴 잉글랜드 저널 오브 메디신」에 보고했지만, 애초에 너무나 획기적인 발상이어서 좀처럼 받아들여지지 않았다. 그러나 이제는 신생혈관은 악성종양을 생각할 때에 매우 중요한 인자의 하나임을 알게 되었다.

유대교 랍비를 아버지로 두었던 포크만은 천재라 말해도 좋겠다. 미국의 의과대학(메디컬 스쿨)은 대학을 졸업하고 입학하는 시스템이지만, 될성부른 나무는 떡잎부터 알아본다고 오하이오 주립 대학의 연구 성과가 갑자기 인정받아 19세에 하버드 메디컬 스쿨에 입학 허가를 받았다. 기대대로 우수한 성적으로 졸업하고 외과에 가서 34세에 벌써 보스턴 소아 병원의 외과 수석에 임명되었다. 그동안 수술뿐 아니라 연구도 적극적으로 진행하였다. 미국에는 가끔 이런 엄청난 의학자가 있다. 일본에서는 본 적이 없는데 뭔가 다른 것 같다.

우연이지만 쿠누드손이 투 히트 가설을 발표한 것도 1971년이다. 암 억제 유전자나 혈관신생에 관한 데이터가 거의 없는 상태였건만, 사물은 보이는 사람에게만 보인다는 것을 실감시켜 준다. 그 발상에

서 약 반세기, 둘 다 단순한 학설에 불과했던 것이 속속 증명되어 대략적인 것이 분자 수준에서 밝혀졌다는 것은 정말 대단한 일이다.

필자는 연구를 시작한 지 30년이 좀 넘지만, 그동안의 생명과학 진전은 문자 그대로 폭발적이었다. 어쩌면 생명과학의 발전이 가장 흥미진진한 시대였기 때문에 나의 연구가 가능했던 것은 아니었을까 하고 생각할 때가 종종 있다. 학문이라는 것은 데이터가 너무 많이 축적되면 재미가 없어지는 측면이 있다. 그런 의미에서 이런 설레는 시대에 연구자로서 시간을 보낸 것은 참으로 행복한 일이다.

혈관신생의 메커니즘과 그에 관한 저해

종양의 혈관신생에 관한 연구는 거의 포크만이 예측한 대로 진행되었다. 아니 그 이상이었다고 할 수 있을지도 모른다. 악성종양은 이미 존재하는 혈관에서 「출아(出芽)」에 의하여 혈관신생을 촉진한다. 다만 그렇게 생긴 혈관은 새기 쉽다던가, 순환이 잘 안 되는 등 이상이 있다. 그래도 신생 혈관은 종양에 산소와 영양을 공급할 수 있다.

그것만이 아니다. 새로 생긴 혈관의 내피가 증식 인자를 분비하고, 종양의 성장을 도울 수 있다는 것도 알려졌다. 왠지 너무 정교한 이야기라서 암이라는 놈은 영리해서 괘씸하고 화가 난다.

그러나 여기에서도 거꾸로 생각해서 치료 전략을 세울 수 있다.

혈관이 없어서 암이 커질 수 없다면, 혈관을 만들지 못하게 하면 암을 치료할 가능성이 있는 것은 아닌지?

그럼 종양에서 혈관신생은 어떻게 일어날까? 그 중요한 것은 전사 인자의 하나인 저산소 유도 인자(HIF)이다. HIF는 저산소 상태가 되면 분해가 억제되고 세포 내에서의 양이 증가한다. 또한, 분해는 제1장에서 소개한 프로테아좀에 의한 것이다. HIF에 의해서 전사가 촉진되는 유전자는 여럿 있는데 그중에서 중요한 것은 VEGF(혈관내피 생장 인자)이다. VEGF는 이름에 나와 있는 바와 같이 혈관내피를 증식하는 인자이다. 그래서 저산소 → HIF 증가→ VEGF의 생산 증가 → 혈관 증가로 이어진다.

그러므로 이 경로를 어딘가에서 억제하면 혈관이 새로 생기지 않는다고 생각된다. 이미 VEGF의 작용을 억제하는 약제가 개발되어 허가받았다. 그 약제는 VEGF 자체에 관한 항체와 VEGF의 수용체에 관한 항체가 모두 있어, VEGF와 세포 표면에 있는 VEGF의 수용체와의 결합을 방해함으로써 VEGF의 기능을 억제하는 것이다. 단독으로는 효과가 없고 다른 항암제와 병용할 필요가 있다. 완전히 종양을 없앨 수 없는 등의 문제는 있지만, 치유 절제가 불가능한 대장암이나 위암의 치료에 실제로 사용되고 있다.

침윤과 전이

세포의 접착과 이동

양성종양과 악성종양의 차이에서 설명했지만, 악성종양이 무서운 것은 주변에 점점 확대되어가는 침윤과 떨어져 있는 곳에서 새로운 병소를 만드는 전이가 생기는 것이다. 왜 무서운가 하면, 침윤과 전이가 있으면 외과적 절제가 어려워지기 때문이다. 그럼 암(여기서는 좁은 의미의 암) 즉 상피성 암에 관해서 알아보자.

상피세포는 옆의 세포와는 손을 잡고, 밑에는 기저막이 있고, 이런 식으로 위아래가 있다. 이는 상피세포에는 극성이 있다는 말로 표현한다. [그림 10]

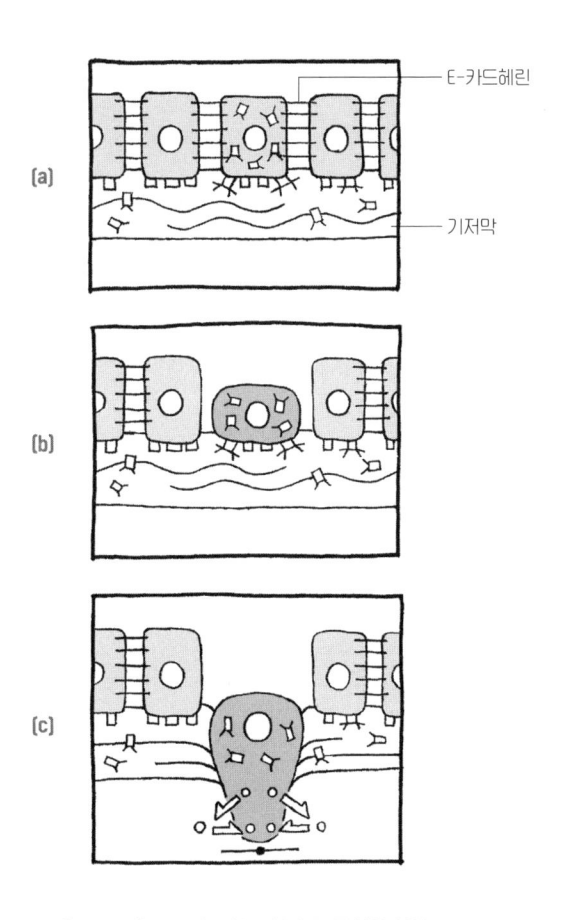

[그림 10] 상피세포의 극성과 그 극성의 상실

(a) 상피세포의 아랫면은 기저막에 닿아있고 옆 세포와는 카드헤린을 통하여 접착한다는 극성이 있다.
(b) 암세포는 E카드헤린에 의해 옆 세포와의 접착 능력을 잃어버린다.
(c) 더욱이, 암세포는 극성을 잃어버려서 기저막을 무너뜨리고 이동한다.

이웃 상피세포와의 접착에는 E- 카드헤린이라는 단백질이 필요하고 E-카드헤린이 정상이면, 세포들끼리 손을 잡고 질서 정연한 상태를 유지한다.

그런데 대부분의 상피성 암에서는 E- 카드헤린에 어떤 이상이 있어서 그 구축이 정상이 아닌 상태로 존재한다. 또, E- 카드헤린은 세포의 증식을 억제하는 기능도 있으므로 이상이 생기면 암세포 증식 능력이 올라간다.

또 기저막의 아래쪽에는 간질계 결합 조직이 있어서, 기저막과 함께 세포 외 기질이라고 한다. 암세포가 침윤하기 위해서는 기저막을 깨고 간질계 결합 조직 속을 거침없이 움직여야 한다. 그러기 위해서 세포 외 매트릭스를 녹이는 효소가 분비되는 것으로 알려져 있다. 또, 세포 운동을 촉진하는 물질도 많이 알려져 있다. 이처럼 좁은 의미의 암, 즉 상피성 암세포에서는 그 극성을 잃어버리고, 옆의 세포와 손잡지 않고 여기저기 돌아다니게 된다는 것도 큰 특징 중 하나이다.

전이하기 위해서는 한층 더 단계가 필요하다. 혈류성 전이와 림프관 전이가 있다고 설명했었는데 어쨌든 암세포가 혈관이나 림프관에 침입하지 않으면 안 된다. 그리고 혈액이나 림프의 흐름에 올라타 다른 장소로 운반된다. 아직 또 다른 단계가 있다. 이번에는 혈관이나 림프관의 내피에 접착하고, 그 바깥에 있는 기저막을 깨고 거기에서 증식해서 처음으로 전이 장소를 만들 수 있는 것이다.

한마디로 전이라고 해도 이러한 프로세스가 필요하다. 역시 암세

포는 대단한 능력을 가지고 있는 듯한 기분이 든다.

침윤과 전이를 완전히 막는 것이 가능하다면 암을 외과적으로 비교적 간단히 치료할 수 있다. 그러나 유감스럽게도 그런 치료법은 아직 개발되지 않았다.

게놈의 불안정성

암은 돌연변이의 축적으로 발병한다. 이것은 돌연변이가 일어나기 쉬운 상태가 되면 암이 발병하기 쉽다는 것이다. 공교롭게도, 암세포에는 게놈의 불안정성이 생기기 쉽다는 성질도 있다.

교정 기능(스펠체크)의 중요성

우리가 사는 환경에는 화학물질이나 자외선, 방사선 등, 돌연변이를 일으키는 원인이 많이 있다. 그것에 비하면 우리가 암에 걸리는 빈도는 그리 높지 않다. 돌연변이가 생겼을 때 그것을 고치는 기능이 우

리의 세포에 갖춰져 있기 때문이다. 그러한 DNA 복원 기구는 몇 가지가 있고 복잡한데, 각각 몇 종류의 단백질이 필요하다.

그러한 DNA 복원 기구에 필요한 유전자의 돌연변이를 가진 사람이 있다.

앞서 썼듯이 악성종양의 발병에는 몇 개의 돌연변이가 필요하다. 그렇다면 그런 사람들에는 악성종양이 생기기 쉽지 않겠냐고 생각한다. 실제로도 그렇다. 안젤리나 졸리 이야기 부분에 쓴 BRCA1과 BRCA2도 상동 재조합이라는 DNA 복원 기구에 관여하는 것으로 알려졌고, 그 유전자 이상이 암의 원인이 되는 셈이다. 그 외에도 BRCA의 이상만큼 빈도는 높지 않지만 몇 가지 선천적으로 DNA 손상 복구에 이상이 있는 병이 알려졌다.

세포가 분열하기 전에 DNA 폴리머라제라는 효소가 DNA의 복제를 한다. 두 가닥의 DNA가 풀려서 한 가닥이 되고 그 한 가닥의 A, C, G, T의 네 가지 염기에 대해 A에는 T, C에는 G, G에는 C, T에는 A와 같이 상보적인 염기가 대응되어 합성된다. 그 결과 이중나선 구조인 DNA의 한 가닥에서 각각 원래대로 두 가닥이 만들어지는 것이다.

이 반응은 매우 효율이 높고, 1천만 개에 1개꼴로밖에 오류를 일으키지 않는다. 그 정도라면 문제없다고 생각할지도 모르지만, 1개의 세포에는 60억 개의 염기쌍이 있다는 것을 생각하자. 곱하여 계산해보면 1회 분열로 세포 1개당 60개의 돌연변이가 생기게 된다.

확실하지는 않지만, 하루에 수천억 회 세포분열이 행해진다고 생각되므로 DNA 복제에 의한 돌연변이 수는 엄청나게 많아진다.

그것을 막기 위해서 스펠체커, 즉 그 같은 잘못을 바로잡는 기능이 세포에 갖추어져 있다. 말하자면 교정 기능이다. 그런 기능을 가지는 효소의 하나는 염기의 미스매치를 정정해주는 '미스매치 수복 효소'로 이름 붙여지고 있다. 그 효소의 유전자에 이상이 있으면 스펠체크가 잘 안 되고 유전성 비(非) 폴리포시스 대장암이란 병이 된다. 이 병은 주로 대장과 맹장, 그리고 다른 장기에도 암을 발생시키는 병이다.

자외선은 DNA에 손상을 주는 것으로 알려져 있다. 이웃한 C와 C, T와 C, 또는 T와 T가 화학적으로 결합해서 발생하는 손상이다. 이런 손상이 있으면 DNA의 복제나 DNA로부터의 전사에 이상이 생긴다. 세포에는 이런 자외선에 의해 생기는 손상 부위를 제거하는 메커니즘도 갖추고 있다.

역시 빈도는 높지 않지만 그런 복원 기구에 이상이 있어서 발생하는 색소성건피증이라는 병이 있다. 이 병의 환자는 햇볕을 쐬면 화상을 입은 것처럼 피부가 건조해지고 위축되며, 모세혈관이 확장되는 증상이 나타난다. 또 자외선으로 인한 DNA 손상의 복원이 잘 안 되기 때문에 정상인의 약 2,000배 정도 피부암이 걸리기 쉽다.

자, 암이란 어떤 병인지 어떤 돌연변이가 있으면 생기느냐 등 대충 감이 잡혔는지?

암에 관한 기초 지식은 이쯤으로 하고 다음 장에서는 응용편이라고 할 정도는 아니지만, 몇몇 주변의 악성종양을 알아보면서 최신의 지식도 곁들이면서 여러 가지 에피소드를 소개하고자 한다.

제 **4** 장

병의 황제 암 각론

한층 더 해가는 진화

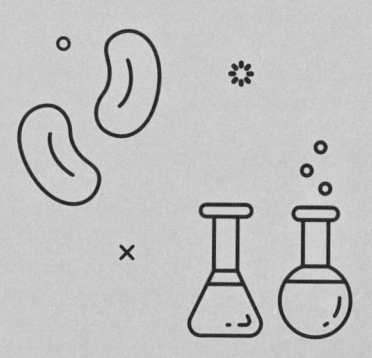

화학물질에 의한 발암

암의 원인이 되는 물질, 즉 발암물질이 존재한다는 것은 잘 알려져 있다. 이에 관한 연구의 역사는 18세기까지 거슬러 올라간다. 또한, 동물을 이용한 발암실험도 예전에는 활발히 행해졌었다. 그러한 역사를 통해 발암물질의 연구에 대해서 알아보기로 하자.

굴뚝 청소부의 음낭암

영국에서 18세기 후반에 시작된 산업혁명은 석탄을 동력원으로 사용했기 때문에 도시에는 굴뚝들이 많이 늘어서게 되었다. 런던의 굴뚝

이라 하면 '♪ 침 침니, 침 침니, 침 침 체리, 굴뚝 청소부는 행운 바로
~' 라고 「침침·체리」를 노래하는 명작 메리 포핀스의 굴뚝 청소부를
떠올리는 사람이 있을지도 모른다.

20세기의 시작이 시대적 배경인 메리 포핀스에서는 굴뚝 청소부가
즐거운 모습으로 묘사되어 있다.

그러나 산업혁명 당시의 굴뚝 청소라는 것은 비참한 상황이었다.
굴뚝 모양에 따라 구부러진 모양의 브러시가 발명되기까지 굴뚝 청
소는 가난한 아이들의 일이었다. 어째서 아이들이었는지 이유를 아
나요? 굴뚝 속을 기어 오르면서 청소할 필요가 있어서 몸이 작지 않
으면 할 수 없었다. 듣기만 해도 몸에 나쁠 것 같다.

어릴 때부터 굴뚝을 청소해 온 스무 살 안팎의 젊은이에게 음낭암
의 발병이 많다는 보고가 1775년에 나왔다. 그 발견자인 외과 의사
퍼시벌 포트는 굴뚝 안에 있는 그을음이 원인이 아닐까 하고 추측했
다. 이 발견에 기초해서 매일 목욕하는 규칙을 만든 굴뚝 청소 길드
에서는 음낭암이 급감하였다.

직업 암의 발견과 그 예방

이 예는 발암물질이 있다는 것뿐 아니라 그것을 제거하면 암을 예방
하는 것도 알려주고 있다. 시대에 앞선 획기적인 발견이다. 또 모종

의 직업이나, 직업적으로 접하는 화학물질에 의해서 발암 위험이 커지는 것으로 알려졌는데 굴뚝 청소부의 음낭암은 세계에서 최초로 발견된 직업 암의 예이기도 하다.

음낭은 지금 안 봐도 되지만, 주름이 많이 있으니까 그을음이 그곳에 파고든다.

옛날이었었고, 가난한 아이들이었을 데니까 매일 씻는 것도 아니었기 때문에 계속 그을음이 붙어 있었는데 그것이 발암 원인이 된 것이다.

굴뚝 청소부의 음낭암 이야기와 암은 자극 때문에 발생한다는 루돌프 피르호의 암 자극설에 따라서 전에 언급한 「야마기와 가쓰사부로」는 토끼를 이용해서 발암실험을 개시했다. 코르타르를 사용한 것은 그을음이 음낭암의 원인이기 때문이었다. 「야마기와 가쓰사부로」가 노벨상 후보에 올랐을 때 그에 반대하는 의견으로 이미 그을음에 의한 발암이 퍼시벌 포트에 의해 보고된 것 아니냐는 의견이 나왔었다. 좀 억지 논쟁이었지만 결국 노벨상을 받지 못했다. 이런 배경을 알면 의학 연구의 역사는 참 재미있다.

발암물질

발암실험과

이전에는 발암실험들이 매우 많이 이뤄졌었다. 예전에는 발암실험이 암 연구의 주류였다고 말해도 좋을지 모르겠다. 그 결과로 수백 개의 화학물질이 실험동물에 암을 일으킨다고 보고되었다.

이니세이터(개시 인자)와 프로모터(촉진자)

방대한 발암실험이 행해졌지만 안타깝게도 거기에서 암의 실태가 밝혀진 것은 없었다. 그러기 위해서는 앞 장에서 말했듯이 분자생물학의 힘을 빌리는 것이 필요했을 것이다. 그래도 중요한 사실이 밝혀졌

다. 즉 발암에는, 이니세이터(개시 인자)와 프로모터(촉진자)가 필요하다는 것이다. 여기서 말하는 프로모터는 쉬어가는 페이지의 유전자 발현의 장에서 설명한 프로모터와는 달리 발암의 프로모터라는 의미이다.

계속 설명했듯이 발암에는 돌연변이가 필요하다. 그래서 발암물질은 갑자기 변이를 일으키는 능력, 변이원성을 갖고 있지 않으면 안 된다. 그러나 그러한 물질만으로는 실험동물에 암을 일으키기에는 불충분하다. 여기에 암의 성립을 촉진하는 물질이 필요한 것으로 나타났다. 그것이 여기서 말하는 프로모터이다.

반면 발암의 계기가 되는 물질이 이니세이터이다. 즉 발암실험에서 드러난 중요한 것은 우선 이니세이터에 의해서 어떠한 돌연변이가 일어나고, 그것이 프로모터에 의해서 촉진된다는 거였다. 그럼 프로모터는 어떻게 암의 성장을 돕는가?

그것은 세포증식이다. 발암 프로모터에는 많은 종류가 있는데 공통으로 있는 것은 세포의 증식을 자극하는 작용이다. 이니세이터에 의해서 DNA에 손상을 입고, 아마 다른 것보다도 아주 조금 증식하기 쉽게 된 세포가, 프로모터의 작용 때문에 일사천리로 증식한다. 몇 번이나 기술했지만, 세포가 증식할 때에는 DNA 복제를 동반하고 반드시 일정한 빈도로 돌연변이가 생긴다. 그 과정에서 전 장에서 쓴 것 같은 악성화에 필요한 유전자에 변이가 생기면 더욱 증식 속도가 빨라지거나 침윤 능력과 전이 능력을 획득해서 최종적으로 '훌륭한'

악성종양이 되는 것이다.

발암물질

|

발암물질에는 직접적인 효과를 나타내는 물질과 간접적으로 효과를 나타내는 물질이 있다. 간접적이라는 것은 체내에서 대사되어 발암성이 있는 물질로 변신하는 것을 말한다. 일부러 그런 일을 해주지 않아도 좋은데... 하는 마음인데 원래는 독극물을 대사해서 무독화하는 효소가 역설적으로 발암성이 없는 물질을 발암성이 있는 물질로 바꾸어 버리게 되므로 어쩔 수 없다.

직접적인 효과를 나타내는 물질의 대표는 항암제이다. 항암제가 암을 만들어 버리는 것이 이상하다고 생각될지도 모르지만, 이것도 어쩔 수 없는 측면이 있다. 어떤 종류의 항암제는 DNA에 결합하여 암세포를 죽인다. 그 DNA에 관한 작용이 암세포에만 작용하면 좋은데 아무래도 정상세포에도 영향을 미치는 것이다.

항암제나 방사선에 의한 치료가 원인이 되어 암이 발생할 경우 이차성 암이라고 한다. 일반적으로 이런 식으로 생기는 이차성 암은 복잡한 염색체 이상의 빈도가 높고 치료가 어려운 것으로 알려졌다. 또 젊을 때 발생하는 암의 치료일수록 이차성 암을 일으키기 쉬운 사실도 알려졌다. 그래서 조기에 발견하여 악성종양을 치료하지 못하면

어쩔 수 없이 항암제나 방사선으로 치료해야 하겠지만 될 수 있는 데로 항암제나 방사선 치료는 피하는 것이 좋다.

발암물질이라고 하면 인공적 물질이라는 이미지만을 떠올릴 수 있을지 모르지만 절대 그렇지 않다. 자연계에 존재하는 유명한 발암물질로 아플라톡신이 있다. 이는 주로 피스타치오(연녹색의 작은 견과류)나 땅콩 같은 견과류에 나는 곰팡이가 생성하는 독이다. 아플라톡신은 대사되어 암 억제 유전자인 p53에 돌연변이를 유도하고 간암을 불러일으키기 쉽게 한다. 그래서 곰팡이 난 콩류는 절대 먹지 않도록 주의하자.

발암 방사선에 의한

방사선에 의한 발암 화학물질뿐만 아니라 방사선이 악성종양을 유발한다는 것도 잘 알려진 사실이다. 이번에는 히로시마, 나가사키의 원폭 투하, 체르노빌, 후쿠시마 원전 사고 등 참혹한 역사적 사실을 소개하며, 그 병리학적 의미를 생각해 보자.

라듐 걸스와 우주로부터의 방사선

방사선은 피폭되는 양에 따라 여러 가지 장애를 일으킨다. 그중의 하나가 발암이다. 방사선은 돌연변이를 유발하지만 앞선 장에 썼듯이

세포에는 변이를 복원하는 기구가 갖추어져 있다. 또 복원할 수 없는 변이가 생겼을 때 암 억제 유전자인 p53 등이 작용하여 아폽토시스를 초래하는 것도 앞서 설명했다.

그러나 어느 정도의 비율로 돌연변이가 생긴 채 살아남는 세포도 있다. 그래서 방사선이 암 발생에 이바지하는 것은 당연한 일이며 그 일은 수많은 동물실험에서 나타나고 있다. 또 안타깝지만 사람에게 있어서도 몇몇 슬픈 사례가 있다.

하나는 「라듐 걸스」이다. 방사성 물질인 라듐은 붕괴할 때 빛이 발생한다. 그 성질을 이용해서 1910년부터 20년대에는 시계 문자판의 야광 도료로 사용되었다. 그 도료를 바르는 작업에 종사하던 여자 작업원에 골육종, 백혈병이 많이 발생했다. 이는 입으로 빨아 붓끝을 뾰족하게 해서 바르는 작업 때문에 라듐이 체내에 흡수되었다고 생각된다.

이처럼 방사성 물질을 체내로 끌어들임으로써 발생하는 피폭을 내부 피폭이라고 한다. 낮다고는 하지만 자연계에는 일정 비율로 방사성 물질이 존재하기 때문에 보통의 평범한 생활을 하고 있어도 노출량이 적은 내부 피폭이 생긴다. 또 내부 피폭에 반해서, 우주선이나 대지로부터의 방사선 혹은 뢴트겐 촬영 등에 의한 것을 외부 피폭이라고 한다.

우주로부터의 방사선은 지구의 대기와 자기장으로 차단되지만, 조종사와 승무원 그리고 우주 비행사 등의 경우 피폭량이 증가한다.

「우주 스테이션」에서 하루에 지상의 반년 치에 해당하는 방사선을 받게 되고 반년 정도의 우주 체류로 3% 정도 발암률이 높아진다고 알려졌다. 우주 비행이 원인으로 암에 걸렸다는 사례는 아직 보고되지 않았지만 3% 정도 발암 증가율이 있다고 한다면 일반 사람의 발암률과 우주 비행사 수를 비교할 때 우주 비행사의 숫자가 많지 않기 때문에 통계의 오차로 감추어져서 모르고 지나갈 가능성이 크다.

히로시마와 나가사키

인체에 미친 방사선 피해를 나타내는 최대의 사건은 1945년 히로시마와 나가사키의 원폭 투하이다. 방사선 발암은 일정량을 피폭한다고 꼭 발병하는 것이 아니라 돌연변이를 통한 확률적인 문제이다. 그래서 조사 대상 수가 많을수록 정확한 결과가 얻어진다. 원폭 시에는 막대한 인원의 시민이 순식간에 피폭을 받는 것이니 그 역학 조사 결과는 상당히 정확하다. 그래서 히로시마 대학 원폭 방사선 의학연구소의 이나바 토시야 교수가 말한 것처럼 원폭 투하에 관한 데이터는 방사선 피폭의 「인류 역사상 가장 슬프고 정확한 역학 데이터」가 되어 버렸다.

피폭 때문에 악성종양의 발병률이 증가한 것인데, 그 타이밍은 백혈병과 위암, 폐암 같은 고형암에서 차이가 있었다. 백혈병은 피폭

후 2~3년에 증가하기 시작하며 몇 년 후에는 정점을 찍고 그 후 감소했다. 그에 반해서 고형암은 20년 가까이 지나서 증가하기 시작하여 70년 지난 지금도 영향을 끼치고 있다.

이 차이는 아마도 백혈병이 2~3개라는 비교적 소수의 돌연변이에 의해서 발생하는 반면 고형암은 5~6개의 변이가 필요한 것에 기인한다고 생각한다. 피폭 후 70년이 지나도 영향이 있다는 것은 피폭 때 받은 돌연변이를 가진 세포가 끝없이 살아남았고 그동안 다른 돌연변이가 생기고, 최종적으로 암이 되었다고 설명할 수 있다. 긴 수명을 가지는 암 줄기세포의 돌연변이가 지속되면서 거기에 더 돌연변이가 축적해서 발생한다고 생각하면 쉽게 이해할 수 있을 것이다.

체르노빌과 후쿠시마

다음의 대규모 피폭은 1986년에 일어난 옛 소비에트 연방의 체르노빌 원전 사고이다. 장기적인 피해는 정확한 데이터가 없으므로 확정적으로는 말할 수 없고 여러 가지 설이 난무하고 있다. 하지만 갑상선암을 필두로 하는 갑상선 질환이 증가한 것은 틀림없는 사실이다. 어린이들이 방사선에 관한 감수성이 높아 특히 어린이의 갑상선암 증가가 문제가 되었다. 이것은 어린이들이 방사성 요오드를 포함한 우유를 마셨기 때문이라고 생각되고 있다.

요오드는 갑상선 호르몬이 만들어질 때 사용되는 중요한 재료이다. 원전 사고에서는 요오드 방사성 동위 원소가 방출되는데 그것을 체내에 흡입하면 갑상선에 축적된다. 그로 인한 내부 피폭 때문에 갑상선 질환이 생긴다. 원전 사고 때 요오드제를 복용하는 것은 대량의 비방사성 요오드를 섭취하여 미리 갑상선에 축적시킴으로써 방사성 요오드가 갑상선에 축적될 확률을 줄이려는 의도이다.

또 하나의 대규모 사고가 2011년 동일본 대지진 때 후쿠시마 제일 원전 사고인데 체르노빌 원전 사고를 교훈 삼아 어린이의 갑상선암에 관한 조사가 꼼꼼하게 이루어지고 있다. 체르노빌보다 피폭량이 적기 때문에 괜찮지 않을까? 라고도 생각되고 있는데, 조사를 계속할 필요가 있는 것은 틀림없다.

자외선과 발암

비교적 소량의 방사선에 피폭되었을 때 발암을 일으킬 수 있는지는 아직도 결론이 안 나왔다. 가끔 신문 등에서 볼 수 있듯이 생체가 피폭될 때의 생물학적인 영향을 「시버트(Sievert)」라는 단위로 표시한다. 그에 관한 설명은 좀 까다로워서 생략하지만, 그 단위로 가면 100밀리시버트 이하의 경우 발암의 영향 유무를 잘 모른다. 있다고 해도 아주 확률이 낮은 것은 확실하고 그것의 통계적 유의성을 확인

하려면 막대한 연구가 필요하다. 그래서 끝까지 확정적인 결론이 나오지 않을 가능성이 크다.

자외선도 방사선의 일종으로, 색소성건피증에서 기술했듯이 DNA에 손상을 줌으로써 발암의 요인이 된다. 자외선(UV)은 파장이 긴 쪽부터 UV-A와 UV-B로 나누어진다. UV-A는 에너지가 약하지만 햇볕에 타면 피부를 검게 한다.

한편 UV-B는 피부를 붉게 하는 선탠과 DNA 손상을 일으킨다. 선탠 살롱에서는 UV-A만을 조사하므로 괜찮다고 하지만, WHO에 의하면 UV-A도 발암에 영향이 있으므로, 지나치게 쐬는 것은 주의가 필요하다고 한다. 누군가가 마츠자키 시게루 씨에게 주의를 환기시켜주는 것이 좋을지도 모른다. 참고로, 선탠 방지 크림에 표기된 SPF 표시는 UV-B를 얼마나 차단하는지를 알려주는 표시이다.

바이러스와 자궁경부암

세균이나 고등 생물도 유전 정보는 DNA에 축적되어 있다. 하지만 바이러스에는 DNA로 이루어진 것과 RNA로 이루어진 것이 있다. 그 중 종양을 유발하는 바이러스를 각각 DNA 종양 바이러스, RNA 종양 바이러스라고 불린다. 종양의 원인이 되는 DNA 바이러스로서 아프리카 지역에서 호발하는 버킷림프종이라는 악성림프종과 중국 남부에서 호발하는 인후두암을 일으키는 EB 바이러스, 폴리오마 바이러스, 사이토메갈로 바이러스 등이 알려졌다. 그러나 단연 압도적으로 많이 발생하는 것은 인유두종 바이러스에 의한 종양이다.

인유두종 바이러스에 의한 질병

|

바이러스에 의해서 발생하는 암 중에서 가장 유명한 것은 인유두종 바이러스(HPV)에 의한 자궁경부암으로 자궁경부암 대부분이 인유두종 바이러스가 원인인 것으로 알려졌다.

인유두종 바이러스에는 100종류 이상이 있고 그 종류에 따라 일으키는 병과 증상이 다르다. 사마귀는 인유두종 바이러스의 1형과 2형이 원인이다. 콘딜로마는 외음부에 생기는 뾰족한 사마귀로 6형이나 11형의 감염이 원인이 된다. 자궁경부암의 원인이 되는 것은 16형이나 18형의 인유두종 바이러스로 이 형의 바이러스는 그 외에도 항문과 성기의 암, 인두, 후두부(입이나 목) 암을 일으킨다.

인유두종 바이러스는 DNA에 유전 정보를 가지고 있으므로, DNA 바이러스의 일종이다. 이중나선을 발견한 사람 중 한사람인 왓슨은 오래전부터 암의 원인이 되는 인유두종 바이러스를 비롯한 DNA 종양 바이러스의 연구는 발암 기구의 해명에 큰 도움이 될 것이라고 예언했는데 이것은 탁월한 식견이었다.

인유두종 바이러스와 암 억제 유전자

|

인유두종 바이러스에는 암을 일으키는 데 중요한 기능을 하는 E6와

E7이라는 유전자가 있다. E7이 코딩하는 단백질은 암 억제 유전자의 장에서 말한 RB 단백질에 결합하여 그 기능을 저해한다. 바이러스 형태에 따라 E7과 RB의 결합 능력이 다르지만, 고위험형 바이러스 쪽이 저위험형 바이러스보다 RB에 결합하는 능력이 높고 더욱 강하게 저해하는 것으로 알려졌다. 말하자면 더욱 강하게 발암에 이바지하는 것이다. 또 세포주기의 저해 인자인 CDKI의 기능도 억제한다.

한편 E6 단백질은 p53과 결합하고 그 분해를 촉진하는 것인데, 그 결합 능력도 고위험형 쪽이 저위험형보다 높다. 또 E6 단백질은 아폽토시스를 유도하는 단백질인 BAX와 결합함으로써 세포자멸사를 억제한다. 심지어는 텔로머라제의 기능을 촉진하는 것으로 알려졌다.

이처럼 E6과 E7은 여러 가지 메커니즘으로 발암을 촉진하는 기능을 하는 단백질이다. 이것을 알면 고위험형의 인유두종 바이러스는 마치 암을 만들기 위한 생물무기 같은 생각이 든다. 왜 이런 진화가 이루어졌는지 불가사의다. 다만 이러한 고위험군 인유두종 바이러스라도 감염되면 꼭 악성종양이 발생한다는 것은 아니다. 감염 외에 추가로 어떠한 돌연변이가 생긴 결과 암이 되는 것이다.

자궁경부암 백신

자궁경부암 백신이라는 이름을 들으면 암에 관한 백신처럼 들리지만

그렇지 않다. 자궁경부암의 원인이 되는 인유두종 바이러스 감염을 예방하는 백신이다. 그래서 정확하게는 자궁경부암 백신이 아니라, 인유두종 바이러스 백신이라고 불러야 할 것이다. 이 백신의 접종으로 자궁경부암의 70% 정도는 예방할 수 있다고 한다.

어디까지나 일반적인 말이지만, 백신은 그 작용 기전 상 어느 정도의 비율로 부작용이 생긴다. 부작용 비율과 백신을 접종함으로써 발휘되는 장점을 고려하여 통계적으로는 접종하는 것이 낫다고 판단된다. 또, 일정 이상의 비율의 사람이 백신을 접종하면 백신을 접종하지 않은 사람의 감염률도 저하되고 감염 확산을 막는 효과가 있기 때문에 사회 방어적으로도 큰 의의가 있다.

그렇다고 강제 접종은 어려운 부분이 있다. 병에 안 걸렸는데 예방 차원으로 백신을 맞고 심한 부작용이 발생하면 힘드니까 접종하지 않겠다고 생각하는 사람이 있는 것도 이해할 수 있다. 이에 관련해서는 접종하는 백신의 부작용과 접종의 이점을 잘 생각해서 최종적으로 스스로가 판단할 수밖에 없다. 여기에도 확률적인 사고방식이 중요하다.

일본에서는 자궁경부암 백신의 부작용이 문제가 되면서 소송이 일어나고 있지만, 또래의 여성이 있는 가정에서는 꼭 한번 천천히 이야기를 나누어 보는 것이 좋을 것이다.

백혈병(ATL) 연구

성인T세포

일본의 긍지

암 연구의 역사 부분에서 조금 언급했는데, 레트로 바이러스에는 암을 일으키는 타입이 있다. 닭과 고양이에는 악성종양을 발병시키는 레트로 바이러스가 몇 개인지 알려진 것에 반해 다행히 사람에게는 거의 없다. 몇 개 안 되는 것 중의 하나가 성인T세포백혈병의 원인인 HTLV-1(성인T세포백혈병 바이러스 1형)이다.

성인T세포백혈병 발견

성인T세포백혈병은 당시 교토 대학의 타카츠키 기요시 선생 등에 의

해서 발견, 명명된 것이다. 1973년 타카츠키 선생은 림프구의 일종인 T세포에서 유래하고 세포핵의 모양이 뒤얽힌 것처럼 보이는 백혈병세 포를 가진 환자를 만났다. 그 환자는 가고시마 출신의 50대 여자였다.

타카츠키 선생 등은 77년에 비슷한 16개의 사례를 묶어 성인T세포 백혈병으로 미국의 혈액학 전문지에 보고하였는데, 16개의 사례 중 13 개의 사례가 규슈, 그중 8개의 사례가 가고시마 출신의 환자였다.

당연히 규슈에서는 이런 백혈병 환자가 교토보다도 훨씬 많이 있 었을 것이다. 그러나 타카츠키 선생이 보고하기까지는 하나의 질환 으로 기재되지는 않았다. 현지에서는 너무나 흔해서 알아차리기 어 려웠으며, 멀리 떨어진 곳에서 가고시마 출신이라는 것이 힌트가 되 어 새로운 병으로 발견된 것이다. 타카츠키 선생은 임상가로서의 훌 륭한 감각을 가졌으므로 발견되었다는 것은 말할 것도 없지만, 흔하 기 때문에 보이지 않는다는 것은 다른 곳에서도 일어날 수 있는 이야 기일 것이다.

원인 바이러스의 발견

|

발병에도 지역성이 있어 어떠한 바이러스 감염일 가능성이 의심되었 지만 확증은 없었다. 바이러스 학자인 히누마 요리오 선생은 성인T 세포백혈병 환자의 혈청이 오카야마 대학 내과 미요시 이사무 선생

이 수립한 성인T세포백혈병 세포주에 반응하는 것을 발견하였다. 이는 환자가 백혈병세포를 자신의 세포인데도 뭔가 이물질로 인식하는 항체를 갖고 있다는 것을 보여준다. 바이러스에 관한 항체인 것으로 생각하는 것은 당연하다.

미요시 선생은 새로운 성인T세포백혈병 세포주를 수립하려고, 여성에서 채취한 성인T세포백혈병세포와 정상 남아의 제대혈을 함께 배양시켰다. 그 결과 백혈병세포 MT-Ⅱ가 수립된 것인데, 그 세포는 여성 환자의 세포가 아니고 남아의 세포에서 유래했다. 그것은 백혈병세포가 어떤 작용을 통해서 정상세포를 백혈병화하고 있다는 것이다. 게다가 그 세포주가 바이러스 입자를 만드는 것도 알게 되었다. 즉, 성인T세포백혈병세포가 바이러스를 통해서 정상적인 T세포에 감염되어 백혈병화하고 있는 것이다.

바이러스의 존재가 증명됐으니 다음 문제는 어떤 바이러스냐는 것이 된다. 레트로 바이러스는 게놈이 RNA인데, 세포에 감염되면 RNA를 주형으로 DNA를 만든다. 쉬어가는 페이지의 '센트럴 도그마'에서 소개한 것과 같이, 통상은 DNA를 주형으로 해서 RNA로 전사하지만, 레트로 바이러스는 그와는 반대로 RNA를 주형으로 해서 DNA로 전사한다. 그래서 RNA에서 DNA로의 일반적인 전사와 반대 방향으로 전사하는 효소, 역전사 효소를 갖는 것이 그 특징이다.

암 연구소의 분자생물학자·요시다 미츠아키 선생은 MT-Ⅱ 세포를 가지고 불과 수일 내로 역전사 효소 활성이 있음을 발견했다. 또 바이

러스의 유전자가 성인T세포백혈병의 DNA에 포함된 것으로 알려졌다. 이렇게 성인T세포백혈병은 레트로 바이러스에 의해서 발병하는 백혈병임이 밝혀졌다. 마치 그림을 그려 나가는 것 같은 연구 전개였다.

바이러스 감염의 예방

라우스가 찾아낸 바이러스는 닭에서 단기간에, 게다가 거의 틀림없이 육종을 발생시킨다. 그것과는 달리 HTLV-1에 감염된 사람은 모두가 백혈병이 발병하는 것은 아니다. 이 사실은 HTLV-1은 그다지 강력한 암 유전자를 갖고 있지 않다는 것이다. 그래도 바이러스에 감염된 세포는 여러 유전자가 활성화되고 세포분열도 활발하게 된다. 그리고 DNA에 돌연변이가 생기고 백혈병이 된다. 지금은 백혈병을 일으키기 위한 유전자 변이가 자세하게 조사되고 매우 여러 종류의 암유전자가 백혈병화에 관여한다는 사실이 알려졌다.

이런 발병 과정이어서 감염되었다고 모두 발병하는 것이 아니라 보균자로서 계속 있는 사람이 대다수이다. 또한, 발병하는 경우라도 30~50년이라는 긴 잠복기가 필요하다. 보균자가 발병하는 위험은 남성 15명 중에 한 명 꼴, 여성 50명 중에 한 명 꼴이고 남녀를 합하면 대략 5%이다.

사람으로부터 사람으로의 바이러스 감염은 HTLV-1에 감염된 T세

포를 통해서 생기지만 모유를 통한 어머니에서 아이에게로의 감염, 성교에 의한 남성에서 여성으로의 감염, 그리고 수혈을 통한 감염, 이렇게 세 가지의 경로가 밝혀졌다.

수혈에 대해서는 1986년부터 헌혈 검사 체계가 갖춰지면서 헌혈에 의한 감염은 점차 없어지고 있다.

모자 감염은 모유 수유를 중지하고 인공영양으로 대체하면 막을 수 있다. 80년대 후반에 이런 사실들을 알게 되어 결국 이 병은 없어질 것이라는 낙관적 전망을 했지만 헌혈자의 바이러스 검사를 통해 추정되는 바이러스 보균자의 숫자는 약 20년 동안 110만 명 정도로 거의 변화가 없었다. 그러나 최근 겨우 줄어들기 시작하여 2015년에는 최대 82만 명으로 감소된 것이 보고되어 있다. 앞으로의 발병률이 어떻게 될지는 성교에 의한 감염을 얼마나 줄일 수 있느냐에 달렸다.

성인T세포백혈병 치료 전략

기증자가 있는 경우 조혈모(줄기)세포 이식에 의한 치료를 하는 것이 바람직하지만 고령환자도 많으므로 반드시 가능한 것은 아니다. 텔레비전에도 자주 출연하는 아사노 시로 전 미야기현 지사는 모자 감염으로 생각되는 감염 경로로 성인T세포백혈병이 발병되었는데 화학 요법을 행한 뒤 조혈모세포 이식을 받았다.

항암제에 의한 치료는 치료율이 높지 않았지만, 백혈병세포 표면에 발현하고 있는 CCR4라는 분자에 관한 항체를 이용한 치료법이 개발되면서 대략 절반의 환자에게 효과가 인정된다는 것이 알려졌다.

CCR4에 관한 항체 약물은 나고야 시립대학의 교수였던 우에다 루우세 선생이 코와 발효 기린 회사와 공동으로 개발한 것이다.

우에다 선생 등은 이 항체가 백혈병세포 표면의 CCR4 단백질에 결합하면 「항체 의존성 세포 사멸 효과」라는 긴 이름의 효과로 세포를 사멸시키는 것을 발견하였다. 한편 코와 발효 기린 회사는 이 효과를 극적으로 강화하는 기술을 가지고 있었다. 이들 둘을 합쳐 치료법이 개발되었다. 게다가 면역반응의 사령탑인 조절 T세포 발견자로 앞으로 노벨상을 수상할 것이라는 좋은 평가를 받고 있는 사카구치 시몬 오사카 대학 교수 등은 이 항체와 암 백신을 조합함으로써 더욱 강력한 임상 치료를 시작하였다.

성인T세포백혈병은 병의 발견부터 바이러스의 동정, 역학적 조사에서 게놈의 해석, 그리고 치료법 개발까지 대부분 일본의 연구자가 릴레이식으로 이어받아 연구해 온 질환이다. HTLV-1 감염자는 왜 그런지 잘 모르겠지만 일본, 특히 규슈, 오키나와 카리브해 연안이나 중앙아프리카, 남미 밖에 없다. 그래서 일본에서 연구가 진행된 면이 분명히 있다. 그렇다고 하더라도 이 병의 연구사는 일본 의학계가 세계에 자랑할 수 있는 큰 업적 중 하나이다. 아니, 최고의 업적이라고 말해도 좋을 것이다.

간암

간염 바이러스와 간염

간암에는 간세포에서 생기는 간세포암, 간 내의 담관에서 생기는 담관암이 있다. 간세포암이 압도적으로 많으므로 여기에서는 간세포암을 간암으로 부르겠다. 간암은 일본을 포함한 동아시아와 사하라 이남의 아프리카에 많은 것으로 알려졌고 B형 간염 바이러스, C형 간염 바이러스의 유행지와 거의 일치한다. 이 사실은 이들 바이러스가 간암의 발병과 관련이 있음을 나타내고 있다.

만성 간염에서 간암으로

약간 감소되고 있지만 일본에서 간암으로 인한 사망자는 연간 3만 명으로 악성종양 중에서도 많은 편이다. 그리고 그 대부분은 B형 간염 바이러스 혹은, C형 간염 바이러스 감염에 의한 만성 간염, 간경화를 배경으로 발생한다.

B형 간염 바이러스에 따른 간암은 약 15%로 계속 제자리걸음이지만 C형 간염 바이러스에 의한 간암은 전에는 70% 정도였지만 60% 정도로 점차 줄어들고 있다.

B형 간염 바이러스는 DNA 바이러스, C형 간염 바이러스는 RNA 바이러스로 전혀 다른 종류의 바이러스이다. 그러나 모두 간세포에 감염되어 세포를 죽이고 염증을 일으킨다. 그 상태가 6개월 이상 장기간 이어지는 것이 만성 간염이다. 물론 간의 기능이 나빠진다. GOT, GPT라는 이름을 들어본 적이 있을 것으로 생각되는데 이들은 모두 간세포에 많이 있는 효소의 이름이다. GOT, GPT의 수치가 오른다는 것은 염증 등으로 간세포가 파괴되고 이들 효소가 혈액 중으로 새어나가고 있음을 나타낸다.

간은 비교적 재생력이 강한 장기인데, 염증이 몇 년 동안 계속되면 그 능력에도 한계가 온다. 또 만성염증 상태는 장기에 섬유화를 일으킨다. 섬유화라는 것은 섬유아세포가 증식하면서 원래 있던 세포가 없어지고, 콜라겐 등의 섬유 성분이 침착된 것 같은 상태이다. 다른

장기에서는 예를 들어, 폐섬유화증과 같이 'OO섬유증'이라는 단어를 사용하는데, 간의 경우는 일반적으로 간섬유증이라고 하지 않고 「간경화」라고 부른다.

어느 바이러스에도 발암에 직접 관여하는 유전자가 있는 것은 아니다. 장기간 세포의 재생과 염증이 계속됨으로써 유전자에 돌연변이가 발생하는 것이 B형, C형 간염 바이러스로 인한 발암의 주된 요인으로 꼽히고 있다. 그래서 항바이러스약으로 바이러스 감염을 없애면 간암 발생도 줄일 수 있는 것이다.

B형 간염 바이러스와 C형 간염 바이러스

B형 간염 바이러스는 전 세계에서 약 3억 5천만 명이 감염됐고, 일본의 지속적 감염자는 백 수십만 명으로 추산되고 있다. 안타깝게도 아직 좋은 약이 없지만 젊은 사람일수록 감염률이 낮다는 것과 백신의 정기 접종으로 인해 향후 감소할 것으로 예상된다. B형 간염 바이러스는 미국의 바루크 블럼버그 등이 1964년에 발견했다. 후에 진단법과 백신도 개발한 블럼버그는 「감염증의 원인과 감염 확대에 관한 새로운 메커니즘의 발견」으로 노벨상을 받았다.

그때 동시에 수상한 사람이 파푸아뉴기니의 풍토병이었던 「쿠루병」 연구를 하던 다니엘 가이듀섹이다. 나중에 쿠루병은 이상 프리온

단백질에 의해서 발병하는 것이 규명되었지만 가이듀섹은 인육을 먹는 것에 의해서 전파되는 감염증임을 발견했고, 가이듀섹은 남태평양에서 56명의 아이들을 교육시키려는 명목으로 미국으로 데리고 돌아갔다.

대부분이 남자였는데 그 아이들에게 성적 학대를 가한 혐의로 실형을 선고받고 교도소 생활을 했다. 노벨상 수상자 중에서도 최대의 스캔들이라고 해도 과언이 아니다. 좋은 연구자가 반드시 훌륭한 사람만은 아니다. 왠지 좀 안심이 된다. 이런 생각이 드는 것은 필자의 성격이 좀 나쁜건가요?

한편 C형 간염 바이러스를 발견한 것은 벤처 기업인 카이론사였다. 정확히 말하면 바이러스 자체가 아닌 바이러스의 유전자를 얻는 데 성공했다고 말해야 할 것이다. 1988년에 행해진 이 발표는 큰 놀라움을 가지고 받아 들여졌다. C형 간염 바이러스 유전자의 클로닝이라는 대발견도 있었지만, 그 발표가 논문이 아니고 특허 취득이라는 보도 때문이었다.

통상 과학적 발견은 과학 잡지에서 최초로 발표된다. 그러나 이 경우는 달라서 논문 발표는 다음 해에 이루어졌다. 또 언론 발표문에서는 C형 간염 바이러스 검사 키트의 개발이 임박했음도 보도되었다. 그래서 카이론사의 발표는 과학보다 비즈니스를 우선하는 방식이라고 생각했다. C형 간염 바이러스 검사약이 거액의 부를 창출하는 것은 틀림없으므로 이런 순서를 선택했겠지만, 학회에서 비판적인 의

견이 나온 건 당연하다.

C형 간염 바이러스의 획기적인 치료약

B형 간염 바이러스보다 20년 이상 늦게 발견된 C형 간염 바이러스이지만 완치에 이르는 치료법이 이미 개발되고 있다. 과거에는 항바이러스 작용을 하는 생체 제제인 인터페론에 의한 치료가 행해졌지만, 치료율이 별로 높지 않은 데다가 부작용이 강하다는 문제가 있었다. 그러나 이제는 획기적인 경구약에 의한 치료가 이루어지며 치료율이 95%를 넘어서고 있다.

몇 종류의 약이 있는데 길리어드 사이언스사의 「하보니」라는 약은 소포스부비르와 레디파스비르의 두 약물이 배합된 것이다. RNA는 ACGU라는 네 가지의 핵산으로 이루어진 것을 생각해 보자. 소포스부비르는 RNA를 구성하는 핵산 중 하나인 U=우리딘과 비슷한 구조를 가진 핵산 아날로그이다. C형 간염 바이러스 복제에는 효소에 의한 RNA 복제가 필요한데, 이 약은 복제를 하는 복제 효소에 침투해서 그 효소의 기능을 저해한다. 한편 레디파스비르는 다른 메커니즘으로 역시 RNA의 복제를 저해하는 약제이다.

에이즈의 원인 바이러스인 HIV(인간 면역결핍 바이러스)도 RNA를 게놈에 가지는 바이러스이다. 길리어드사는 원래 항HIV제 개발을

하고 있던 바이오테크놀러지 회사이었기 때문에 그 기술력이 하보니의 개발로 이어졌다.

하보니는 하루 1정을 12주일만 복용하면 되는 뛰어난 약이다. 나중에 가격이 내려갔는데, 인가 당시는 한정 8만 엔(약 80만 원)이나 해서 한 명을 치료하는 데 600~700만 엔(약 6,000~7,000만 원)이 필요했다.

현재는 가격이 약 5만 5천 엔(약 55만 원)인데 그래도 총 400만 엔(약 4,000만 원)이나 된다. 환자 부담금액은 월 1~2만 엔(약 10~20만 원)이어서 대부분은 세금과 건강 보험에서 조달된다. 간염 증상이 없는 보균자를 포함하면 일본에는 150만 명에서 200만 명의 C형 간염 바이러스 감염자가 있는 것으로 추정하고 있다. 그중 50만 명만 치료하더라도 2조 엔(약 20조 원)이 든다는 계산이 나온다. 굉장한 금액이지만 일정한 빈도로 만성 간염에서 간경화, 간암으로 진행함에 따라 드는 의료비, 환자의 삶의 질을 따지면 의료 경제적으로는 수지가 맞는다고 생각한다.

마침 이 원고를 쓰고 있을 때 하보니의 위조약이 나돈다는 사건이 보도되었다. 환자가 가짜 약이라고 눈치채어 별 탈은 없었지만, 진짜 약병에 위조품이 들어 있어 악질적인 수법이다. 세계적으로도 몇조 엔 규모의 위조약이 나돌고 있다고 하니 정말 무서운 일이다. 돈 뿐만의 문제가 아니고 위험한 물질이 들어 있는 약도 있어 WHO에 따르면 아프리카에서는 가짜 항말라리아제 약만으로도 연간 10만 명 이상이 사망한다고 한다. 약제의 고액화에 따른 위조약이 거대 비즈니스가 되고 있다는 것은 정말 심각한 문제이다.

위암 파일로리와 헬리코박터

바이러스는 세포 안으로 파고들어 세포의 성질을 바꾸어 버리므로 발암에 관여한다 해도 이상하지 않다. 그것에 레트로 바이러스에 대해서는 페이톤·라우스 이후 오랜 연구의 역사가 있었다. 그러나 세균 감염이 위암을 일으킨다는 것은 누구도 생각하지 못했다. 그래서 헬리코박터 파일로리가 위암의 원인이 된다는 연구 성과는 놀라운 일이었고, 헬리코박터 파일로리의 발견과 그 병원성에 관한 연구로 오스트레일리아의 배리 마셜과 로빈 워런이 노벨 생리학·의학상을 받은 것은 당연한 일이다.

헬리코박터 파일로리의 발견

이전부터 위에 나선형의 세균이 존재한다는 보고는 있었다.

그러나 위는 공복 시에는 pH가 1~2로 상당한 산성이 되어서, 살균 작용이 있어 세균 등이 살 수 없을 것이라는 생각이 뿌리 깊었다. 하지만 마셜은 나중에 헬리코박터 파일로리라고 이름 붙여진 세균을 위의 유문부(십이지장에 이어지는 부분)에서 얻어서 배양하는 데 성공했다.

헬리코박터의 '헬리코'는 헬리콥터의 헬리코와 마찬가지로 나선을 의미한다. 또 '파일로리'라는 것은 위의 출구에 가까운 십이지장에 이어지는 부분, 유문부이다. 헬리코박터 파일로리라는 이름은 길기 때문에 줄여서 '파일로리균'이라고 쓰여진 것도 많지만 어원적으로 말하면 좀 괴상한 느낌이 든다. 하지만 풀네임으로 쓰면 역시 길고 지루하므로 지금부터는 파일로리균이라고 줄여서 소개하겠다.

이 배양의 성공에는 재밌는 에피소드가 있다. 마셜의 실험 조수가 부활절 휴가로 오랫동안 세균배양 접시(샬레)를 방치했더니 세균의 콜로니가 생겼다. 파일로리균은 증식이 느리기 때문에 배양 접시를 단시간만 배양했었더라면 발견되지 않았을 수도 있다. 플레밍의 페니실린도 세균을 뿌린 샬레에 들어가서는 안 되는 푸른곰팡이가 들어간 것이 계기가 되어 발견된 것이다. 사람의 일이란 무엇이 도와주는지 모르겠다. 물론 파스퇴르의 말처럼 '행운은 준비된 마음에만 깃

든다.'는 말처럼 행운이 거져 온 것은 아닐 것이다.

이전부터 만성위염과 위궤양은 스트레스가 원인으로 알려져 있다.

그러나 마셜 등은 파일로리균이 원인이 아닐까 하는 가설을 세웠다. 그리고 마셜은 배양한 파일로리균을 자기가 마시는 실험을 했는데 그때는 급성위염은 일어났지만 만성위염은 되지 않았다. 나중에 뉴질랜드의 연구자 아서·모리스가 같은 인체실험을 해서 만성위염도 파일로리균이 일으킨다는 사실을 증명했다.

인체실험에 의한 의학의 진보

어떤 치료법과 검사법이 유효한지는 최종적으로는 인간의 몸에 실험을 해보지 않으면 증명할 수 없다. 그래서 의학의 진보는 말하자면 인체실험의 역사에 의해서만 이루어질 수 있다. 그중에는 자신의 몸을 이용한 인체실험도 많이 있다. 이것에 대해서는 재미있는 이야기가 많이 있으니 잠깐 소개해 본다.

심장카테터 개발로 노벨상을 받은 독일의 베르너 포르스만의 이야기는 유명하다. 의사 국가시험에 막 합격한 포르스만은 주위에서 모두 말렸지만, 독자적으로 심장까지 카테터를 투입하는 연구를 했다. 강심제를 직접 심장에 투여하면 더욱 효과를 발휘할 것이라는 것이 실험을 하게 된 동기였다. 팔에 고무 튜브를 삽입하고, 지하의 X선

촬영실까지 가서 그 끝이 심장에 이른 것을 확인했다.

1929년 당시 그 연구는 전혀 인정받지 못했다. 오히려 '서커스 구경 거리 같은 행위'라고 비판받고 대학을 쫓겨나서 개업의가 된다. 그러 나 후에 카테터를 이용한 의료가 활발하게 행해지면서, 27년 후에 노 벨 생리학·의학상을 받았다. 허구라면 터무니없는 편의주의의 성공 이야기로 누구도 믿지 않을 법한 이야기지만 틀림없는 실화이다. 지 난 날의 업적으로만 개업의가 노벨상을 받다니 정말 굉장한 일이다.

천재 의사 존 헌터

|

감염증 연구 분야에서도 자신의 몸에 실험한 사람이 있다. 한 명은 「실험 의학의 아버지」, 「근대 외과학의 조상」으로도 불리는 18세기 영국의 명의 존 헌터이다. 성병인 매독과 임질이 같은 원인에서 일어 나는지 아닌지를 확인하기 위해 임질 환자의 고름을 자신의 성기에 접종한다. 그 결과 임질과 매독의 양쪽에 감염되고 두 질환은 같은 원인이라고 결론지었다. 매우 무섭다. 이 실험…….

물론 이 결론은 오류였다. 원래 고름을 채취한 임질 환자가 매독에 도 감염되었었기 때문에 그런 오류가 발생한 것이다. 그러나 헌터 같 은 대가의 연구였기 때문에 이 잘못된 가설은 이후 수십 년 동안 믿 어졌었다. 헌터는 인공수정과 전기 충격에 의한 소생 등 당시로써는

획기적인 수많은 연구를 완수하였다.

게다가 「국부론」의 저자인 애덤 스미스의 치질 수술을 하는 등 명의의 이름을 마음껏 뽐냈던 외과 의사이기도 했다.

한편, 헌터는 해부용 시신을 얻기 위해서 무덤 털기를 한다든가, 거인증의 시신을 무리해서 손에 넣는 등의 무서운 일도 했었다. 명의면서 괴짜 과학자였던 헌터의 전기에는 너무 재미있는 읽을거리가 많다.

덧붙여서 굴뚝 청소부의 음낭암에서 소개한 퍼스벌 포트는 헌터의 스승이기도 했다. 그리고 헌터는 천연두 백신을 개발한 에드워드 제너를 제자로 두고 있었다. 정말 멋진 계보다. 연구란 것은 도제제도 같은 면도 있으니까 예능처럼 이런 뛰어난 「가문」이 있기도 하다. 예능계와는 달리 연구의 세계에서는 가문이라고는 말하지 않지만 말이다.

코흐의 원칙

|

아버지 관계로 이름 붙여서 좀 그렇지만 「근대 세균학의 아버지」는 두 명이다.

한 명은 프랑스의 루이 파스퇴르, 다른 사람은 독일의 로베르트 코흐이다. 코흐는 많은 업적을 세웠는데 최대의 업적은 1876년에 발표

된 탄저균의 연구에서 도출된 '병이 특정 세균에 의해서 일어난다.'는 것의 발견이다. 한 세균이 병의 원인임을 증명하는 데 필요한 조건이 「코흐의 원칙」이다.

백여 년 전의 생각으로, 현재는 반드시 맞지 않은 경우도 있지만 병의 원인을 생각하는 데 매우 중요하므로 소개하겠다.

그것은 다음과 같다.

1. 어떤 병에 있어서 미생물이 존재할 것

2. 그 미생물을 분리배양할 수 있을 것

3. 분리된 미생물을 감염시키면 같은 병이 발병할 것

4. 3에서 발병시킨 생체에서 그 미생물을 다시 분리배양할 수 있을 것

좀 다듬어서 말하면 「존재, 분리, 감염, 재분리」로 간단하고 알기 쉽다. 감염증 외에도 여러 가지의 인과관계를 생각할 때도 좋은 힌트가 된다.

코흐는 이어 1882년에 결핵균, 1884년에 콜레라균을 발견하는 위대한 업적을 계속 쌓았다.

참고로 기타사토 시바사부로는 코흐의 밑에서 파상풍균의 배양법을 고안해서, 항독소에 관한 항체의 발견이라는 위업을 달성했다. 첫 노벨 생리학·의학상은 「디프테리아에 관한 혈청 요법의 연구」로 키

타사토의 동료 에밀 폰 베링이 받았는데, 그 연구의 독창성은 완전히 키타사토의 연구에 의한 것이다. 만약 키타사토가 첫 번째 노벨상을 받았더라면, 일본은 지금처럼 노벨상으로 떠들썩한 나라는 되지 않았을지도 모른다.

콜레라균은 코흐에 의해서 발견됐다고 썼는데, 정확히는 그 세균이 콜레라를 발생시킨다는 것을 발견했다고 해야 한다. 왜냐하면, 그 세균은 콜레라로 죽은 환자에게서만 발견됐는데 사람 이외의 동물에서는 거의 콜레라를 일으키지 못한다. 코흐의 원칙 중 1과 2까지는 맞았지만 3 이후는 확인하지 못한 것이다.

모리 오가이의 스승

또 한 명 자신의 몸을 활용한 감염 실험으로 유명한 사람은 막스 폰 페텐코퍼라는 19세기 독일의 의학자가 있다. 페텐코퍼는 「근대 위생학의 아버지」로도 불리는 대선생으로 젊은 날의 모리 오가이도 사사한 것으로 알려졌다.

모리 오가이는 하야시 타로란 이름이 독일에서 기억하기 어려워서, 자녀에게, 오토, 루이, 후릿코, 마츠리 등의 서구풍의 이름을 지어준 것으로 알려졌다. 오토의 아들, 즉 손자 중의 한 명에게 마쿠수라는 이름을 지어줬는데 그 이름은 스승인 막스 폰 페텐코퍼로부터

따온 이름이었다. 페텐코퍼는 그렇게 모리 오가이가 존경할 정도의 선생이었는데, 콜레라 발병에 대해서는 큰 실책을 범한다.

페텐코퍼는 1850년경부터 콜레라 대책을 연구하고 있었다. 이전 장에서 쓴 것처럼 1854년에는 역학의 아버지 존 스노우에 의해 콜레라는 오염된 우물물에 의해 전염되는 것이 밝혀졌다. 그러나 페텐코퍼의 설은 콜레라의 병원체는 분명히 장에 있지만, 병원체로만 발병하는 것이 아니라 변을 통해서 토양에 있는 어떤 물질과 뒤섞임으로써 콜레라의 원인 물질이 만들어지면서 공기 중에 퍼진다는 것이었다. 좀 복잡한 생각이지만, 나쁜 공기가 원인이라고 하는 장기설에 가까운 복합 병인설을 주장했다.

그때 일어난 사건이 코흐에 의한 콜레라균의 발견이었다. 페텐코퍼는 자기주장을 확인하기 위해, 콜레라균을 마셔도 콜레라가 발병하지 않는 것을 증명하려고 했다. 그리고 코흐에게서 물려받은 균을 먹었는데, 설사는 했지만 콜레라는 발병하지 않았다. 가여운 것은 페텐코퍼의 제자인 루돌프 에머리히이다. 에머리히는 콜레라에 걸렸고 구사일생으로 목숨을 구할 수 있었다.

이 결과로 그 시점에는 확정짓지 못했는데, 나중에는 코흐가 동정한 콜레라균이 콜레라의 원인임이 밝혀졌다. 덧붙여서, 에머리히의 에피소드는 옛날 텔레비전 프로그램 「트리비어의 샘」에서 높은 시청률을 기록한 일도 주목하고 싶다고 생각한다.

자신의 몸을 쓴 인체실험의 이야기를 하다가, 암 이야기에서 상당

히 빗나갔다.

하지만 인체실험의 역사에는 엉뚱하고 재밌는 에피소드가 많이 있다. 흥미 있는 사람은 꼭 「아주 기묘한 인체실험의 역사」(문춘문고)을 읽어 보기바란다. 이 책은 권말의 해설까지 매우 재미있는데 사실 그 해설은 필자가 썼다. 데쿠네 타츠로 씨는 아사히 신문 서평에 이 책에 관해서 '요령 좋게 일품이다.'고 극찬하였다.

위암의 원인으로서의 파일로리균

세계보건기구(WHO)의 외부 조직인 국제암연구소(IARC)는 발암 위험률을 평가하여 동급으로 분류하고 있다. 「사람에게 발암을 일으킨다.」로 인정된 그룹 1이 가장 발암성이 높은 그룹이다. 여기까지 이야기했던 B형 간염 바이러스, C형 간염 바이러스, 인두유종 바이러스의 감염, 아플라톡신, 몇 가지 항암제, 방사선 등과 함께 파일로리균 감염도 1994년에는 그룹 1로 분류되었다.

파일로리균은 만성위염 발생에 있어서 코흐의 원칙을 충족시키고 있다. 만성위염 환자의 위에 균이 존재하고, 그 균을 배양할 수 있고, 배양한 균을 마신 의사 모리스는 만성위염이 발병했고, 게다가 파일로리균이 분리된 것도 보고되어 있기 때문이다.

위암은 감염증은 아니어서 코흐 원칙의 대상이 되지는 않는다. 그

러나 유사하게 파일로리균이 위암의 원인인지를 생각하는 것은 가능하다. 위암 환자로부터 세균을 분리하는 데까진 성공했다고 해서 과연 그 감염이 위암을 발생시켰는지는 알 수 없다. 이에 대해서는 일본에서 시행된 동물실험과 역학조사가 결정적인 증거를 주었다.

어떤 동물은 감염되지만 다른 동물은 감염되지 않는 경우와 같이 병원 미생물의 감염성에는 종의 차이가 있다. 파일로리균을 감염시킬 수 있는 동물을 좀처럼 찾기 어려웠는데 모래쥐가 적합하다는 것을 알게 되었다. 모래쥐는 몽골 부근의 모래땅에서 사는 작은 쥐다. 사사키 노리코 씨의 만화 「동물의 의사」에서 거론된 적도 있어 요즘에는 애완동물로도 인기가 있는 것 같다. 파일로리균을 모래쥐의 위에 감염시키면 만성위염이나 궤양이 발병하면서 위암이 발생하는 것을 알게 되었다. 이러한 점에서 파일로리균이 위암의 원인이라는 설은 코흐의 원칙을 거의 충족한 것이 된다.

역학조사 논문은 2001년에 세계 최고의 임상의학 잡지 「뉴 잉글랜드 저널 오브 메디신」에 발표되었다.

숫자가 조금 상세하지만 소개하겠다. 이 연구는 만성위염이나 위궤양 등의 환자를 관찰한 연구이다. 1,526명의 환자 중 1,246명은 파일로리균에 감염되었지만, 나머지 280명은 감염되지 않았다. 이것으로부터 일단 만성위염이나 위궤양에는 파일로리균 감염 이외의 원인도 있다는 것을 알 수 있다.

그리고 평균 7, 8년 동안 이들 환자들의 경과를 관찰했다. 그 결과

2.9%에 해당하는 36명이 위암에 걸렸다. 그리고 위암이 발병된 사람은 모두 파일로리균에 감염된 사람이며, 감염되지 않은 사람 중에서는 한 명도 없었다. 이 정도로 깨끗한 데이터가 나오는 역학조사는 드물 정도로 훌륭한 결과였다.

파일로리균에 의한 위암의 발병 메커니즘

자, 그러면 파일로리균의 감염은 어떻게 위암을 일으키는가? 전 세계적으로 인구의 절반가량이 파일로리균에 감염되어 있다고 하는데 우리나라도 마찬가지이다. 물론 그 전부가 위암에 걸리지는 않는다. 여기에는 몇 가지 이유가 있다. 파일로리균에도 여러 가지 균주가 있는데 CagA라는 유전자를 가진 세포주에 감염된 사람이 위암에 걸릴 확률이 높은 것으로 알려졌다.

파일로리균은 작은 주사바늘 같은 것을 갖고 있으며 이를 통하여 세포에 CagA 유전자로부터 유래한 단백질을 주입하는 것이 알려졌다. 또 왠지 생화학 무기 같은 생각이 들지만, CagA 단백질은 세포 극성을 파괴하고, 세포의 증식을 촉진하는 것으로 알려졌다. 이들 현상이 발암 과정에서 중요한 것은 앞 장에 쓴 대로이다. 또 위암이 많은 일본인들 감염은 CagA를 가진 파일로리균이 대부분이지만 위암이 적은 서유럽에서는 CagA를 가진 파일로리균의 감염이 50% 정도라는

것도 CagA에 의한 위암 발병의 중요성을 이야기하고 있다.

물론 CagA만으로 암이 발생하는 것은 아니다. 위암도 다른 암과 같이 최종적으로는 암유전자나 암 억제 유전자에 돌연변이가 생김으로써 발병한다. 파일로리균의 감염은 염증을 일으키는데, 그 염증도 발암에 어떤 역할을 마치고 있다고 생각된다. 만성염증에 의해서 위 점막세포는 손상과 재생을 반복한다. 앞에서도 여러 번 나왔지만 그 과정에서 세포증식에 따른 DNA 복제가 발생하므로, 유전자에 돌연변이를 일으키는 요인이 된다.

그 외에도 위암의 발병에는 소금의 과잉 섭취와 야채와 과일의 섭취 부족 등, 식습관, 가계관계, 그리고 흡연 등이 요인으로 알려졌다. 또 파일로리균 감염률에는 남녀 차이가 없지만 위암의 발병률은 남성이 높다는 사실이 알려졌다.

이처럼 위암 발병을 높이는 인자는 여러 가지지만, 위암에서 상당히 중요한 변수는 파일로리균 감염이라고 생각해도 틀리지 않다.

제균의 효과

|

아는 바와 같이 파일로리균은 제균이 가능하다. 일반적으로는 항생물질 두 종류와 그 항생물질이 듣기 쉽도록 위의 산성도를 억제하는 약을 복용한다. 이것으로 90% 이상의 비율로 제균이 가능하다. 그리

고 제균하면 위암에 걸릴 확률을 낮추는 것이 가능하다고 생각된다.

그 근거가 되는 논문도 일본인 연구자에 의하여 임상의학 잡지인 「뉴 잉글랜드 저널 오브 메디신」과 쌍벽을 이루는 영국의 「란셋」에 발표되었다. 이 연구는 소속 대학이나 병원에 얽매이지 않고 51개의 기관이 참여하고 Japan Gast Study Group이라는 조직을 만들어 행해졌다. 조기 위암 때문에 내시경 치료를 실시한 환자 544명을 제균하는 그룹과 하지 않는 그룹으로 추첨으로 나눠서 관찰했다.

그래서 이소성의 위암 발생, 즉 원래 있던 장소 이외에 위암이 발병했는지를 조사했다.

이런 방법은 랜덤화 비교 시험으로 불리고 있고, 치우침 없이 객관적으로 치료 효과를 판정할 수 있는 좋은 방법이다. 272명씩 제균 그룹과 비제균 그룹으로 나누어 3년간의 경과 관찰이 행해졌다. 그 결과는 비제균 그룹에서는 24명에서 이소성 위암이 발견됐지만 제균 그룹에서는 9명뿐이었다. 이 결과는 통계적으로 충분히 유의한 것이다.

이는 조기 위암이 있는 사람에 관한 연구로 만성위염이나 위궤양 환자에게도 마찬가지로 적용될지 어떤지는 모르겠다. 만성위염이나 위궤양 환자 중 제균하는 환자와 하지 않는 환자를 랜덤으로 배정하는 비교 시험을 한다는 것인데 보면 알겠지만 파일로리균이 있으면 위암의 위험이 크다는 걸 알면서도 1/2의 확률로 제균하지 않는 그룹에 배정되는 것은 싫을 것이다. 그래서 그러한 연구는 앞으로 없을

것 같다.

파일로리균 감염률을 낮춤으로써 장래에는 일본에서의 위암이 감소할 것으로 기대하고 있다. 또 2014년에는 국제암연구기관(IARC)도 위암의 예방을 위해 파일로리균 제거를 권장하고 있다. 위암이 어느 정도 감소할 것인지는 상당한 세월이 지나지 않으면 모르겠지만, 꽤 기대된다.

전염된다

세상에 전염성 암이 있다고 하면 놀라지 않을까? HTLV-1, 간염 바이러스, 파일로리균 같은 감염성 미생물이 암을 일으킨다는 것은 아니고 암세포가 직접 전염되는 것이다. 무섭지만 안심해도 좋다. 이는 사람이 아니고 태즈메이니아데빌의 이야기이다.

전염성 암

|

태즈메이니아데빌은 이름과 같이 호주 태즈메이니아섬에 사는 동물로 캥거루와 코알라와 같은 유대류이다. 고양이보다 조금 더 큰 정

도로 보기는 꽤 귀엽지만, 으르렁 소리가 무서운 것과 동물의 시체를 먹는다는 특성 때문에 데빌(악마)이란 이름이 붙여졌다.

이름의 유래 때문은 아니지만, 또 한 가지 악마 같다고 느끼는 것이 있다. 그것은 새끼들의 선별이다. 한 번에 20~30마리의 아주 작은 새끼를 낳는데 젖꼭지는 네 개밖에 없다. 그래서 출산하자마자 형제자매 사이에서 터무니없는 생존경쟁을 강요당하는 것이다. 강한 아이를 얻기 위한 것이라고 하지만 정말 악마이다.

그런데 그 태즈메이니아데빌에 「데빌 안면 종양성 질환」이라고 불리는 병이 발생한다는 것이 1996년에 보고되었다. 이 병으로 태즈메이니아데빌이 점점 죽어 갔는데, 그 염색체나 게놈을 조사해보니 똑같은 종양세포가 태즈메이니아데빌 사이에 퍼졌다는 것을 알게 되었다.

전염 방식

태즈메이니아데빌은 얼굴은 꽤 귀엽게 생겼는데 글자 그대로 육식성이며 공격적인 성격이다. 입을 번쩍 열면 날카로운 송곳니를 가지고 있다. 그리고 먹이를 놓고 다툴 때 태즈메이니아데빌끼리 서로 상처 입히는 일이 종종 있다. 그때 암이 '전염'된다. 안면에 진입한 암세포가 증식하고 종양을 만들어 결국 먹이를 먹을 수 없게 돼서 죽어간다.

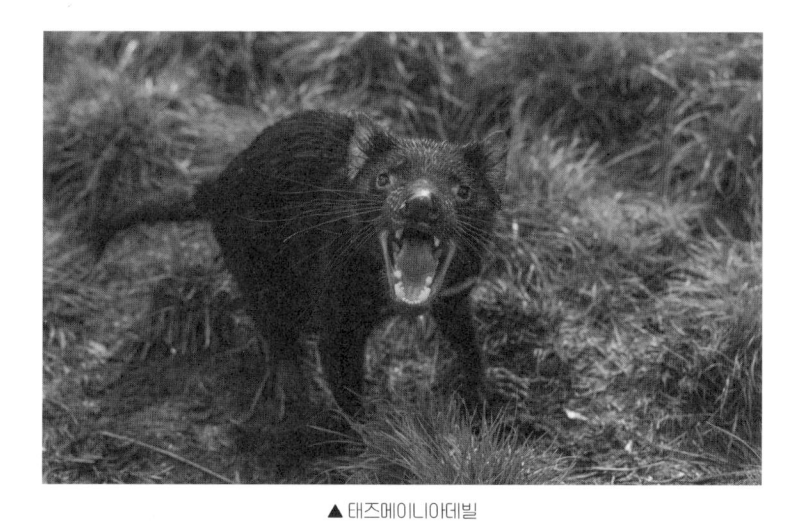

▲ 태즈메이니아데빌

처음에 논문을 읽었을 때는 정말 충격적이었다. 전염성은 상당히 높고 종양세포가 클론으로 있는 것은 알고 있으므로 원래 한 개였던 것이 이제 태즈메이니아섬 전체에 태즈메이니아데빌에 퍼져있는 것이다. 이 병 때문에 과거 20년간 14만 마리가 있었다고 추정되는 태즈메이니아데빌의 80% 이상이 죽고 위험 동물로 지정되었다. 게다가 제2의 데빌 안면 종양 클론도 보고되고 있다.

장기이식 때 거부반응이 나타나는 것을 들어본 적이 있을 것이다. 통상 한 개체의 세포나 조직을 다른 개체로 이식해도 면역반응 때문에 거부반응을 일으킨다. 그것은 개체에 따라 조직적합항원이 다르기 때문에 거부반응을 일으키는 것이 큰 이유이다. 그러나 이 종양

세포는 조직적합항원의 발현이 낮아져 있어서 거부반응이 나타나지 않는다.

치명적이지는 않지만 개에서도 비슷한 전염성 종양이 있음이 알려졌다. 만약 사람에게도 이런 전염성 암이 발생한다면 패닉을 일으킬지도 모른다. 하지만 태즈메이니아데빌이나 개처럼 인간은 어지간한 일이 아니면 물고 늘어지지 않아서, 그런 걱정은 없을지도 모르겠지만...

악마의 장래

태즈메이니아 주 정부는 멸종을 막기 위해서 종양이 없는 개체를 작은 섬에 격리 보호하는 작업을 시작하고 있다. 또한, 태즈메이니아 대학교의 면역학자는 백신 개발을 진행하고 있고, 효과가 있는 것이 확인되었다. 그러나 보호 구역의 서식 수에는 한계가 있고 접종을 네 번 해야 하기 때문에, 극적인 회복은 요원하다. 하지만 최근 몇 년 동안 간신히 감소에 제동이 걸렸다.

놀랍게도 태즈메이니아데빌이 진화에 의해 이 전염성 암에 저항성을 획득하고 있었다. 이 병이 출현하기 전과 출현 후 20년 정도 지난 시점에서 태즈메이니아데빌의 게놈이 해석되었다.

그 결과 두 개의 게놈 영역에 변화가 생긴 것을 알게 되었다. 그 영

역에는 7개의 유전자가 있는데 그중 5개가 사람으로 시행한 연구에서 악성종양과 면역기능에 관계되어 있다는 것이 이미 밝혀진 유전자였다.

더욱 놀라운 것은 이 진화가 불과 20년, 4~6대 후손에서 발견된 것이다. 이를 통하여 태즈메이니아데빌이 유전자의 진화를 통하여 데빌 안면 종양성 질환을 어떻게 극복했는지 알 수 있다.

또 하나 재미있는 진화는 공격성이 약한 개체의 출현이다. 이 병이 출현할 때까지는 공격성이 강한 이유로 먹이를 많이 먹기 위한 생존본능이 앞장선 것이다. 그런데 종양이 출현하고부터는 공격성이 강한 개체는 상호공격으로 상처를 입어 암세포에 걸리기 쉽기 때문에 죽을 확률이 높아졌다. 그 결과 진화의 도태압이 역방향이 되고, 공격성이 약한 개체가 유리하게 되었다.

진화는 참 대단하다. 이런 무서운 병을 이길 수도 있으니까 말이다. 전염성 암이라는 불행한 일로 많은 태즈메이니아데빌이 죽어 버린 것은 슬픈 일이다. 그러나 그 결과로 온순한 태즈메이니아데빌만 남게 되었으니 그나마 다행이다.

하지만 장기적으로는 세상은 그렇게 달콤하지 않다. 언젠가는 데빌 안면 종양성 세포가 없어지면 다시 공격성이 강한 태즈메이니아데빌이 강자가 되어 위세를 부릴 것이다.

공격성이 강한 개체와 약한 개체가 어떤 비율로 존재하면, 「진화적으로 안정된 전략」인지가 전염성 종양의 유무에 의해서 크게 바뀌

었다.

몇 년 전에 태즈메이니아를 여행한 적이 있다. 아름다운 산과 바다, 그리고 고사리가 무성한 온대 우림은 실로 훌륭한 섬이었다. 거기에서 벌어지는 태즈메이니아데빌과 전염성 암과의 싸움. 또 옆길로 샜지만, 공격성과 면역, 진화 등 여러 가지 생각할 것도 많아서 잠간 소개했다. 이제 본론인 인간의 암으로 돌아가자.

암의 발병과 에피제네틱스 (후성유전학)

필자는 「에피제네틱스(후성유전학)」라는 학문 영역을 연구하고 있다. 귀에 익지 않은 단어로 어떤 것인지 모르는 사람이 대부분이라고 생각한다. 「염기 배열의 변화를 동반하지 않고 염색체에 일어나는 변화 때문에 생기는 안정적으로 계승되는 표현형」이라고 정의되는데 이것도 전혀 모르겠다.

에피제네틱스(후성유전학)란?

쉬어가는 페이지에서 우리의 게놈에는 2만 2~3,000개의 유전자가 있

다고 설명했는데 그 유전자의 발현(최종적으로 기능하는 단백질이 합성되는 것)을 제어하고 있는 메커니즘의 하나가 에피제네틱스이다. 자세한 설명을 여기서 다 할 수는 없지만 에피제네틱스의 중요한 메커니즘 중의 하나로써 DNA 메틸화가 있다.

DNA에는 ACGT의 네 가지 염기가 있는데 그중 C시토신에 메틸기가 달라붙는 것이 메틸화이다. 간단하게 말하면 유전자 발현을 제어하는 프로모터 한 부위의 DNA가 메틸화되면 그 유전자의 발현이 억제되는 것이다. 그 DNA 메틸화가 암의 발병에 관여하는 것으로 알려졌다. 오해가 없도록 반복하지만 암 발병의 주요 요인은 어디까지나 염기 배열의 변화, 돌연변이임은 틀림없다. 그러나 그뿐만 아니라 DNA 메틸화 여부가 관여하고 있다는 것이다.

암과 DNA 메틸화

많은 사람의 암 조직을 조사한 결과, 암 억제 유전자의 발현 제어 영역의 DNA 메틸화가 증가되어 있어서 그 결과 암을 억제하는 기능을 가진 단백질 발현이 억제되고 있다는 것을 알았다. 암 억제 유전자는 발암의 브레이크라고 생각하자. 그 발현량이 떨어지고 있다는 것은 발암의 브레이크가 잘 작동하지 않게 되는 것으로 발암의 한 요인이 될 것이다.

위암의 발병에는 DNA 메틸화에 의한 암 억제 유전자의 발현 저하가 깊숙이 관여하고 있다. 국립 암 연구센터의 우시지마 토시카즈 선생의 연구에서 파일로리균 감염이 그 중요한 요소라는 것도 알게 되었다.

파일로리균 감염자는 비감염자보다 위점막세포의 DNA 메틸화가 높다. 또 위암에 걸린 사람, 또 위암이 걸린 사람일수록 DNA 메틸화가 대량으로 축적되어 있는 것도 알게 되었다. 파일로리균 제균을 한다고 안심할 수는 없다. 왜냐하면, 살균해도 반드시 DNA 메틸화 상태가 정상으로 돌아가는 것은 아니다. 우시지마 선생은 내시경 수술을 받은 조기 위암 환자에서, 파일로리균을 제균한 후 관찰을 계속했다. 그 결과 795명 중 133명에 또 새롭게 위암이 발병했다. 그래서 DNA 메틸화가 높은 환자일수록 발병률이 높다는 것을 알았다. 파일로리균을 제균해도 DNA 메틸화가 높은 상태라면 여전히 발암 위험성이 있는 것이다.

DNA 메틸화에 의한 대장암 진단

대장암, 유방암, 전립선암 등 다른 많은 암들도 DNA 메틸화에 이상이 생기는 것으로 알려졌다. 그리고 혈액 중에 흐르고 있는 셉틴 9이라는 유전자의 DNA 메틸화를 조사함으로써 대장암 진단이 가능하

다는 것도 알았으며 이를 이용한 검사법은 외국에서는 이미 인가되어 암 진단에 사용되고 있다.

종합검진을 받아 본 사람은 알고 있으리라 생각되지만, 대장암의 검사라면 대변잠혈검사가 있다.

대변의 표면을 이쑤시개 같은 도구로 떠서 변을 채취하는 것이다. 제출까지 그 샘플을 냉장고에 넣어 둘 필요가 있다. 밀봉 용기에 집어넣는다고 해도 대변을 냉장고에 보관하는 것은 심리적 저항이 있다. 대변에서 검체를 얻는 것도 싫다.

그러나 DNA 메틸화에 의한 대장암의 선별은 혈액 채취로 끝나고, 그 감도나 특이성도 대변잠혈검사와 비슷하니까 일본도 결국에는 도입할지도 모른다. 감도와 특이성이라는 말을 사용하였으나, 이것은 어떤 검사를 생각할 때 매우 중요한 개념이어서 알아 두면 좋을 것이다. 간단히 설명하겠다.

감도와 특이도

「감도」가 높은 검사라는 것은 얼마나 검사에서 잘 검출될 수 있을까 하는 것이다. 어떤 병이 있다면 검사를 통해 그 환자를 어떻게 높은 확률로 양성으로 판정하는가 하는 것이다. 그래서 감도는 어떤 병에 걸린 사람 중에서 검사에서 실제로 양성이 나오는 사람의 비율로 정

의된다.

감도가 높은 검사라면 안심이라고 생각할지도 모른다. 그렇지만 일반적으로 감도를 높이면 높일수록 병이 아닌데도 검사에서 거짓 양성이 나올 확률이 높아진다. 여기서 「특이도」라는 개념이 필요해진다. 특이도란 병에 걸리지 않은 사람은 검사에 의하여 음성으로 판정되는 비율을 말한다. 따라서 특이도란 병에 걸리지 않은 사람들을 대상으로 검사했을 때 음성으로 결과가 나오는 사람들의 비율로 정의된다.

그림으로 소개하는 것이 알기 쉽겠다. [그림 11 (a)] 가로 축을 질환의 유무, 세로 축을 검사 양성·검사 음성으로 하면 전체를 넷으로 나눌 수 있다. a는 병에 걸리고 검사가 양성인 그룹, b는 병에 안 걸리고 검사가 양성인 그룹, c는 병에 걸리고 검사가 음성인 그룹, d는 병에 안 걸리고 검사가 음성인 그룹이다. 이 표에서 보자면 감도는 $a/(a+c)$, 특이도는 $d/(b+d)$가 되는 셈이다.

그럼 문제이다. 유방암 검사인 맘모그라피, 감도는 90%로 한다. 그 검사로 양성으로 진단되었다. 자 유방암일 확률은 얼마인가? 순간적으로 90%라고 생각할지도 모르지만, 그것은 잘못이다. 감도라는 것은 먼저 썼던 대로 실제로 유방암에 걸린 환자 중 몇 %를 올바르게 진단할 수 있는지에 지나지 않는다. 좀 까다로운 질문이었는데 이 문제의 답은 감도만으로는 모르겠다이다.

추가 정보로서 유병률=유방암에 걸릴 확률이 1%, 그리고 특이도

[a]

	질환이 있다	질환이 없다
검사 양성	a	b
검사 음성	c	d

$$감도 = a / (a+c)$$
$$특이도 = d / (b+d)$$

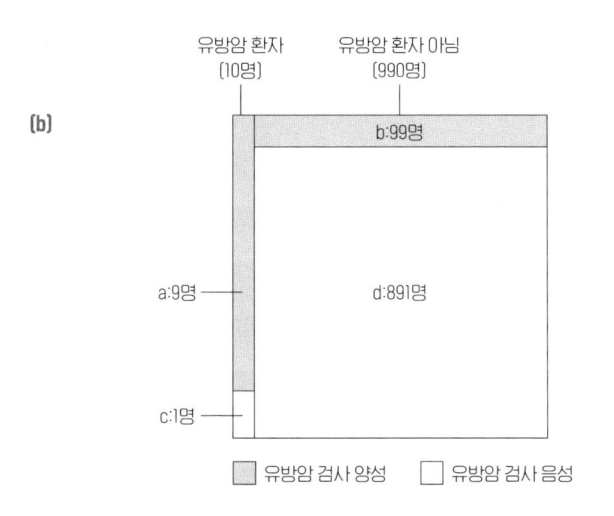

유방암 환자 (10명) 유방암 환자 아님 (990명)

[b]

b:99명

a:9명   d:891명

c:1명

■ 유방암 검사 양성 □ 유방암 검사 음성

[그림 11] 감도와 특이성

---

[a] 검사의 감도와 특이도에 관한 설명
[b] 1,000명에 관한 유방암 검사 결과 상세한 내용은 본문을 참조하기 바람

가 90%라면 이제 겨우 답이 나온다. 퍼센트에서 보면 알기 어렵기 때문에 1,000명의 여성에 대해서 생각해 보자. [그림 11 (b)]

우선 유병률이 1%이니 1,000명 중 열 사람이 유방암 환자이다. 감도가 90%라는 것은 그중 9명이 맘모그라피에서 양성, 한 명이 음성으로 진단된다. 특이도가 90%이니 남은 유방암이 아닌 990명 중 10%, 99명이 실수로 양성으로 진단되어 버린다. 이것은 그림의 회색 부분, 즉 맘모그라피에서 양성으로 된 9+99=108명 가운데 실제로 유방암의 환자는 9명뿐이다. 그래서 이 조건이면 맘모그라피에서 양성이라도, 진짜 유방암에 걸릴 확률은 불과 8.3%가량이 된다.

스크리닝 검사라는 것은 다소 이런 측면을 가지고 있다. 정밀검사를 하지 않으면 최종적인 것은 모른다. 그래서 스크리닝 검사에서 양성이라도 일단 의기소침할 필요는 없다. 조용하게 정밀검사 결과를 기다리자.

감도와 특이도에 관한 개념은 알아 두면 손해는 없다. 그보다 알아 두는 게 좋다고 생각된다.

에피제네틱스(후성유전학)로 병을 고친다

검사뿐만 아니라, DNA 메틸화를 저해하는 약물로 병을 고칠 수 있는 것도 알게 되었다.

골수이형성증후군(MDS)은 여러 종류의 혈액세포를 만들어 내는 조혈모세포에 이상이 생겨서 혈액세포가 잘 만들어지지 않는 병이다. 나중에 백혈병이 될 수도 있어 백혈병이라고까지는 말할 수 없지만 그 바로 전 단계, 백혈병 전구 상태라고 말할 수 있는 질환이다. 이 병의 치료에 아자시티딘이라는 상당히 오래전에 개발된 DNA 메틸화를 저해하는 기능을 가지는 화합물을 사용하고 있다.

돌연변이를 약으로 원래대로 되돌릴 수는 없다. 하지만 에피제네틱스의 상태는 아자시티딘 등을 사용함으로써 어느 정도는 조절이 가능하다. 그런 약을 만드는 것을 에피제네틱스 약물 개발이라고 한다. 앞으로 어쩌면 다양한 병들에 있어서 에피제네틱스를 조절함으로써 치료할 수 있게 될지도 모른다.

에피제네틱스는 매우 핫한 분야로 여러 연구가 진행되고 있다. 병뿐만 아니라, 여왕벌이 될지 어떨지, 나팔꽃 모양, 학습, 기억, 심지어 쥐의 일부일처제에까지 관계가 있는 것으로 나타나고 있다. 관심 있는 사람은 꼭, 이와나미 신서의 「에피제네틱스 새로운 생명 현상을 그리다.」를 읽어 보자. 상당히 전문적인 내용까지 알기 쉽게 쓰여 있다. 사실 필자가 쓴 책이다. 이참에 홍보를 조금 했다.

암과 면역

면역을 한마디로 말하면 자기와 비자기를 식별하고 비자기를 배제하는 반응으로 파악할 수 있다. 당연히 세균이나 바이러스는 비자기이니까 면역반응의 대상이 된다. 장기이식을 한 경우 기증자 세포도 비자기세포이기 때문에 거부반응이 생긴다. 그럼 암세포는 어떨까? 암세포에는 몇 개의 돌연변이가 생기고 있다. 그래서 어떤 사람의 몸 안에 발생한 암세포는 유전자의 면에서 완전한 자기와는 달라져 있을 것이다. 그래서 적어도 논리상으로는 비자기로 인식될 가능성이 있다.

면역은 감시한다

암세포가 인간이 가지고 있는 면역력 때문에 감시받고 있다는 뜻으로 「면역감시」로 명명된 학설은 꽤 오래돼서 면역학의 연구로 노벨상을 받은 호주 과학자인 프랭크 맥팔레인 버넷과 「인간이란 부서지기 쉬운 종」 등 많은 책을 집필한 미국의 의사이면서 명문가인 루이스 토마스에 의해서 제창되었다.

1950년대니까 악성종양이 유전자의 돌연변이에 의해서 생긴다는 것으로 밝혀지기 전의 학설이다. 역시 뛰어난 과학자는 다르다. 면역 기능이 떨어져 있는 환자에서 악성종양의 발생 빈도가 높아져 있는 것이 알려져 있다. 이런 결과를 보아도 암에 대한 면역감시기구가 존재하는 것은 틀림없는 것 같다. 완전히 증명할 방법은 없지만, 어쩌면 몸 안에서 꽤 높은 빈도로 악성세포가 생기고 있지만 면역감시기구에 의하여 초기 단계에서 제거되고 있는지도 모르겠다.

암이 발병했다는 것은 면역세포가 암화를 막는 것이 불가능했기 때문에 발생한 것으로서 비록 면역감시가 있더라도 충분히 기능하지 않았다는 것이 된다. 임상적 진단으로 나타나는 암은 이미 충분히 진화한 것이다. 그래서 견해를 바꾸면 암이 발병하려면 암세포가 진화하는 과정의 어떤 단계에서 면역감시를 벗어날 수 있는 돌연변이가 발생한 것으로 생각하는 것도 가능하다.

암의 면역요법

|

이물질은 비자기로 인식될 가능성이 있으므로 종양에 관한 면역 반응을 이용해서 암을 고치려는 생각을 하는 것은 당연하다.

그러한 치료법을 「암의 면역요법」이라고 한다. 암세포에 특이적 항원이 있으면 그것을 공격하는 면역반응을 강화하면 된다. 말로는 쉽지만 사실은 암세포에 특이적으로 발현되어 있는 항원들이 몇 가지 알려져 있기는 하지만, 안타깝게도 그와 같은 항원을 가지지 않은 악성종양이 오히려 대부분이다.

그래도 면역 능력을 어떠한 형태로든 활성화하여 암을 치료한다는 시도가 많이 행해져 왔다. 어르신들에게 한때 큰 화제가 된 내용이 있다. 마루야마 백신을 기억하는 사람도 있을지도 모른다. 그러나 이런 시도는 성공적인 결과를 이끌어 내지는 못했었다.

효과가 없다는 의미가 아니라, 어떤 특정 환자는 효과가 있는 경우도 있기는 하지만, 어떤 환자에게 효과를 보일지 예측하기가 어렵다. 그렇기 때문에 어떠한 예측 없이 많은 환자 데이터를 통계적으로 처리해 버리면 유의미한 효과를 얻기는 좀처럼 힘들었었다. 그러나 최근 들어 면역 체크 포인트 억제제라는 획기적인 면역요법이 개발되었다.

면역 체크 포인트

면역반응이 너무 약하면 도움이 안 된다는 것은 당연하지만, 너무 강해도 자기에 대해서도 면역반응이 발동할 수 있어 자가 면역 질환을 일으켜버린다.

그런 현상을 막기 위해 면역 체크 포인트라는 시스템이 갖춰져 있다. 이 시스템은 면역반응을 억제하는 기능을 가지고 있고 그 같은 기능을 담당하는 분자 중 하나가 PD-1이다.

PD-1은 T세포라고 불리는 림프구의 표면에 발현하는 단백질이다. 이 분자는 수용체 분자로 리간드인 PD-L1과 결합하면 T세포의 활동이 억제된다. 한편 암세포 중에는 PD-L1을 발현하고 있는 세포도 있다. PD-1의 리간드를 발현하고 있는 암세포는 암세포를 물리칠 수 있는 T세포의 기능을 PD-1의 시그널을 통해서 억제한다. 이처럼 암세포를 공격할 능력을 상실시킴으로써, 면역감시로부터 벗어나는 것이다.

다른 방법으로 PD-1의 기능을 억제하면 PD-L1과 반응을 못하게 되어 T세포를 억제하는 기능을 못 하게 되고, T세포가 암세포를 공격해주지 않을까 생각한다. 즉 PD-1과 PD-L1이 결합을 못 하게 하면 면역력이 향상된다. 이러한 발상으로 만들어진 것이 항 PD-1 항체로 PD-1의 기능을 저해하는 즉, 면역 체크 포인트를 저해하는 약이다.

이전의 면역요법은 암세포에 관한 면역 능력을 활성화하는 즉, 액셀을 밟는 것과 같은 치료법이었다. 하지만 액셀을 밟고도 그에 관

한 브레이크가 강하면 차는 움직이지 않는다. 즉, 면역능력을 활성화해도 PD-1에 의한 면역 체크 포인트에 의한 브레이크가 강하게 걸렸기 때문에 효과를 못 얻었다. 항 PD-1 항체는 기존의 액셀을 밟는 것 같은 면역요법과는 반대 개념에 기초해서 브레이크를 부수고 면역의 힘으로 암을 고친다는 치료법이다.

항 PD-1 단일크로널 항체인 '니볼마브(상품명 옵디보)'는 처음 피부 색소 세포의 악성종양인 악성 흑색종(멜라노마)을 대상으로 또 다른 메커니즘의 면역 체크 포인트 저해제인 이피림마브(상품명 야보이)와의 병용요법으로 사용되었다. 그 결과 악성도가 매우 높은 말기의 악성 흑색종 환자 대상으로 한 임상시험에서 절반 이상의 환자에게 효과가 있었다. 악성 흑색종은 비교적 면역요법의 효과가 나타나기 쉬운 종양이지만 죽기를 기다리는 수밖에 없는 말기 환자에 이 정도의 효과는 굉장한 숫자이다. 현재는 악성 흑색종뿐만 아니라, 비소세포성 폐암, 간세포암에 보험 적용이 되고 다른 암에도 효과가 있는 것은 아닌지 연구가 진행되고 있다. 모 거물 정치인의 폐암에 옵디보로 치료하였더니 효과를 보였다는 소문이 있다.

단일크로널 항체는 무엇인가?

항체라는 것은 전에 나왔듯이 체내에 들어온 이물질을 인식하는 면역

글로불린이라는 단백질이며, 그 이물질을 항원이라고 한다.

통상 동물에 항원이 침입하면, 몇 가지 종류의 항체가 만들어져 혈액 속을 떠다닌다. 그래서 동물에게 어느 항원에 노출시켜 면역반응이 일어나게 한 후 혈청에 출현하는 항체는 다클론성(폴리클로날)이라는 말을 사용한다.

항원에 대하여 항체가 만들어지기까지의 과정은 상당히 복잡해서 생략하는 것이 좋다. 하지만 중요한 것은 B세포라는 림프구가 항체를 생성하는 세포라는 것과 한 개의 B세포는 한 종류의 항체만 만든다는 것이다. 그리고 단일크로널 항체(단클론성 항체)라는 것은 그 이름이 나타내는 것처럼 단일의 항체 생산세포에서 유래한 클론에서 만들어진 항체이다.

B세포를 점점 늘릴 수 있다면 간단하게 단일크로널 항체를 만들 수 있지만 그것은 꽤 어렵다. 쾰러와 밀스 테인은 무한으로 계속 늘어나는 골수종세포와 B세포를 융합시키는 것을 생각해냈다. 골수종이 어디에선가 나왔던 것을 생각해 내는 독자가 있을지도 모른다. 제1장에서 프로테아좀 저해제에 의한 치료가 가능하다는 이야기를 했던 세포이다.

골수종은 일반적으로는 항체를 만드는데 그중에는 만들지 않는 세포도 있다. 이러한 골수종세포와 B세포를 융합시켜 보면 한 종류의 항체만을 만드는 세포인 하이브리도마를 무한히 증식시킬 수 있다. 어쨌든 오마(oma)라는 것은 이전 장에서 소개한 것처럼 종양이기 때

문에, 두 세포를 융합한 하이브리드 종양이 하이브리도마이다.

이미 소개한 신생혈관을 억제하는 항체나, 성인T세포백혈병 치료에 쓰이는 항체도 단일크로널 항체이다. 단일크로널 항체는 사람의 약제 개발이나 생명과학 실험에서 실제로 폭넓게 이용되고 있다. 그래서 개발자인 두 사람이 노벨상을 받은 것은 당연하다. 그 근간이 되는 세포융합 현상을 발견한 것은 오사카 대학의 故 오카다 요시오 선생이었다. 한마디라도 어느 논문에서 단일크로널 항체의 가능성을 썼더라면 반드시 동시 수상을 했을 텐데 조금 아쉬운 마음이 든다.

PD-1의 발견

PD-1은 필자의 스승인 혼조 타스쿠 선생 연구실에서 처음으로 발견된 분자이다. 내가 재직하고 있던 당시에 대학원생이던 이시다 야스마사 선생(나라첨단과학기술 대학원 대학)이 T세포의 아폽토시스에 관계되는 분자를 고생 끝에 클로닝한 것이다. 오랫동안 PD-1 분자의 기능을 몰랐는데 PD-1 유전자가 파괴된 실험용 생쥐에서는 자가 면역 질환이 발병하는 등의 성과에서 PD-1은 면역반응을 저해하는 기능이 있다는 것, 암에 대해서도 체크 포인트로서 기능하는 것을 알게 되었다.

실제로 약 개발에 이르기까지는 우여곡절이 있었지만 그건 차치

하고 PD-1이 보고된 당시 이 분자를 바탕으로 신약 개발이 실행되는 것, 더군다나 암의 특효약이 되는 것은 꿈에도 생각 못했다.

혼조 선생의 집념이 결실을 보았다. 혼조 선생은 자주 '불가능을 가능하게 하는 연구를 하고 싶지?'라고 말했다. 우리들은 그럴 수 있다면 고생은 안 하겠지라든지 투덜투덜거리곤 했었는데, 실제로 그런 연구가 성취된 것에 감동을 금할 수 없다. 머지않아 노벨상을 타리라는 목소리도 높아 못나고 어리석은 제자이긴 하지만 기대하고 있었다. 그런데 실제로 2018년 음성적 면역조절 억제에 의한 암치료법 개발 공로로 제임스 앨리슨과 함께 노벨 생리학·의학상을 공동 수상했다.

옵디보에 의해서 암이 완치됐다고 하는 환자도 나오고 있다. 또한, 항암제에 비교해서 부작용이 적다는 이점도 있으므로 꿈의 항암제로도 불린다. 그러나 문제가 없지 않다. 단독 사용으로는 악성 흑색종과 비소세포 폐암에서 20~30%의 환자밖에 효과가 없고 현재 어느 환자에게 효과가 있는지를 판정할 수 없다. 또 뒤에서 서술하는 것처럼 약값이 비싼 부분도 문제이다.

의학적인 문제점은 연구가 진행되면 해결될 가능성이 있다. 또한 항체 의약은 제조 비용이 많이 들어가서, 훨씬 싸게 만드는 것은 어렵지만 어차피 같은 작용을 갖는 저분자 화합물이 개발될 가능성도 없지 않다. 너무나 획기적이어서 기대감도 크고, 앞으로 어떻게 될지 여러 가지로 흥미가 생기는 부분이다.

암
게
놈

암의 게놈을 조사함으로써 다양한 것을 알게 되었다. 지금까지 써 내려온 것처럼, 암유전자나 암 억제 유전자 변이가 중요하다든지, 암은 진화한다는 것과 같은 중요한 사실이 게놈 레벨도 밝혀지고 있는 것이다. 또, 게놈을 해석하기 전에는 몰랐던 새로운 지식도 점점 늘어나고 있다.

게놈 해석의 경이

|

암의 모든 유전자 배열, 즉 암 게놈이 정말 빠른 속도로 분석되고 있

다. 여기에는 쉬어가는 페이지에서 썼듯이 차세대 시퀀서(시퀀싱 기기)로 불리는 새로운 기기의 개발이 큰 도움이 되었다. 안 믿기겠지만, 옥스포드·나노포어라는 벤처 기업이 개발하고 있는 시퀀서는 스마트폰 정도 크기로 매우 작으며 최소 세트라면 1,000달러에 구입할 수 있다.

연구자 이외에 구매하겠다는 사람은 없겠지만 직접 구매하여 어디서나 게놈 해석을 할 수 있는 시대가 된 것이다.

우선 암의 돌연변이에 대하여 게놈 분석을 할 수 있다. 암은 돌연변이에 의해서 발병한다는 것은 몇 번이나 거듭 설명했다. 그리고 몇 개의 돌연변이는 매우 중요하다는 사실도 소개했다. 이것이 암의 게놈을 조사하는 연구로 확실히 입증되었다.

암세포에는 많은 돌연변이가 존재한다. 악성종양의 종류에 따라서 돌연변이 숫자가 다르다는 것이 밝혀지고 있다. 예를 들면, 급성 골수성 백혈병에서는 변이 유전자 수는 십여 개로 적지만, 폐암이나 피부의 악성종양인 악성 흑색종에서는 10배 정도 많다. 폐암은 담배에 의해서, 악성 흑색종은 햇빛의 자외선 때문에 돌연변이가 발생하기 쉽다고 알려져 있다.

드라이버와 패신저

하지만 단순히 돌연변이의 숫자가 중요한 것은 아니다. 악성종양의

돌연변이에는 그 발병에 직접 관여한 드라이버 유전자 변이와 악성
화에 직접 관계가 없는 패신저 유전자 변이가 있다.

드라이버는 운전자, 패신저는 승객이니까, 암으로 운전하는 변이
와 단순히 거기에 타고 있는 변이라는 의미랄까? 물론 중요한 것은
드라이버 유전자 변이이다.

암 게놈 해석에서 드라이버 유전자는 약 200여종류가 있다고 한다.
유전자 수는 2만 2~3,000개니까 약 10%이다. 꽤 많은 것 같기도 하고,
비교적 적은 거 같기도 하다. 앞에서 소개한 src같은 암유전자, p53과
RB와 같은 암 억제 유전자는 물론 드라이버 유전자에 속하고 있다.

암이 발생하기 위해 필요한 드라이버 유전자 변이의 수는 고작
2~6개라는 사실을 암 게놈 해석에서도 알게 되었다. 이는 암 게놈 해
석이 행해지기 전에 추정됐던 수와 거의 일치한다. 그것은 당연하지
않느냐고 생각할지도 모르지만 필자는 거꾸로 게놈 시대 이전의 암
연구의 방향성과 결과가 참으로 옳은 것이었다는 것을 증명하고 있
어서 일종의 감명을 받았다.

백혈병의 진화를 게놈으로 탐구하다

생물의 진화는 게놈을 조사함으로써 해석할 수 있다. 다른 생물의 게
놈을 비교함으로써 얼마나 가까운 관계(근친 관계)인지, 어떻게 진화

해 왔는지를 알 수 있다.

악성종양의 진화도 생물의 진화와 똑같이 게놈 해석에서 밝혀지고 있다.

가장 잘 해석되는 것은 급성 골수성 백혈병이다. 백혈병은 드라이버 유전자 변이의 숫자가 적기 때문에 해석하기 쉽다. 어떻게 진화하는가 하면 우선 조혈모세포에 변이가 생긴다. 변이에 들어가는 방법은 무작위이기 때문에 어떤 유전자 또는, 유전자와 관계없는 게놈의 어떤 부위에 생길지 모른다.

하나의 드라이버 유전자에 변이가 생긴 것으로는 백혈병이 발생하지 않는다. 그러나 그 변이 때문에 증식 능력을 항진하는 유전자가 있다. 변이는 무작위로 발생하기 때문에 우연히 그런 유전자에 돌연변이가 발생하기도 한다. 백혈병이 아닌 정상인의 혈액세포 게놈을 해석하면 약 2%의 사람이 그런 유전자 변이를 가지고 있는 것으로 보고되고 있다. 이른바 백혈병 예비군 같은 것이라 조금 놀라웠다.

이 비율은 연령과 더불어 더욱 증가하며 70세 이상이면 5~6%의 사람에서 혈액세포에 그런 변이가 관찰된다. 조혈모세포도 예외는 아니어서 증식할 때마다 일정한 빈도로 DNA에 변이가 생긴다. 그래서 노화에 따른 돌연변이의 비율이 높아지는 것이다.

그런 돌연변이에 의해서 이미 조금만 증식하기 쉽게 되어 있는 조혈모세포에 추가로 1개~2개의 드라이버 유전자 변이가 발생하면 백혈병이 발병한다. 급성 골수성 백혈병 환자의 백혈병세포 게놈을 살

펴보면 복수의 서브클론이 존재하는 것으로 나타났다.

이것은 백혈병 발병 시점에 필요한 드라이버 유전자 변이가 2~3개 있었으나, 패신저 유전자 변이가 많이 발생한 상태가 되었다는 것을 보여준다.

백혈병 치료와 서브클론

백혈병을 그대로 진행되게 놓아둘 수는 없으므로 항암제로 치료를 한다. 치료가 잘 되면 완치라고까지는 말할 수 없겠지만 백혈병세포 가 거의 보이지 않은 상태(관해 상태)가 된다. 그러나 안타깝게도 재 발할 수도 있는데 재발 시 어떤 백혈병세포가 늘어났는지도 게놈 해 석으로 밝혀지고 있다.

발병한 시점에서 이미 복수의 서브클론이 존재하므로 여기에서는 두 개의 서브클론이 있다고 가정하고 A와 B의 이름을 붙여 이야기해 보자. 서브클론 사이도 차이가 많아서 A가 대세를 차지하는 서브클 론, B가 마이너 클론이다. 일단 관해 상태가 되면 모두 거의 사라진 상태이다.

자, 재발했을 때 나온 백혈병세포는 어떤 서브클론이 있다고 생각 되는지? 두 가지 패턴이 있을 수 있다. 원래 우세한 서브클론 A가 늘 어난 경우와 마이너 서브클론 B가 늘어나는 경우이다. 살펴보면 실제

로 양쪽 경우가 있었다. 그리고 어느 경우에도 새로운 돌연변이가 또 나타나는 것을 알 수 있었다.

일단 관해 상태가 됐다는 것은 처음에는 두 서브클론, 모두 치료에 반응했다는 것이다. 재발했을 때 반응하지 않기 때문에 재발했으니, 새로운 돌연변이가 발생했다는 것은 당연하다고 하면 당연하다. 그러나 더 알게 된 사실은 이 돌연변이가 항암제의 부작용으로 인해 일어날 가능성이 크다는 것이다. 이렇게 보면 악성종양의 치료는 정말 어렵다.

여기에서는 급성 골수성 백혈병에 관해서만 소개했지만, 대부분 장기의 고형암에서도 게놈 해석이 진행되어 여러 가지 사실을 알게 되었다. 암유전체 해석 프로젝트로는 국제 암유전체 컨소시엄(ICGC)과 미국 암 게놈 아틀라스(TCGA)가 쌍벽을 이루어 모두 데이터베이스를 오픈하고 있다. 말하자면 암을 공격하기 위해서 인류의 공통 자산을 만들고 있다.

ICGC 홈페이지를 보면 여러 프로젝트가 있는 것을 알 수 있다. 물론 일본도 참여하고 있어 간암, 위암, 담관암에 관한 게놈 해석이 행해지고 있다. 게놈의 이상 패턴에 의해서 간암을 여섯 가지 종류로 분류할 수 있다는 것 또, 그 분류에 따라서 간암 수술 후 생존율이 다르다는 점 등의 성과가 속속 발표되고 있다.

분자표적약 프리시전 메디신과

암에 한정된 것은 아니지만, 「프리시전 메디신」이라는 용어가 있다. 번역하면 「정밀 의료」라는 것인데. 그 뉘앙스를 전달하기 어려워 프리시전 메디신이라고 하는 것이 일반적인 것 같다. 가령 암의 경우는 그 게놈을 조사해 보면, 어떤 유전자에 변이가 있는지 알 수 있다. 갑자기 원래대로 되돌릴 수는 없지만, 그 변이가 가져오는 생물학적 이상에 대처할 수 있는 약물이 있으면 정확히 조준하고 치료에 이용할 수 있다.

프리시전 메디신이란?

|

예전에는 주문 옷에 빗대어, 맞춤형 의료나 오더 메이드 의료, 혹은 개인 맞춤 의료와 같은 말을 사용했었다.

그러나 게놈 해석이 정확하게 이루어지고 또, 특정 변이에 대해서 딱 지정하여 듣는 약제가 점점 개발되면서 프리시전 메디신이라는 말이 쓰이게 되었다. 오바마 대통령이 2015년 국정연설에서 「프리시전 메디신 이니셔티브」를 언급한 것도 이 단어가 일반화된 이유의 하나일지도 모른다. 2016년에는 NHK 스페셜에서도 거론되었고 큰 반향이 있었던 것 같다.

게놈 해석으로 암의 성질을 더 자세히 알게 되었다. 그리고 그 이상으로 중요한 것은 암 게놈의 데이터에 기초하여 유전자 변이에 따른 치료법을 선택할 수 있게 되었다는 것이다. 이미 특정 드라이버 유전자 변이에 의한 이상을 억제하는 약제가 많이 개발되고 있다. 그런 약, 특정 분자를 표적으로 하여 공격함으로써 「분자표적약」이라고 한다. 이것도 암에 국한된 것은 아닌데, 현시점에서는 그 대부분이 암의 치료에 이용되는 약이다.

기존의 항암제는 암세포와 정상세포 성질의 차이, 세포주기와 대사의 차이와 같은 애매한 차이를 이용했다. 물론 차이가 있으므로 약제로 쓸 수 있었지만 암세포뿐 아니라 정상세포에도 아무래도 불필요한 영향을 끼쳤다. 그것이 항암제의 부작용이다. 분자표적약도 항

암제의 하나이지만 정상세포에는 없고 암세포에만 있는 변이를 표적하는 약이다. 이 약은 부작용이 전혀 없는 것은 아니지만, 종래의 항암제보다 부작용이 매우 적다.

마탄의 등장

19세기 말에서 20세기에 걸쳐서 활약한 파울 에를리히라는 독일의 과학자가 있다. 에를리히는 항원항체 반응에 관한 면역학의 연구로 노벨상을 받았다. 이외에도 많은 업적을 거둔 진정한 천재로, 업적 중 하나가 화학요법제의 개발이다.

당시 독일, 더 정확한 것은 프로이센이지만 화학 공업이 발달했었다. 에를리히는 그곳에서 만들어진 여러 가지 색소를 이용하여 닥치는 대로 세포나 세균을 염색했다. 그리고 화학물질에 의한 염색방법이 세포나 세균에 따라 다른 것을 발견한다. 이것만으로도 큰 업적이지만, 거기에 머물지 않는 것이 천재라고 불리는 이유이다. 에를리히는 이 염색의 차이를 이용해서 세균만 특이적으로 죽일 수 있는 화학물질을 찾아내는 것이 가능하지 않을까? 생각했다. 지금 들으면 당연하게 느껴지는 발상이지만 당시로써는 엄청나게 창의성이 있는 생각이었다.

에를리히는 이러한 특효약을 베버의 오페라 「마탄의 사수」에 있는

반드시 표적에 도달하는 화살과 같다는 의미에서 「마법의 탄환」 혹은, 「마탄」이라고 불렸다.

실제로 일본에서 유학하러 와서 에를리히의 지도를 받고 있던 하타 사하치로가 매독의 특효약인 살바르산을 발견했다. 그때부터 대략 백 년이 지나 이제 감염증만 아니라 암에 대한 마탄이 개발되었다고 할 수 있다.

앞에서 분자표적약이라는 말로 소개하지 않았지만, 이미 몇 가지 말하자면 표적치료제를 소개하였다. 제1장에서 소개한 프로테아좀 저해제와 제3장에서 소개된 혈관신생을 저해하는 항체 등이 그것에 해당한다. 아주 초기에 개발되어 대성공을 거둔 트라스트주맙(상품명: 허셉틴)과 이매티닙(상품명: 글리벡)이라는 분자표적약이 있다. 그런 약이라면 제약 회사가 강하게 밀어붙여서 개발된 것이라고 생각할지도 모르지만 실제로는 정반대로, 거의 제약회사의 활약이 작용하지 않았다. 광신적이라고 할 정도의 신념을 지닌 연구자가 없었으면 이런 분자표적약의 개발은 크게 뒤처져 있을 것이 틀림없다. 모두 재미있는 에피소드이므로 간단하게 소개하겠다.

허셉틴 이야기

실험용 생쥐 실험에서 neu라는 암유전자가 RB 유전자의 발견자인

와인버그의 연구실에서 발견되었다. 한동안 빛을 보지 못했다. 그러다가 제네테크사의 독일인 과학자 악셀 에를리히가 neu 유전자의 사람 버전이라고 할 수 있는 HER-2 유전자를 발견했다.

HER-2/neu는 세포 표면에 존재하는 수용체로 세포에 증식 자극을 유도하는 분자이다.

제네테크사는 보이어 박사라는 유전자 공학에 있어서 아버지 같은 사람이 설립한 오래된 바이오 벤처 회사이다. 1976년에 20만 달러 정도의 자본으로 설립된 회사지만 유전자공학으로 인슐린을 생산하는 데 성공했고 큰 이익을 창출한다. 이후 허셉틴 등 많은 분자표적약을 개발하고 현재는 로슈사의 자회사가 되었다. 그 매출액은 일본 최대의 제약 업체인 타케다 약품 공업을 웃돌고 있다고 하니 성공한 바이오 벤처가 얼마나 급격히 발전했는지 알 수 있을 것이다.

HTLV-1 연구에서 큰 업적을 거둔 UCLA의 종양학자 데니스 슬레이먼은 1986년에 에를리히의 강연을 듣고 HER-2가 암 치료의 표적이 되는 것은 아닐까 번쩍 떠올랐다. 그 시점에는 아무런 근거도 없었지만 슬레이먼은 암 조직에서 HER-2가 발현하고 있는지를 샅샅이 조사하였다. 그리고 일부의 유방암에 HER-2가 매우 강하게 발현하고 있는 것을 발견하였다.

슬레이먼은 HER-2에 결합해 그 신호를 억제하는 항체가 있으면 HER-2를 발현하고 있는 유방암을 치료할 수 있지 않을까 하는 생각을 하게 되었다. 그리고 에를리히가 만든 항체로 시도한 결과, 시험

관 내나 실험동물에서도 그 항체가 유방암세포를 죽이는 것을 알게 되었다.

당시 암 치료제 개발에 소극적이었던 제네테크사는 이 프로젝트에 흥미를 보이지 않았고, 에를리히는 회사를 떠났다. 그러나 슬레이먼은 포기하지 않고 연구를 계속했다. 실험에서 사용된 것은 쥐에서 유래하는 항체인데 쥐의 항체는 인간에게는 이물질로 인식되고, 그 자체로는 치료에 사용할 수 없었다.

쥐의 항체를 사람에 적용할 수 있도록 인간화할 필요가 있었다. 간략히 말하면 항체는 항원을 특이적으로 인식하는 부분과 그 이외의 부분으로 나뉜다. 그래서 항원을 인식하는 부위는 쥐의 항체를 사용하고 그 외의 부분을 사람의 항체로 치환한 것이다. 지금은 이런 기술이 많이 발전되어 있지만 당시로써는 최첨단 방법이었다.

이렇게 만들어진 것이 인간화된 anti-HER-2 항체인 허셉틴이다. 현재 치료에 사용되고 있으며 모든 증례에서는 아니지만, 극적인 치료 효과가 있는 것으로 알려지고 있다. 슬레이먼이 에를리히의 말을 듣고 4년 후에 허셉틴이 만들어지고, 그 2년 후에는 효과가 확인되었다고 하니 놀라운 업적이다.

연간 10억 달러를 넘는 매출이 있는 약은 블록버스터로 불린다. 허셉틴은 1998년에 인가되어 이제 연간 60억 달러를 넘는 매출로 약제 매출 랭킹 베스트 10에 들어가 있다. 그런 약을 일시적이라고는 해도 회사가 버리려 했다는 것은 믿기 어려운 이야기다. 시각을 바꿔서 생

각하고 연구한 결과, 현재는 타의 추종을 불허하는 분자표적약이 되었지만 처음에는 유용성이 별로 인식되지 않았었다는 것은 놀라운 일이다.

필라델피아 염색체 이야기

|

만성 골수성 백혈병은 비교적 성숙한 백혈구가 증가하는 병이다. 그래서 옛날엔 종양이 아니라 염증반응이 아닐까라는 생각을 했었다. 그러나 염증이 아니고 종양이라는 결론을 내린 것은 전에도 기술한 것처럼 제1장, 제2장에서 등장한 프로이센의 대병리학자 루돌프 피르호(Rudolf Virchow)이다.

시대는 1960년 후반, 필라델피아의 연구자 두 사람이 만성 골수성 백혈병세포에는 정상세포에서는 없는 작은 염색체가 존재하는 것을 발견했다. 그리고 지명의 이름을 따라 필라델피아 염색체라고 이름을 붙였다. 당시 기술로는 그 작은 염색체가 어떻게 생기는지 몰랐는데 1973년에 시카고 대학의 자넷 로울리가 9번 염색체와 22번 염색체 전좌에 의해서 생기는 것을 보고했다. 22개 있는 상염색체의 번호는 큰 것부터 차례로 1번, 2번과 같이 번호 매겨져 있다. 9번 염색체의 짤막한 끝단과 22번 염색체의 길쭉한 끝단이 바뀐 전좌가 생겼으니, 그렇지 않아도 짧은 22번 염색체가 더 땅딸보가 된 것이다. [그림 12]

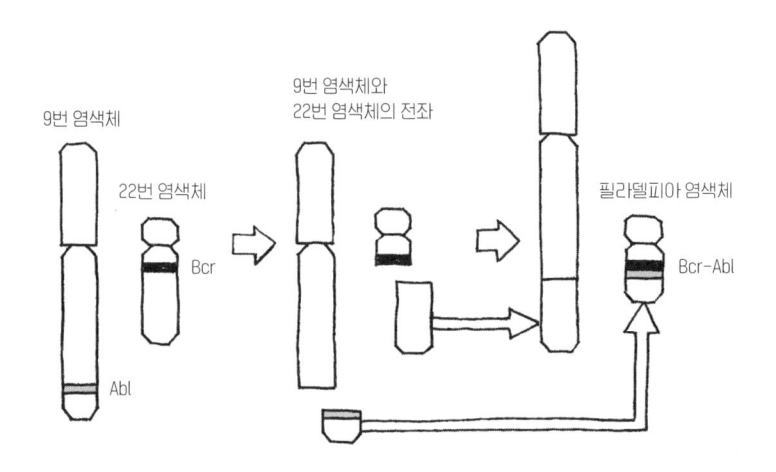

[그림 12] 염색체 전좌와 필라델피아 염색체

9번 염색체와 22번 염색체의 말단의 전좌에 의하여 매우 짧은 필라델피아 염색체가 생긴다. 또한 이 전좌에 의하여 Bcr과 Abl의 융합 유전자가 형성된다.

필라델피아 염색체가 만성 골수성 백혈병의 결과인지, 원인인지는 확실히 몰랐는데 1982년 전좌 부위의 9번 염색체 측에 abl 유전자가 존재한다는 것이 밝혀져 거의 틀림없는 원인으로 받아들이게 되었다.

abl 유전자는 레트로 바이러스인 Abelson 쥐류 백혈병 바이러스로 코드된 세포 증식을 자극하는 암유전자였기 때문이다.

다른 22번 염색체에 있는 유전자도 밝혀져 BCR로 이름 붙여진다. abl은 상상하는 바와 같이 Abelson의 약자인데 BCR은 정말 미지의 유전자이어서, 전좌의 절단(브레이크)점이 클러스터처럼 잘 생기는 영역(리젼)이라는 뜻인 영어 「브레이크·클러스터 리젼(break cluster region)」의 머리글자를 따서 이름 붙여졌다.

이들 연구에서 만성 골수성 백혈병에서는 BCR-ABL이라는 22번 염색체상의 BCR 유전자 일부와 9번 염색체상의 abl 유전자가 융합한 유전자가 존재한다는 것을 알았다. 이 융합 유전자가 코딩하는 단백질이 BCR-ABL 단백질로 이 단백질의 신호가 만성 골수성 백혈병 발병에 중요하다는 것을 알았다. 이러한 단백질은 염색체 전좌의 결과로 생긴 융합 유전자에서 유래하는 것이어서 정상세포에는 절대로 존재하지 않는다.

BCR-ABL은 하위 단백질에 인산을 결합시켜서 활성화하는 키나제이다. 제3장에서 소개한 최초에 발견된 암유전자 src도 키나제의 일종이다. 키나제에는 많은 종류가 있는데 그 많은 키나제를 저해하는 화합물, 스타우로스포린은 이미 잘 알려져 있다. 스타우로스포린은

방선균에서 분리된 천연물이지만 그것을 발견한 사람은 다름아닌 그 오오무라 선생이다. 오오무라 선생은 기생충에 관한 약으로 노벨상을 받았는데, 스타우로스포린을 비롯한 다른 유용한 천연물을 많이 발견하였다.

글리벡 이야기

스타우로스포린은 약으로 사용할 수 없다. 키나제 기능은 세포에 중요하므로 많은 종류의 키나제를 모두 저해해버리면, 어떤 세포라도 한 방에 죽어버린다.

이 연구를 바탕으로 abl만, 혹은 src만 이라는 식으로 각각의 키나제를 특이적으로 저해하는 화합물이 합성되었다. 스위스 시바가이기사(샌드사와 합병하였고 현재는 노바티스사)도 많은 저해제를 제조하고 있었는데, 그 중에는 BCR-ABL과 특이적으로 결합하는 약물도 있다.

종양학자 브라이언 드러커는 그 화합물의 이야기를 듣고 만성 골수성 백혈병세포의 배양액에 넣어 보았다. 그랬더니 하룻밤에 백혈병세포가 거의 다 죽을 정도의 엄청난 효과가 있고 동물실험에서도 효과가 확인되었다. 더 대단한 것은 정상적인 혈액세포에는 전혀 영향이 없었다. BCR-ABL 단백질은 정상세포에는 존재하지 않으므로, 그 결과는 이해가 가는 이야기이다.

　시바가이기사가 바로 약제 글리벡의 임상응용에 달려드는가 했더니 이번에도 정반대였다. 약의 개발에는 동물실험이나 임상시험을 행할 필요가 있지만 그러려면 적어도 100억 엔 단위의 돈이 든다. 만성 골수성 백혈병은 백만 명당 연간 10~15명 정도로 발생 빈도가 높은 질환은 아니다. 위험을 걸고 그 같은 병에 관한 약을 개발해도 본전을 찾기 어렵다고 판단한 것이다.

　그러나 드러커는 포기하지 않고 글리벡의 임상 1상 시험 단계에 도달한다. 1상 시험이라는 것은 효과가 아니라 그 안전성을 확인하기 위한 시험이다. 그러나 그 1상 시험에서 고용량의 투여를 받은 만성 골수성 백혈병 환자 54명 중 53명에서 대부분의 백혈병세포가 소실하는 완전 관해가 인정되었다.

　만족스러운 치료법이 존재하지 않았던 백혈병에 획기적이라는 말조차 모자랄 정도로 효과가 극적으로 나타났다.

　몇 년 동안 관해 상태를 유지한 후 복용을 중지해도 재발하지 않는 사람도 많았다. 그러나 백혈병세포를 죽인다기보다, 증식을 멈추게 하는 약이므로 기본적으로 계속 복용할 필요가 있는 약물이다. 그래서 매출액도 많아서 글리벡도 연간 50억 달러 가까이 매출을 올리는 블록버스터 약물이 되었다.

　드러커는 만성 골수성 백혈병 환자의 숫자를 감소시키려고 이 연구에 힘썼다. 그러나 결과는 반대였다. 글리벡이 개발되기 전이라면 사망했을 환자들이 병을 지닌 채 오래 살 수 있게 됐기 때문에 환자

의 수는 증가한 것이다. 우스갯소리로 해피엔드로 글리벡 이야기를 마치고 싶은데 그렇게는 안되겠다. 왜냐하면 글리벡이 듣지 않는 사람이 발견되었다. 즉, 처음에는 글리벡에 치료되었으나, 내성이 생긴 종양세포가 나타난 것이다.

BCR-ABL은 하위의 분자에 인산을 붙이는 키나제로서 그 인산화 반응은 제1장에서 등장한 ATP를 재료로 사용한다. 정상 반응에서는 BCR-ABL 단백질에 존재하는 ATP 포켓으로 불리는 부분에 ATP가 끼어들어 가야 한다.

글리벡은 ATP 대신 그 포켓 부분에 들어가서, BCR-ABL이 ATP를 사용하지 못하게 하는 구조로 되어 있다.

글리벡에 내성이 생긴 백혈병세포의 유전자를 조사해보면, BCR-ABL에 돌연변이가, 그것도 특정 부위의 염기에 돌연변이가 생기는 경우가 많다는 것을 알게 되었다. 그러한 변이가 생기면 ATP는 포켓 부분에 들어갈 수 있지만, 글리벡은 잘 들어갈 수 없게 된다.

암은 진화한다는 것을 다시 한번 생각하자. 무작위로 돌연변이가 생기지만 분자표적약의 작용을 피할 수 있는 돌연변이도 생길 수 있다는 것이다. 분자표적약은 부작용이 적은 훌륭한 치료제이지만, 완벽하지 않다는 것을 알 수 있다. 이러한 내성이 생긴 만성 골수성 백혈병에 관한 새로운 분자표적약도 개발 중이다. 암세포의 진화와 인간의 투쟁은 끝이 없는 것인지도 모르겠다.

개발과 고액 의료

새로운 분자표적약

엄청난 속도로 여러 가지 분자표적약이 개발되고 있다. 그래서 여러 병이 치료되니 축하할 일이지만 문제점도 있다. 그것은 약값이 비싸다는 문제이다. 의료비에 얼마나 돈을 쏟느냐 하는 것은 개인이나 국가에도 큰 문제가 되고 있다.

많은 분자표적약

만약 모든 드라이버 유전자 변이를 겨냥하는 약제가 개발되면 개념적으로는 암의 치료가 가능하게 될지도 모른다. 유감이지만, 모든 드라

이버 유전자 변이에 대응하는 약을 개발하는 것은 불가능하고, 치료 중에 새로운 돌연변이가 생기기도 하므로 약제로 완전히 암을 통제한다는 것도 어렵다.

그러나 이미 몇 개의 분자표적약이 개발되고 있으며 현재 개발 중인 것도 많이 있다.

일본 문부과학성의 「암 연구 분야의 특성 등에 근거한 지원 활동」 홈페이지에 따르면 암 치료에 이용되는 분자표적약은 2015년까지 인가된 것으로 미·일 모두 70가지 약물이 있다. 그중 39가지 약물이 키나제를 중심으로 한 증식 신호에 관여하는 분자를 타깃으로 하고 있다. 또 70가지 약물 중 25가지 약물이 모노클로날 항체이다. 이 사실로부터 키나제를 타깃으로 하는 약물과 항체에 의한 신약 개발이 비교적 개발하기 쉽다는 것을 알 수 있다.

또 2016년 시점에서 임상시험 단계에 있는 저분자의 분자표적항암제만 641개 화합물이 리스트업 되어 있다. 그중 70% 가까이가 역시 키나제 저해제이다. 이들 모든 것이 인가되는 것은 아니지만 엄청난 양에 압도된다.

개발되고 있는 약제의 표적도 127종류에 이르렀다니, 이것도 엄청난 수이다. 키나제 외 기타 이 책에서 설명했던 에피제네틱스나 텔로미어의 제어, 유전자 발현, 아폽토시스, 오토파지, 그리고 암의 대사와 면역에 작용하는 약제 등 실로 다양한 약이 개발 중이다.

분자표적약은 비싸다

|

여러 가지 분자표적약이 생긴다는 것은 반가운 일이지만 그 대부분이 비싸다는 문제점이 있다. 큰 화제였던 것은 면역 체크 포인트 저해제인 옵디보이다. 악성 흑색종은 일본인에게는 비교적 드문 질환으로 연간 10만 명 당 1~2명이 발병한다고 한다. 그런 소수의 환자에게 투여하고 이익을 내기 위해서는 약값을 높게 책정할 필요가 있다. 그래서 인가 당초에는 연간 약 3,500만 엔의 약값이 들었다.

그러나 비소세포성 폐암에도 치료 효과를 나타내게 되고 대상 환자 수가 비약적으로 증가한 것을 인정해서 약값이 절반으로 인하되었다. 치료 경비의 상당 부분이 보험과 세금에서 충당된다는 점을 생각하면 재정 파탄을 막기 위해서는 불가피한 일이겠다. 하지만 제약 업계로부터는 신약 개발의 인센티브를 없애는 것이라는 반발도 있다. 고액의 의약품이 늘어나면서 갈수록 이러한 문제가 계속 대두될 것은 틀림없는 일이지만, 어떻게 선 긋기를 해야 하는지는 매우 어려운 문제이다.

옵디보 약물의 경우는 20~30%의 환자밖에 효과가 없으니까 어느 환자에게 효과가 있는지를 판정할 수만 있게 된다면 그것만으로도 경비는 크게 하락할 것이다. 또 얼마 동안 투여하면 충분할지 잘 모르지만, 투여기간이 짧을수록 그보다 좋은 일은 없겠다.

만성 골수성 백혈병의 분자표적약 글리벡도 옵디보 정도는 아니지

만 비싸고, 하루 1만 엔 정도의 약값이 든다. 제네릭 약물도 나오고 있지만 그래도 글리벡 약값의 절반이니까 고액임에 변함없다. 전혀 부작용이 없는 것도 아니다. 따라서 이 약의 복용을 중지하기 위한 연구가 프랑스에서 행해졌다.

글리벡을 3년 이상 복용하고 유전자 검사에서 BCR-ABL 유전자가 2년 이상 검출되지 않은 환자, 즉 분자 수준에서 관해가 확인된 환자에서 투약을 중지한 결과 약 40%가 재발하지 않았다. 글리벡은 만성 골수성 백혈병세포의 증식을 억제하고 관해를 가져올 뿐 아니라 거의 완치될 수 있다는 것을 알게 되었다.

이와 같은 연구가 일본에서도 행해지고 복용 중단 1년 만에 약 70%, 2년째에서도 65% 이상이 재발하지 않은 것이 밝혀졌다. 또 1년 만에 재발해도, 복약을 재개하면 본래의 상태로 돌아왔다. 이러한 연구는 아마 앞으로도 늘어날 것이다. 하지만 치료 효과를 잘 나타내고 있는 약을 중단하는 데는 많은 용기가 필요하겠다.

생명을 돈으로 계산하다

일본 보험 제도는 훌륭하지만 이런 비싼 의약품이 개발되기까지를 염두하고 설계된 것은 아니다.

지금 그대로의 제도에서 자꾸 비싼 신약이 개발되면 언젠가, 어딘

가에서 파산하게 될 것은 틀림없는 일이다. 하기도 싫은 생각이지만 생명을 돈으로 환산할 수밖에 없는 시대가 다가왔다고 할 수도 있다.

그런 것을 생각하기 위한 삶의 질 조정 생존년(QALY, Quality Adjusted Life Year)라는 개념이 있다. 이것은 단순한 생존기간의 연장뿐만 아니라 2년간 연명하더라도 삶의 질이 건강한 사람의 절반이면 1년으로 환산하라는 식으로 연수와 삶의 질(QOL, Quality Of Life)을 곱한 것으로 본다는 방법이다. 그리고 건강 수명 1년을 위해 얼마가 들지 즉 한 단위의 QALY를 획득하기 위한 경비를 점증적 비용 효과비(ICER, Incremental Cost Effectiveness Ratio) 즉, 1년 수명 연장 비용 가치라고 정의한다.

건강한 사람과 비교하여 QOL이 어느 정도인가를 결정하는 것은 어려운 일이고 적정한 ICER를 책정하는 것은 꽤 어려울 것 같다. 일본에서는 논의되지 않지만, 미국이나 영국에서는 약 500~600만 엔(약 5~6천만 원)이 한계로 여겨지고 있다. 흠, 건강한 1년에 이 가격은 너무 싼 것 같은데 어떨까? 생명의 가치를 판단하고 가격을 매기는 것보다는 이 정도로 묶어 놓지 않으면 사회가 지탱할 수 없는 금액이라고 생각되는데 어차피 일본에서도 곧 진지하게 고민하게 될 것이다. 자, 어떻게 될까? 정말 큰 문제이다.

의료계의 AI 활용

방대한 정보에 근거한 치료법의 선택이 필요한 시대가 왔다. 방대한 정보라는 것은 어느 환자의 악성종양의 게놈 정보이며 또 그 악성종양에 관한 약제, 치료법의 정보이다. 어지간한 전문가가 아닌 한 그 것들을 모두 머리에 넣고 적절히 판단하기는 힘들다. 현실은 더 멀찌감치 인간의 머리로는 판단할 수 없는 시대가 되고 있다고 말할 수밖에 없을지 모른다. 거기서 필요하게 되는 것이 인공지능, AI이다.

방대한 정보를 어떻게 다룰까?

|

앞으로 얼마나 많은 약제가 개발될지는 모르겠지만 종류가 늘면 늘어날수록 암 치료에 있어서 더욱 정밀한 의학, 더욱 정확한 프리시전 메디신의 개발이 가능해지는 것은 틀림없을 것이다. 아마도 암의 게놈을 해석하고 그것을 근거로 정확한 치료 방침을 개발하는 것이 가까운 장래에 일반적인 일이 될 것이다.

그렇게 되면 치료의 전문성이 점점 높아질 것이다.

우리 의과대학의 사은회에서는 출석한 교수들이 짧은 송별의 말을 졸업생에게 전한다. 지난해의 사은회에서는 3분의 2 정도의 교수가 앞으로의 의학은 AI를 사용할 수 있어야 한다는 말을 하고 있었다. 구체적으로 어떻게 이미지화된 발언인지는 모르겠지만 그만큼 AI는 기대를 모으고 있다는 것이다.

예를 들어, 방사선 진단, 렌트겐을 보고 이상이 있는지 진단하는 것은 언젠가 AI로 대체될 것이다. 증상이나 검사치에 의한 병명 진단은 이미 상당한 정확도로 행할 수 있게 되었다. 흔한 질병에 대해서는 베테랑인 의사와 같은 수준의 정확도이다. 그뿐만 아니라 희귀한 질환에 대해서는 AI가 압승이다. 이미 그런 시대이다.

이 책을 쓰고 있는 동안에도 방대한 의학 논문을 학습한 AI가 환자의 백혈병세포 게놈 해석으로 2차성 백혈병임을 알아냈다는 보도가 있었다. 일본 최초라는 것으로 큰 뉴스가 되었지만 멀지 않은 미래에

일상적으로 진료에도 사용될 것이다.

왓슨군 등장

|

그 사례에서는 IBM사의 「왓슨」이 사용되었다. 왓슨은 미국에서 인기가 있는 퀴즈 프로그램 「제퍼디!」에서 사람을 이기는 것을 목적으로 개발된 것으로 2011년에 실제로 챔피언을 꺾었다. 컴퓨터는 기억용량이 방대해서 당연하다고 생각할지 모르겠지만, 그 퀴즈 프로그램을 기억해 보자. 속임수 출제도 많이 있다. 그래서 이기려면 왓슨처럼 새로운 시스템이 필요했다. 놀라울 정도로 단기간에 성취된 왓슨 개발의 경위는 「IBM 기적의 왓슨 프로젝트~인공지능은 퀴즈왕의 꿈을 본다」(하야가와 책방)에 자세하게 씌여져 있다.

단지 IBM사에 의하면 왓슨은 AI가 아니라 「컴퓨터이면서, 사람과 같이 정보로 배우고, 경험으로부터 학습하는 인지기술(코그니티브 테크놀로지)」로 자리매김하고 있다. 「IBM Watson」으로 검색하면 일본어의 공식 사이트가 검색된다. 그 사이트에서는 트위터의 코멘트에서 성격 분석을 할 수 있는 데모가 있다. 시험 삼아 나 자신의 트위터로 해봤는데 너무 정확해서 깜짝 놀랐다. 왓슨, 무섭더라!

왓슨은 개발 당시부터 의료나 의학교육에 응용되기 시작했다. 왓슨은 의과대학의 바쁜 선생과는 다르게 학생의 바보같은 질문에도

화내지 않고 정성껏 대답해 줄 것이고, 어떤 시간대라도 알려줄 수 있을 것이고, 온통 좋은 것뿐일지 모른다.

게다가 모든 문헌을 대략 훑어보는 것도 가능하다. 모든 문헌을 데이터베이스로서 기억할 수 있으므로 최신의 일도 가르쳐 준다. 다름이 아니라 의학교육도 많이 바뀌게 되어 교수 따위는 없어질지도 모른다.

미래의 의료가 어떻게 되어 갈지는 AI를 제외하고는 생각할 수 없다. 물론 외과 수술 같은 치료는 사람의 손에 의존해야겠지만, 분야에 따라서는 의사들 이상의 일을 하는 AI도 많이 생길 것이다. 환자와의 대화는 반드시 사람이 해야 한다고 생각하는 사람이 많을지도 모른다. 하지만 의사 선생님에게 말하는 것이 부끄러운 내용도 컴퓨터 상대라면 쉽게 말할 수 있을 정도도 있으므로 반드시 그렇지는 않다고 생각한다.

진단과 치료 방침의 결정에서 명의의 등장은 없어지고 우수한 인공지능에 의존하게 될 것이다. 왠지 무미건조한 감도 있지만, 정확한 진단과 치료방침을 위해서라면 그 부분은 별로 중요한 문제 같지는 않다. 미래 예측은 대체로 틀리는 것이 통념이지만 암 게놈의 분석에 있어서 AI에 의한 정확한 진단과 치료방침의 수립이 이루어지리라는 것은 분명 머지않은 미래에 실현될 것이다. 아마도 의사는 AI를 적극 활용할 것이다.

암의 일생

암에 대해서 두 개의 장에 걸쳐서, 암이 발병하는 분자기전과 치료에 대하여 여러 가지 내용을 기술했다. 이제는 암의 일생에 작별인사를 하자.

암을 발견하기까지

정확하게는 잘 모르지만 앞에서 나온 것처럼 검사로 발견되는 악성 종양이 되기까지 1센티미터 정도로 자랄 때까지는 아마 10년 이상 걸릴 것이라고 생각하고 있다. 암은 겨우 1개의 세포가 점점 증식해

서 생긴 것이라는 것을 생각해보자. 게다가 처음에는 드라이버 유전자에 돌연변이가 생겼다지만, 암이라고는 말할 수 없는 상태로 증식도 그다지 빠르지는 않았을 것이다.

변이가 축적되면서 점차 증식이 빨라져 최종적으로 침윤 능력이나 전이 능력 등을 획득해 간다. 이렇게 진화하려면 오랜 세월이 걸리는 법이다. 돌연변이는 기본적으로 무작위로, 고령화에 따라 생기는 것이므로 암의 근원이 되는 세포는 수명이 길어야 한다. 그래서 암의 근원이 되는 세포를 찾아 더듬어 올라가면, 줄기세포 혹은, 그에 가까울 정도로 수명이 긴 세포일 것이다.

암이 발생하기 위해서 어느 정도의 드라이버 유전자 변이가 필요하냐면 백혈병에서 가장 적게 2~3개, 대부분의 고형암에서는 6개 정도로 알려졌다. 랜덤한 변이임에도 불구하고 드라이브 유전자에 그만큼의 돌연변이가 쌓여야 하므로 운이 작용한다. 암세포는 살아남기 위한 행운, 사람은 암세포가 증가해 버리는 불운이 있는 것이다. 돌연변이는 기본적으로 무작위로 발생하기 때문에 드라이버 유전자 변이가 생길지 어떨지는 운에 달려있다는 것이다.

암으로 되는 길을 걷기 시작한다 해도 모든 것이 훌륭한 암으로 자라는 것은 아닐 것이다. 어느 정도의 확률인지는 모르겠지만 많은 암세포 혹은, 암으로 자랄 수 있는 세포는 면역감시에 의해 제거되고 있을 것이다. 바꿔 말하면 굉장히 강한 악운을 가진 암세포만이 특수하게 진화하고 점점 증식하여 임상적으로 문제가 되는 암으로 자란다.

암이 발견되고부터

그런데 암이 발견되면 암에게는 재앙이 시작된다. 수술, 방사선 치료, 고전적인 항암제, 분자 표적 요법 등 있는 대로 모든 수단으로 공격받는 것이다. 완전히 제거되거나 살해되면 암의 일생은 거기서 끝이다. 그러나 꼭 그렇다고는 할 수는 없다. 수술로는 절제할 수 없는 경우도 있고 항암제에 의한 화학요법이나 분자 표적 요법으로는 죽이지 못할 수도 있다.

암은 하나의 세포로부터 만들어져 온 것 즉, 클로날한 것이다. 그러나 하나의 종양에 있어서 각각의 세포 게놈이 동일하다는 의미는 아니다. 진화하는 과정에서 다른 변이를 가진 서브클론도 많이 출현한다. 어떤 악성종양 중에는 종양세포에 다양성이 있는 것도 있다.

약제에 의한 치료에서 살아남은 세포는, 원래 그 약제에 내성이 있었을지도 모른다. 그렇다면 치료에서 비록 극소수의 세포만이 살아남더라도 그 세포는 계속 늘어난다. 글리벡 이야기를 떠올려보자. 일단 분자 표적 요법에 효과가 있고 증식이 억제되어도 새로운 돌연변이가 생겨 그 약제에 내성이 생길 수 있다. 암과 인류와의 싸움은 끝없는 군비 확장 경쟁의 양상을 띠고 있다.

이 「암의 일생」을 읽고 머리에 쏙쏙 들어간다고 생각한다면 두 개의 장에 걸쳐 써온 보람이 있다.

그리고 이런 일을 제대로 이해할 수 있다면, 만일 암에 걸리면 어

떻게 대응하는지도 알기 쉬워질 것이다.

암의 박멸

어떤 병을 완전히 없애는 것은 매우 어렵다. 인류의 손에 의해 근절된 사람의 병은 천연두 단 하나이다. 천연두는 암처럼 원인이 다양하지 않고, 천연두 바이러스가 유일무이한 원인이다. 그러니까 백신 접종으로 인해 근절할 수 있었다.

그럼 암을 박멸하는 것은 가능할까? 안타깝게도 100% 불가능한 일이다.

암 말기를 어떻게 살 것인가, 노화를 어떻게 받아들일 것인가에 대해 쓴 하버드대 교수 아투르 가완데의 「죽음의 규칙」(미스즈 서방 출간)이라는 매우 훌륭한 책이 있다. 말기 암에 대해서 철저히 치료해야 할지의 여부는 최종적으로는 개인의 생각에 따라 다르겠지만 대단히 판단이 어려운 때도 있다.

호스피스의 효용성이나 가족 지지의 중요성, 어느 단계에서 적극적인 치료를 그만두는 것이 좋은지 등에 대해서 생각을 많이 하게 하는 책이기 때문에 흥미 있는 사람은 꼭 읽어보기를 바란다. 미국에서는 베스트셀러이다.

물론 개개인의 암을 완치시키는 것은 가능하다. 그러나 모든 암으

로 인한 죽음을 지구에서 없앤다는 것은 아무리 의학이 진전해도 불가능한 꿈같은 이야기이다. 아니, 완전히 말도 안 되는 이야기라고 단언할 수 있다. 이는 암이 단일한 질환이 아니라 병인이 다양한 질환이라는 것 그리고 자꾸 진화한다는 것을 생각한다면 너무나 당연한 일이다.

암은 운이다

인생에도 운이 있듯이 어떤 병에 걸리거나, 죽는 것도 운에 크게 좌우되는 것이다. 물론 암도 예외는 아니다. 그러나 운이니까 아무것도 생각하지 않아도 된다는 것은 아니다. 암에 국한된 것은 아니지만 운을 자기편으로 만들려면 올바른 지식을 가지고 스스로 판단하는 것이 중요하다.

암은 다양하다

2012년의 데이터로 예측하자면, 평생 암에 걸릴 확률이 남성은 61.8%,

여성은 46.0%라고 한다. 나이가 들수록 변이가 쌓이니까 고령 사회가 계속되는 한 이 정도 퍼센트 혹은, 그 이상의 확률로 발생할 것이다. 즉 일본인의 반은 암에 걸린다는 것이다. 그때를 위해서 암은 어떤 병인가를 머릿속에 넣어두면 손해는 안 볼 것이다.

우선 암은 매우 다양하다. 같은 「암」이라는 이름으로 불려도 장기에 따라, 그리고 같은 장기라 해도 어떤 유전자에 변이가 있는가에 따라 성질이 다르고 그 치료법도 다르다. 물론 발견했을 때의 진행 정도에 따라서도 다르다.

암이 무서운 병이라는 고정관념은 점차 없어지고 있는 것 같다. 그렇다고 「암은 낫는다.」든지 「암은 무섭지 않다.」고 하는 주간지 타이틀은 잘못되었다. 잘해야 「나을 수 있는 암이 있다.」든지 「무섭지 않은 암도 있다.」 정도로 하는 것이 좋겠다.

암은 매우 다양하므로, 단지 암이라는 이름만으로 판단하지 말자. 암이 어느 세포에서 생겨난 것인지, 그리고 어떤 유전자 변이가 있는지 등에 따라 큰 다양성이 있다는 것을 먼저 명심해야 한다.

암은 진화한다

암은 드라이버 유전자 변이가 원인으로 변이가 여러 개 축적하여 발병하고 진화한다.

이것을 이해한다면 「암 방치요법: 암은 내버려 두면 저절로 낫는다.」라는 등의 이야기는 언급할 가치도 없는 궤변이라는 것을 알 수 있을 것이다. 또 '어떤 특정의 식사에 의해 암이 나았다.'던가 생활습관을 고치면 암이 없어진다는 것도, 말도 안 되는 이야기라는 것을 알 수 있다. 물론 제대로 치료를 하면서 병용하는 것은 문제가 없고, 정신건강 측면에서 바람직할지도 모른다. 그러나 이러한 것에만 의존하는 것은 절대로 잘못된 것이다.

어떤 돌연변이가 발생할지는 운이므로 암이 생기는 것도 운이다. 이런 말은 밑도 끝도 없는 이야기로 들릴지도 모르겠다. 그러나 거의 3분의 2의 장기에서는, 암이 생길까 아닐까는 각각의 조직 암세포분열 횟수, 즉 변이의 빈도와 상관한다는 논문이 있고 이 결론은 확인되지 않았다. 한마디로 말하면 무엇을 해도 피할 수 없다는 것이다. 다만 모든 사람에게 적용되는 것은 아니고, 모든 암이 그렇다는 것도 아니다.

안젤리나 졸리처럼 발암에 관련된 유전자에 원래 변이를 가지고 있는 사람은 암이 발생하기 쉽다. 안타깝지만 유전이니까. 이것을 피할 수 없다. 하지만 운에만 좌우되는 것이 아니라 위험을 회피할 수 있는 암도 있다. 인두유종 바이러스에 의한 자궁경부암이나, C형 간염에 의한 간암, 그리고 무엇보다 흡연으로 인한 폐암, 파일로리균에 의한 발암은 운에만 좌우되는 것은 아니고 피할 수 있는 암 중 하나이다.

암이 어느 단계에서 발견되는가 하는 것도 운이고 자신에게 적합한 전문가를 만나는 것도 운일지도 모르겠다. 암에 걸린다면 자신의 암이 어떤 것인지를 잘 이해하고 최선의 치료법을 찾으면서, 자신이 어떻게 살고 싶은가를 우선적으로 생각하고 그 후에는 하늘에 맡길 수밖에 없을 것 같다. 조금 무책임하게 들릴지도 모르겠지만......

여기까지 읽어준 독자들께 정말 고맙다. 원고를 쓰면서 새삼스러운 말 같지만, 필자 또한 의학이라는 것, 병이 어떻게 발생하는가에 관한 내용이 재미있다고 새삼 깊이 느끼게 되었다. 그런 마음이 조금이라도 전해졌다면 정말로 기쁘겠다.

의학지식이 전혀 없는 사람도 쉽게 이해하도록 쓴 책이지만, 여러 가지 새로운 용어가 나와서 까다롭다고 생각했을지도 모른다. 하지만 최소한의 용어를 모르고 새로운 것을 배울 수는 없다. 그러니까 그 부분은 양해해주었으면 한다.

한편으로는 용어만 알면 병이 어떻게 발생하는지를 이해하는 것은 그렇게 어렵지 않다는 것을 알게 되었을 것이다. 어느 정도의 용어 의미만 알 수 있다면, 의학에서 적용되는 논리라는 것은 아주 간단하다.

그렇다고는 해도 솔직히 말하면 알기 쉽게 설명하기가 어려워서 고민한 것도 사실이다. 가능한 한 알기 쉬운 언어로, 그리고 단순한 논리로 설명하려고 노력했는데 독자는 어떻게 받아들일지 궁금하다. 쓰고 있는 도중에 문득 엉뚱한 생각이 들면 과감하게 다른 이야기로 벗어나기도 했다. 하지만 어쩌면 그런 에피소드 쪽이 본 줄거리보다 오히려 재미있었을지도 모르겠다. 필자의 강의도 그렇다.

여러 책과 문헌 등을 참고로 했고 그중에서도 「서론」에 쓴 로빈스의 「Basic Pathology」와 글 중에서 자주 등장하는 「광사원(사전)」을 양 옆에 두고 써 내려갔다. 위키피디아에서 조사도 많이 했는데 내용을 소개할 때는 꼭 영어판으로 원저논문까지 찾아서 읽으면서 정확

함을 기하기 위해 노력했다. 그 밖에도 무카지의 「암~4,000년의 역사」나, 항상 신세를 지고 있는 쿠로키 토시오 선생의 「암유전자 발견」 등의 저서들에서 많은 도움을 받았다.

의대를 졸업하고 35년이 넘었는데 그사이 의학이 크게 진보한 것에 놀라움을 금할 수가 없다. 생명과학의 발전으로 인해 여러 가지 질병을 분자 수준에서 이해할 수 있게 되었다. 생각해 보면 필자가 졸업했을 무렵에는 별로 효과 있는 약들이 없었다. 옛날에는 경험적으로 발견한 것 같은 약들 뿐이었지만 최근에는 이론에 의거하여 개발되고 있다. 그 최고의 약물들이 암을 소개하는 부분에서 설명한 분자표적약이다.

병에 걸리면 다양한 약이 처방된다. 그 약이 어떤 메커니즘으로 효과를 나타내는가를 이해하려면, 병의 발병에 관한 병리학을 알아둘 필요가 있다. 그런 시대가 되었기 때문에 이 책을 저술하여 본 것이다.

이 책을 읽다 보면 의학 지식이 상당히 향상되어 독자들 자신이 똑똑해진 듯한 느낌이 들었다던가 다음에 의사 선생님에게 이런 것을 질문해 봐야겠다는 생각이 들었다면 무엇보다도 필자에게는 기쁜 일이다. 여기까지 읽어 주서서 정말 감사하다.

이 책은 기획 제안을 받고 나서 4~5년이 걸려 겨우 완성할 수 있었다. 그동안 끈기 있게 기다려 준 편집부의 안도 사토시 씨에게 진심으로 감사하면서, 이 책의 저술을 마무리하고 싶다.

역자는 일본 동경대학교 의과대학에서 박사학위를 받았다. 역자의 전공은 약리학으로 다양한 병리적 상황에 따라 투여된 약물이 생체 내에 들어가 대사 흡수되어 일어나는 여러 가지 작용을 연구하는 학문이다. 이 책을 번역하는 과정에서 역자 본인도 오사카대학 의과대학의 나카노 토오루 교수의 병리학 및 생명현상에 관한 넓은 식견과 전체를 보는 통찰력 등을 접하고 병리학 분야에 대하여 새로운 관점에서 볼 수 있게 되었다. 또한 이 책에는 여러 질병에 사용되는 약물이 어떠한 기전으로 작용하는가에 대한 소개도 많이 기술되어 있는데, 약리학 전공이라는 역자의 전공이 많은 도움이 된 듯하다. 병리학 연구에 거의 평생을 바쳐 온 나카노 교수의 병리현상 및 질병 등 의학에 관한 해박한 지식에 특유의 해학을 잘 가미하고, 뿐만 아니라 나카노 교수의 인생에 관한 철학 및 통찰력도 자연스럽게 녹아 있는 책이라는 생각이 든다. 더불어 노벨상 수상에 관한 여러 가지 흥미로운 비하인드 스토리 및 에피소드도 재미있게 소개가 되어 있고 또한 일본 노벨상 수상자에 관한 연구 배경 등의 이야기가 자세하게 기술되어 있어서 일본인들의 새로운 발견에 임하는 자세와 또한 학문에의 성실한 자세도 새삼 엿볼 수 있는 기회가 되었다. 일본에서는 일반인들을 위한 의학 상식 등에 관한 책이 널리 출간되어 많은 독자의 사랑을 받고 있다. 그것이 일본의 힘일 수도 있겠다는 생각도 든다. 역자가 의과대학에 재직하면서 의과대학 학생들을 위한 교과서가 아닌 일반인들을 위한 의학에 관한 책을 번역한 것도 새롭고 귀중한 체험이었다고 생각한다. 우리나라의 일반인 독자들도 이 책과 같은 의학 관련 책은 여러 가지 면으로 많은 도움이 될 것으로 생각된다. 감수를 맡아주신 박성혜 교수께도 감사드린다.

서울대학교 의과대학 약리학교실

약리학교수 / 김혜선

이 책은 평생을 병리학에 몸담고 질병을 진단하면서 많은 경험과 연구를 한 병리학자인 나카노 토오루 교수가 생명현상과 질병에 대한 의학적 지식을 어렵지 않은 문장과 저자만의 감수성으로, 여러 에피소드를 곁들여 소개한 책이다. 책의 제목은 '병리학 이야기'이지만 저자가 서문에 설명한 바와 같이 결국은 질병 이야기, 즉 '의학 이야기'로 거의 모든 질병을 다루고 있다. 병리학자는 질병의 가장 아픈 부위를 현미경을 통해 직접 들여다보고 질병을 확진하는 의사다. 조직검사를 하여 진단을 붙이는 의사가 병리학자이다. 확정적 진단을 하기 위해서는 질병의 병태 생리, 예후에 대해 광범위한 지식과 경험을 가져야 한다. 따라서 의사 중 박학다식한 부류에 속한다. 나는 이 책을 감수하며 첫 장부터 끝장까지 나카노 교수의 해박한 지식과 쉬운 풀이, 그리고 시종일관 흥미를 유발함에 놀랐다. 저자인 나카노 교수도 잘 기술하였지만 역자인 김혜선 교수도 저자의 독특한 유머 코드를 놓치지 않고, 의학적 의미를 잘 살려 번역하였다. '이해하기 쉽다', '재미있다'는 것만으로도 이 책은 잘 쓰여진 책이라고 생각되는데 그에 더해 질병의 원인에 대한 통쾌한 설명 및 최근 30년 눈부신 발전을 이룬 의학적 지식과 그에 대한 해석, 비하인드 스토리를 덧붙이고 있어 아마도 일반인들도 재미있고 유익하게 읽을 수 있을 것 같다. 또한 독자들은 이 책에서 암 등 여러 질병의 발병원인, 진행과정 또는 생명현상에 대해 평소 가졌던 의문에 대한 답을 얻을 수 있으리라 생각된다. 그런 점에서 나는 이 책을 적극 추천한다.

서울대학교 의과대학 병리학교실

병리학교수 / 박성혜

알아두면 전혀 무서울 것 없는

병리학 이야기

1판 1쇄 발행 2019년 8월 8일

저　　자 | 나카노 토오루
번　　역 | 김혜선
감　　수 | 박성혜
발 행 인 | 김길수
발 행 처 | (주)영진닷컴
주　　소 | 서울시 금천구 가산디지털2로 123
　　　　　월드메르디앙벤처센터2차 10층 1016호
등　　록 | 2007. 4. 27. 제16-4189호

ⓒ 2019. (주)영진닷컴
ISBN 918-89-314-6111-4

YoungJin.com Y.
영진닷컴